DEEPAK CHOPRA

SAÚDE PERFEITA

Edição revista e atualizada

Tradução de
M. LOPES E MARCÍLIA BRITTO

viva livros

RIO DE JANEIRO – 2011

CIP-BRASIL. CATALOGAÇÃO-NA-FONTE
SINDICATO NACIONAL DOS EDITORES DE LIVROS, RJ

Chopra, Deepak, 1946-
C476s Saúde perfeita: cura, rejuvenescimento e bem-estar com a medicina indiana / Deepak Chopra; tradução Marcília Britto e M. Lopes. – Rio de Janeiro: Viva Livros, 2011.
12 x 18 cm

Tradução de: Perfect Health
ISBN 978-85-8103-012-8

1. Medicina ayurvédica. 2. Saúde. I. Título.

CDD: 615.53
11-5663 CDU: 615.85

Saúde perfeita, de autoria de Deepak Chopra.
Título número 004 da Coleção Viva Livros.
Primeira edição impressa em outubro de 2011.
Texto revisado conforme o Acordo Ortográfico da Língua Portuguesa.

Título original norte-americano:
PERFECT HEALTH

www.vivalivros.com.br

Design de capa: Simone Villas-Boas sobre imagem Fotolia.

Impresso no Brasil

ISBN 978-85-8103-012-8

EDIÇÕES VIVA LIVROS

Saúde perfeita

O indiano Deepak Chopra mudou-se para os Estados Unidos na década de 1970, onde fez carreira como médico endocrinologista. Nos anos 1980 começou a pesquisar formas de aproximar as milenares tradições de cura indiana à medicina ocidental. Anos depois tornou-se um líder mundialmente conhecido nos campos da medicina holística e do desenvolvimento do potencial humano, contemplando o equilíbrio dinâmico entre corpo, mente e espírito. Atualmente dirige um centro de estudos na Califórnia que é referência na área das terapias alternativas. É autor de mais de 25 livros, traduzidos para dezenas de idiomas, entre eles *As sete leis espirituais do sucesso*, *A cura quântica*, *A fonte da vida* e *Vida incondicional*.

Para Shankara e para a Tradição Shankara de Mestres por preservar o conhecimento da sabedoria da vida.

Agradecimentos

Eu gostaria carinhosamente de agradecer:

A minha família, pelo amor e apoio, que são a base de tudo o que faço.

A David Simon, meu amigo e colega, pelo apoio na atualização deste livro e pela visão grandiosa que compartilhamos.

A dois agentes maravilhosos — e amigos queridos — Lynn Franklin e Muriel Nellis, por acreditarem neste projeto.

A Huntley Dent, um amigo íntimo cuja noção literária aguçada me ajudou a transformar o texto original na forma completa que está.

A meu editor, Peter Guzzardi, que insistia na perfeição e em fazer com que eu desse o meu melhor.

E às famílias dedicadas de médicos, enfermeiras, professores e funcionários do Chopra Center for Well Being, que estão comprometidos a cumprir os ideais de ter a saúde perfeita todos os dias da vida.

Sumário

Parte I

Um lugar chamado saúde perfeita

Introdução

Transformações notáveis aconteceram no mundo desde que escrevi a primeira edição de *Saúde perfeita*, em 1990. Naquela época, a ideia de que a saúde significava mais do que não ter doença nenhuma, que abordagens naturais podem melhorar nosso sistema de cura intrínseco e que o corpo humano é uma rede de energia e informação, e não uma estrutura anatômica estática, parecia ser radical. Hoje, porém, vemos que esses conceitos estão entranhados em nossa perspectiva moderna de saúde e doença e da vida e da morte. Um estudo recente no *Journal of the American Medical Association* revelou que mais de 40% dos norte-americanos recorrem regularmente a cuidados médicos pouco convencionais, que vão além da visão materialista do corpo humano. Há cada vez mais disciplinas sobre medicina alternativa e complementar disponíveis aos alunos nas faculdades de medicina. E, ao reconhecer que os pacientes estão exigindo mais escolhas e recursos, mais planos de saúde estão cobrindo os custos de tratamentos com a medicina holística.

A comunidade científica não mais rejeita ou ridiculariza as abordagens alternativas de cura, mas as investiga seriamente. Se você acessar a base de dados da National Library of Medicine, vai encontrar mais de 40 mil artigos sobre medicina alternativa e complementar, sendo que há mais de 1.600 só sobre medicina herbal. Meditação, yoga, massagens e abordagens nutricionais são cada vez mais adotadas como ferramentas contemporâneas de cura. Erva de São João, ginko biloba e echinacea se tornaram palavras comuns nos lares e viraram produtos de medicina natural disponíveis em quase todas as farmácias nos Estados Unidos. Com a proliferação de periódicos e livros pela internet, as pessoas têm acesso ilimitado a informações sobre saúde e estão se responsabilizando cada vez mais pelo próprio bem-estar. Apesar de parecer uma ameaça à comunidade médica convencional, vejo essa tendência ao aumento da autoconsciência e do poder próprio como um sinal de expansão da saúde pessoal e coletiva.

Criamos um ambiente de cura para explorar diretamente o poder do Ayurveda e da medicina que trata, juntos, corpo e mente no Chopra Center for Well Being, na linda cidade de La Jolla, na Califórnia. Desenvolvemos cursos aplicando os princípios e práticas da medicina holística aos problemas de saúde mais comuns. Nosso programa "Magical Beginnings" (Início mágico) fornece informação e inspiração para mulheres grávidas nutrirem o feto como deuses e deusas incubados no embrião. Educadores certificados espalhados por todo o mundo ensinam esse programa, que ajuda a criar novas gerações de seres saudáveis e conscientes.

Em cada continente no mundo, educadores foram treinados no Chopra Center para ensinar "Conexão saúde", nosso renomado curso sobre medicina mente e corpo e Ayurveda. Mais de quinhentas pessoas no mundo todo foram formadas como instrutores em "Meditação do Som Primordial", nosso programa que alivia o estresse, permitido às pessoas que sintam diretamente seu campo de energia e criatividade interno. "Torne-se inteiro", nosso curso para pessoas com câncer, teve um efeito transformador naqueles que lidam com o desafio de ter essa doença. Os programas para quem tem cansaço crônico, para mulheres passando pela menopausa e para aqueles que sofrem para perder peso ajudaram milhares de pessoas a perceber o potencial intrínseco que possuem para transformar conscientemente a sua vida. Na última década, percebi a profundidade do efeito que as abordagens descritas em *Saúde perfeita* têm na vida das pessoas.

É muito gratificante testemunhar as mudanças que ocorrem na consciência mundial. Estamos no meio de uma revolução que vai mudar para sempre a maneira como vemos o mundo e a nós mesmos. A tradição de sabedoria atemporal do Ayurveda e as teorias mais avançadas da física moderna demonstram uma realidade mais profunda que nos impulsiona a ver o universo como um campo eterno de potencialidade infinita, ao qual podemos ter acesso para curar e transformar. Essa é a mensagem fundamental de *Saúde perfeita*.

Esta versão atualizada contém mudanças significativas. Apresento novas técnicas de cura que percebemos ser úteis em pacientes do Chopra Center. Visualizações e meditações guiadas são apresentadas para fornecer a experiência direta de ter uma consciência mais expandida, a chave para mudar sua percepção sobre seu corpo. Ofereço abordagens de mente e corpo sutis para você se conectar conscientemente com suas células, tecidos e órgãos. Aprender a influenciar as chamadas funções autônomas é importante para criar e manter a saúde perfeita. Atualizei as seções sobre medicina nutricional e herbal, dando ênfase a uma dieta completa e equilibrada. Nos dias em que vivemos, com a pressa que temos para garantir a saúde com suplementos nutricionais, é importante não ignorar o valor básico saudável de um programa nutricional equilibrado. A dieta ayurvédica promovida em *Saúde perfeita* é caracterizada pela simplicidade, elegância e suntuosidade. Apresento referências novas e atualizadas, que vêm do crescimento da pesquisa científica sobre interações mente e corpo na saúde e na doença. Fico muito satisfeito em ver documentos objetivos sobre princípios e práticas de saúde que datam de milhares de anos. Maneiras mais amplas de nutrir seu corpo por meio dos cinco sentidos, como o uso de audição, tato, visão, paladar e olfato para a cura, são exploradas, despertando uma farmácia dentro de seu corpo. Ao compreender que o ambiente é a extensão do nosso corpo, apresento exercícios divertidos para dar mais vida à ligação entre o nosso mundo interior e o exterior. No todo, esta edição de *Saúde perfeita* foi feita para ser prática, acessível e sem complicações.

Na minha exploração contínua para a cura, estou convencido de que a saúde verdadeira é muito mais do que a ausência da descoberta de algo anormal em laboratório; é também muito mais que a vantajosa integração mente e corpo. A saúde, em sua essência, é um estado elevado de conscientização. Durante milhares de anos os grandes sábios védicos demonstraram que o objetivo de cuidar do corpo é dar apoio ao estado de espírito conhecido como elevado. Nesse estado, nosso ponto de referência interna muda do ego para o espírito, e nós percebemos que o saber, o processo de descoberta e o que se sabe são uma única coisa. Os limites de tempo e espaço se tornam fluidos enquanto nos reconhecemos como seres infinitos temporariamente mascarados como indivíduos. Esse estado completo é a base de toda cura. Esse é o estado de saúde perfeita. Sou muito grato pela oportunidade de guiar vocês a esse lugar que está muito perto de onde você se encontra.

1
Convite a uma realidade superior

Existe em cada pessoa um lugar livre de doenças, que nunca sente dor, nunca envelhece nem morre. Quando você alcança esse lugar, as limitações que todos aceitamos deixam de existir. Ali não chegam a ser consideradas nem mesmo como possibilidade.

Esse é o lugar chamado saúde perfeita.

Pode-se visitá-lo rapidamente ou demorar-se ali por muitos anos. Mas até as visitas mais breves provocam uma profunda mudança. Enquanto você está ali, as suposições verdadeiras da vida normal são alteradas e começa a fluir a possibilidade de uma existência superior, mais próxima da ideal. Este livro é para as pessoas que gostariam de explorar essa nova existência, introduzindo-a em sua vida de forma permanente.

A causa da doença é geralmente muito complexa, mas uma coisa é certa: ninguém provou ainda que é necessário adoecer. De fato, ao contrário, entramos diariamente em contato com milhões de vírus, bactérias, alergênicos e fungos, mas apenas uma fração mínima chega a nos causar doenças. Não é raro os médicos encontrarem pacientes com virulentas bactérias agrupadas no trato respiratório sem que estejam fazendo mal algum. Elas atacam somente em raras ocasiões, quando causam a meningite, uma infecção séria do sistema nervoso central, às vezes fatal. Muitos de nós carregam o vírus da catapora inativo dentro do organismo desde criança, mas apenas raramente, em situação de estresse, ele se torna ativo e desenvolve erupções na pele. Ninguém sabe com certeza o que provoca o ataque, mas aparentemente há nele um fator misterioso chamado "controle do hospedeiro". Isso significa que nós, hospedeiros dos germes, abrimos ou fechamos de algum modo o portão para eles. Em mais de 99,99 por cento dos casos o portão é fechado, o que demonstra que estamos bem mais perto da saúde perfeita do que imaginamos.

A principal causa de óbitos nos Estados Unidos são as doenças cardíacas provocadas, na maioria dos casos, pelo depósito de placas de gordura que bloqueiam as artérias coronárias, responsáveis por conduzir oxigênio ao coração. Quando o colesterol e outros fatores começam a obstruir as artérias, a falta de oxigênio ameaça o funcionamento normal desse órgão. No entanto, o processo de uma doença cardíaca é muito particular. Uma pessoa com uma placa pequena pode ficar incapacitada pela angina; uma dor como um aperto no peito é o sintoma de uma artéria coronária doente. Outra pessoa, com vários pontos de depósito de grandes placas capazes de bloquear quase todo o fluxo de oxigênio, não sente nada. Sabemos de pessoas que correram maratonas com 85 por cento das artérias coronárias bloqueadas, enquanto outras morreram de ataque cardíaco com os vasos sanguíneos completamente limpos. De fato, estudos recentes mostram que muitos jovens que morrem de ataque cardíaco fulminante não apresentam nenhum dos fatores de risco mais comuns em doenças cardíacas. Nossa habilidade física para repelir a doença é extremamente flexível.

Além da imunidade física do corpo, temos todos uma forte resistência emocional à doença. Eis o comentário de uma antiga paciente:

– Já li o suficiente sobre psicologia para saber que um adulto bem-ajustado deve aceitar a doença, a velhice e, finalmente, a morte. Compreendi isso em certo nível, mas não aceito a ideia emocional e instintivamente. Acho um erro terrível que se adoeça e se deteriore fisicamente, e sempre esperei que aparecesse alguém para corrigir isso.

Essa senhora está perto dos 80 anos e mantém uma excelente condição física e mental. Quando lhe perguntei o que ela ainda esperava, respondeu:

– Pode achar uma loucura, mas adoto a atitude de que não vou envelhecer ou morrer.

Isso é muito insensato? As pessoas que se consideram "ocupadas demais para adoecer" são conhecidas por ter saúde acima da média, enquanto as que se preocupam demais com doenças sucumbem a elas mais frequentemente.

Outro homem comentou que a ideia da saúde perfeita lhe agradava por ser uma solução criativa, talvez a única, para enfrentar os problemas normais da medicina. Sendo um executivo de sucesso do ramo eletrônico, ele considera a noção de saúde perfeita tão revolucionária quanto as ideias inovadoras que transformam empresas.

O pensamento inovador é a única forma de resolver problemas, porque estabelece uma situação muito melhor ao colocar as expectativas bem acima do que é considerado possível, procurando depois os meios de transformá-las em realidade.

– Se as pessoas continuam a pensar e agir do mesmo modo familiar – disse o homem –, podem conseguir cinco a dez por cento de melhoria ao trabalhar mais. No entanto, para conseguir o dobro ou dez vezes mais, as metas devem ser suficientemente elevadas para se dizer "Bem, se você quer um avanço *tão grande*, temos de fazer isso de um modo inteiramente novo".

O pensamento inovador vem sendo usado nas grandes empresas de computação do Vale do Silício. Por exemplo, se um software levou dois anos para ser desenvolvido, a nova geração é programada em um prazo de um ano. Se os defeitos de fabricação chegam apenas a cinco por cento, a meta para o futuro é "defeitos zero". A saúde perfeita funciona exatamente assim: a meta é zerar a expectativa de defeitos e descobrir o que pode ser alcançado. No mundo dos computadores pode ser muito mais dispendioso consertar uma máquina defeituosa do que fabricar uma sem defeito. Sendo assim, "impor a qualidade na fonte" (isto é, fazer as coisas certas desde o início) é mais sensato em negócios do que programar apenas o suficiente.

No campo da medicina isso também é verdadeiro, pois a prevenção é menos dispendiosa do que o tratamento, tanto em termos humanos quanto econômicos. Uma pesquisa de opinião realizada recentemente demonstrou que os americanos temem, acima de tudo, uma doença grave. O motivo não se relaciona à dor ou ao sofrimento, mas envolve a enorme despesa de uma longa estada no hospital, medicamentos e o custo devastador de uma cirurgia. Nem morte é tão assustadora quanto uma família que fica na pobreza. Precisamos, evidentemente, de uma nova visão médica que acredite em "qualidade na fonte" e procure promovê-la nos indivíduos.

Promessa de uma nova medicina – Ayurveda

O primeiro segredo que você deve conhecer sobre a saúde perfeita é o de que precisa escolhê-la. Não pense apenas em ser saudável o quanto acha possível. A saúde perfeita não é uma melhora de cinco a dez por cento da boa saúde, ela envolve uma completa mudança de perspectiva, tornando a doença e a debilidade na velhice inaceitáveis.

Podemos realmente acreditar em "defeitos zero" em algo tão complexo quanto o corpo humano? De acordo com o National Institute of Aging, nenhuma mudança de dietas, exercícios, vitaminas, remédios ou estilo de vida é confiável quando se trata de prolongar a vida. Hoje é mais possível do que nunca evitar as desordens degenerativas que afligem idosos, como doenças cardíacas, derrames, câncer, arteriosclerose, artrite, diabetes, osteoporose e outras, mas ainda não é fácil. Mesmo que os médicos-pesquisadores demonstrem otimismo em suas declarações sobre os avanços na cura do câncer e outros males incuráveis, o pessimismo é maior quando conversam entre si.

O melhor que podem esperar é o progresso lento e gradual, alcançando a solução passo a passo. (Estatisticamente, a diminuição do nível de colesterol reduz o infarto em um grande grupo, mas não garante que uma dessas pessoas não o tenha.)

Para melhorar duas ou dez vezes mais a saúde você precisa de um novo tipo de conhecimento, baseado em um conceito mais profundo da vida. Este livro apresenta uma fonte singular desse conhecimento, um sistema de medicina preventiva e cuidados com a saúde denominado Ayurveda. Ele é praticado há mais de cinco mil anos na Índia. O nome Ayurveda é formado por duas palavras com raiz em sânscrito: *Ayus,* ou "vida", e *Veda,* que significa "conhecimento" ou "ciência". Ayurveda, portanto, é geralmente traduzido como "ciência da vida"; no entanto, um significado alternativo mais preciso seria "conhecimento do ciclo da vida".

O propósito do Ayurveda é ensinar como podemos estimular, moldar e prolongar nossa vida, controlando-a finalmente sem a interferência de doenças ou envelhecimento. Seu princípio básico é que a mente exerce a mais profunda influência sobre o corpo, e a libertação do estado doentio depende de entrarmos em contato com nossa percepção para atingir a harmonia e expandi-la ao corpo todo. Esse estado de percepção equilibrada, mais do que qualquer tipo de imunidade física, é capaz de criar um estado mais saudável.

O Ayurveda engloba os conhecimentos dos sábios que iniciaram sua tradição muitos séculos antes da construção das pirâmides e que vêm sendo transmitidos de geração a geração. No Chopra Center for Well Being, desenvolvemos um sistema moderno do Ayurveda que integra as verdades perpétuas dessa antiga técnica de cura com os mais avançados insights da ciência moderna.

Durante os últimos 15 anos, eu e meus colegas tratamos de mais de 10 mil pacientes e treinamos aproximadamente 3 mil profissionais de saúde na teoria e na prática do Ayurveda. Ao adotá-lo, não abandonei o conhecimento anterior da medicina convencional; ao contrário, procurei unir a antiga tradição à ciência moderna, tendo comprovado que ambas são perfeitamente compatíveis. Os médicos do Chopra Center ainda levam em conta o histórico médico de seus pacientes e baseiam seus diagnósticos em exames objetivos para informar quando a pessoa está doente, mas também aconselhamos nossos pacientes a buscar em si mesmos a imprescindível percepção de harmonia interior.

O corpo humano mecânico quântico

Para compreender como isso é possível, precisamos sondar mais profundamente o próprio corpo. No Ayurveda, o corpo físico é o portão de entrada do que costumo chamar de "corpo mecânico quântico" do homem. A física nos informa que a estrutura básica da natureza se encontra no nível quântico, bem além dos átomos e das moléculas. Um *quantum*, a unidade básica de matéria ou energia, é 10 a 100 milhões de vezes menor que o átomo mais ínfimo. Nesse nível, a matéria e a energia são interligadas. Cada quantum é feito de vibrações invisíveis, fantasmas de energia à espera de assumir a forma física. O Ayurveda esclarece que isso também é verdadeiro para o corpo humano: este primeiro é formado por intensas vibrações invisíveis, as chamadas vibrações quânticas, para depois fundir-se em impulsos de energia e partículas de matéria.

O corpo mecânico quântico é a base fundamental de tudo o que somos: pensamentos, emoções, proteínas, células, órgãos. Enfim, qualquer parte de nós, visível ou invisível. Seu corpo envia todo o tipo de sinais invisíveis no nível quântico, esperando que consiga captá-los. Você tem um pulso quântico além do físico e um coração quântico que o impulsiona. Na verdade, o Ayurveda afirma que todos os órgãos e sistemas de nosso corpo possuem um equivalente quântico.

O corpo mecânico quântico não teria tanto valor se não pudéssemos percebê-lo. Mas felizmente a percepção humana é capaz de sentir essas vibrações sutis, graças à incrível sensibilidade do sistema nervoso. Um único fóton de luz que incide na retina do olho causa um impacto bem menor que um grão de areia em um campo de futebol. No entanto, os terminais nervosos especializados da retina, os bastonetes e os cones, podem detectar esse único fóton e enviar uma mensagem ao cérebro. Os bastonetes e os cones são como radiotelescópios gigantescos, grandes estruturas que ainda podem captar sinais no verdadeiro limiar da existência física e ampliá-los depois, permitindo que nossos sentidos os percebam diretamente.

Ao tratar o próprio corpo mecânico quântico, o que é fundamental, o Ayurveda pode causar mudanças mais profundas que as alcançadas pela medicina convencional, confinada como está a um nível grosseiro do organismo. Isso acontece porque a energia disponível no nível quântico é infinitamente maior do que a encontrada em níveis mais corpóreos. A explosão de uma bomba atômica, que é um gigantesco evento quântico, é apenas um exemplo. Outro, mais construtivo, é o do raio laser, que emprega a mesma luz emitida por uma lanterna, mas, intensificando o circuito de vibrações quânticas, adquire energia suficiente para perfurar o aço.

Neste caso, funciona o princípio quântico, o qual revela que são os níveis mais sutis da natureza que encerram maior potencial de energia. O espaço intergaláctico, negro e vazio, contém quantidades inconcebíveis de energia, apesar de não ser mais que vácuo. Poucos centímetros cúbicos dessa energia oculta são suficientes para produzir uma estrela. Somente com o salto quântico essa chamada "energia virtual" explode em calor, luz e outras formas visíveis de radiação.

Sabemos que a queima de um pedaço de madeira produz muito menos energia que a desagregação de seus átomos por meio de uma reação nuclear. No entanto, temos ignorado o lado criativo dessa mesma equação: seria tão poderoso construir algo novo em nível quântico quanto destruir. Apenas a natureza cria rochas, árvores, estrelas e galáxias, mas diariamente estamos fazendo uma coisa possivelmente bem mais complexa e preciosa que uma estrela: o corpo humano. Compreendendo essa verdade ou não, somos todos responsáveis pelo corpo em que vivemos. Há alguns anos, o Dr. Dean Ornish, um cardiologista de São Francisco, apareceu em várias manchetes nos jornais. Ele provou que quarenta pacientes com doenças coronárias em estado avançado eram capazes de diminuir os depósitos de placas de gordura que bloqueavam progressivamente as artérias. Ao serem desobstruídas, permitiram a passagem de mais oxigênio até o coração e aliviaram as assustadoras dores no peito, reduzindo o risco de um bloqueio fatal das coronárias.

Em vez de confiar em medicamentos convencionais ou na cirurgia para desbloquear as artérias, o grupo do Dr. Ornish empregou simples exercícios de yoga, meditação e uma dieta vegetariana rigorosa. Recentemente, o Dr. Ornish confirmou que essas mudanças saudáveis no estilo de vida reduzem o risco de doenças cardíacas no longo prazo. Por que essa descoberta foi tão notável? Porque a medicina convencional ainda não admitia que as doenças do coração podiam regredir depois de surgirem. A posição oficial da medicina é de que uma artéria doente desenvolve um processo próprio, não importando em que você acredite, pense, coma ou faça. Ela prossegue em seu sombrio destino, degenerando um pouco mais a cada dia, até, finalmente, bloquear e estrangular o músculo do coração.

Entretanto, no nível quântico, nenhuma parte do corpo vive separada do restante. Não existem fios ligando as moléculas de suas artérias, assim como não existem ligações visíveis entre as estrelas de uma galáxia. Todavia, as artérias e as galáxias permanecem unidas em um padrão perfeito e sem emendas. Os laços invisíveis que você não consegue examinar em um microscópio são de natureza quântica. Sem essa "fisiologia oculta" seu organismo visível não poderia existir, não passando de um agrupamento de moléculas ao acaso.

O Ayurveda diria que a conquista de Ornish, no caso das doenças do coração, é válida para qualquer mal orgânico, quando se sabe como usar o corpo mecânico quântico. Um depósito de placas de colesterol parece sólido como a ferrugem dentro de um cano velho, mas é tão vivo e mutável quanto o restante do corpo. Novas moléculas de gordura aderem a elas ou se separam, novos capilares se desenvolvem para dar passagem ao oxigênio e à nutrição. A verdadeira novidade do estudo de Ornish é que podemos destruir o que construímos em nossos corpos. Um homem que morre de ataque cardíaco aos 50 anos teve inúmeras chances de construir novas artérias. Uma senhora de 70 anos que adquire osteoporose na coluna teve inúmeras oportunidades de formar uma coluna saudável. (De fato, não podemos contar essas chances, já que o processo de mudança é constante, mas é possível curar uma artéria danificada ou um osso defeituoso em questão de poucas semanas ou meses.) Estamos constantemente formando novos corpos. Por que não fazemos uma artéria saudável, uma coluna saudável, um ser inteiramente saudável?

A antiga tradição védica da Índia considera a inteligência como a principal força básica da natureza. Afinal, o universo não é a "sopa de energia" nem apenas o caos. A incrível exatidão com que tudo se ajusta em nosso mundo e acima de tudo a espantosa existência do DNA demonstram a infinita fonte de inteligência da natureza. Como um astrofísico declarou, a probabilidade de a vida ter sido criada ao acaso é quase igual à de um furacão que açoitasse um depósito de ferro-velho e montasse um Boeing 707.

Uma das mudanças mais cruciais na ciência contemporânea foi a súbita entrada em cena de teorias que consideram a inteligência como força vital do universo. (Na física, por exemplo, existe o chamado princípio antrópico propondo que toda a criação, desde o Big Bang, projetou-se expressamente para chegar à existência do homem.)

Por que achamos isso importante? Porque o Ayurveda, em seu contexto mais amplo, é nada menos que a tecnologia para entrarmos em contato com o nível quântico em nosso interior. Para tanto, você precisa empregar técnicas especiais que serão detalhadas, permitindo a retirada da máscara do corpo físico. Além disso, você terá de transcender ou ir além da constante atividade que existe em sua mente, como um aparelho de rádio que não pode ser desligado. Além dessa área de distração existe uma região silenciosa e que parece tão vazia quanto o campo quântico entre as estrelas. No entanto, como esse campo quântico, nosso silêncio interior encerra uma rica promessa.

O silêncio é a chave para o corpo mecânico quântico. Não se trata de um silêncio caótico e sim organizado. Possui seu próprio padrão, com propósitos e processos como os do corpo físico. Em vez de encarar seu corpo como um amontoado de células, tecidos e órgãos, você pode usar uma perspectiva quântica e perceber o silencioso fluir da inteligência. E uma emissão constante de impulsos que criam, controlam e transformam seu corpo físico. O segredo da vida nesse nível é que *qualquer coisa em seu corpo* pode ser alterada com o lampejo da intenção.

Talvez seja difícil acreditar, portanto vou dar o exemplo de Timmy, um menino comum de 6 anos que sofre de uma síndrome psiquiátrica das mais estranhas: a personalidade múltipla. Timmy tem 12 personalidades diferentes, tendo cada uma seu padrão emocional, inflexão vocal, gostos e idiossincrasias. No entanto, pessoas com personalidades múltiplas não são apenas casos psicológicos, pois seus corpos também sofrem mudanças notáveis quando abandonam uma personalidade e assumem outra.

Uma personalidade, por exemplo, pode ter diabetes e sofrer deficiência de insulina; enquanto outras podem estar livres desse mal, o que é comprovado com os exames que indicarão um índice normal de insulina. Do mesmo modo, uma personalidade pode ter pressão alta e as outras não; até mesmo verrugas, escoriações e outras marcas na pele podem aparecer e desaparecer com a mudança de personalidade. A literatura sobre casos de personalidades múltiplas oferece descrições de pacientes capazes de alterar instantaneamente os padrões de ondas cerebrais em um eletroencefalograma ou mudar a cor dos olhos de azul para castanho. Uma mulher tinha três períodos diferentes de menstruação a cada mês, correspondendo a cada personalidade.

Timmy é especialmente interessante porque uma de suas personalidades é alérgica a suco de laranja e, quando toma, sofre de urticária. Daniel Goleman, especialista em saúde do *New York Times*, informou que a urticária ocorre quando Timmy toma suco de laranja, e a personalidade alérgica aparece enquanto ele está digerindo o suco. Além disso, se Timmy volta enquanto a reação alérgica está presente, a urticária desaparece imediatamente, as bolhas começam a secar.

Trata-se de um exemplo perfeito das mudanças instantâneas no corpo físico causadas pelos sinais do corpo mecânico quântico. O notável neste caso é que as alergias não costumam aparecer e desaparecer obedecendo à vontade. Como seria possível? As células brancas do sistema imunológico, cobertas com os anticorpos que causam a reação alérgica, esperam passivamente o contato de um antígeno. Quando ele ocorre, desencadeia-se automaticamente uma série de reações químicas.

Todavia, no caso de Timmy, parece que, no momento em que as moléculas do suco de laranja se aproximam das células brancas, surge a decisão de haver ou não uma reação. O que significa que a própria célula é inteligente. Além disso, sua inteligência é mantida em nível mais profundo que as moléculas, pois o anticorpo e o suco de laranja são formados por átomos comuns de carbono, hidrogênio e oxigênio.

Dizer que as moléculas podem tomar decisões é desafiar a ciência da física atual. Como se o açúcar pudesse às vezes ter vontade de ser doce e outras não. Mas não nos espantamos apenas com a notável intensidade do caso de Timmy. Quando percebemos o fato de que ele escolhe ser alérgico – afinal, ele consegue "ligar" e "desligar" a urticária –, enfrentamos a possibilidade de também escolhermos nossas doenças. Não estamos conscientes dessa escolha, pois ela acontece em nível mais profundo que o de nossos pensamentos diários, mas, se temos essa habilidade, deveríamos ser capazes de controlá-la.

O corpo é um rio

Nós todos temos a tendência de encarar nosso corpo como "esculturas congeladas", objetos materiais fixos e sólidos, quando somos, na verdade, como os rios em constante mudança, fluindo padrões de inteligência. Heráclito, o filósofo grego, declarou: "Não podemos entrar em um mesmo rio duas vezes, porque novas águas estão fluindo sempre." Isso também é verdadeiro para nosso corpo. Se você beliscar a cintura, a gordura entre seus dedos não será a mesma do mês passado. Seus tecidos adiposos (células de gordura) enchem e esvaziam constantemente, sendo inteiramente trocados em três semanas. Você adquire uma nova parede estomacal a cada cinco dias (a camada mais interna das células do estômago é trocada em minutos, durante a digestão dos alimentos). Sua pele é renovada a cada cinco semanas. Seu esqueleto, aparentemente tão sólido e rígido, é inteiramente renovado em três meses. Todo o fluxo de oxigênio, carbono, hidrogênio e nitrogênio é tão rápido que você poderia ser renovado em poucas semanas; são apenas os átomos de ferro, magnésio, cobre e outros que retardam esse processo. Sua aparência é a mesma, mas você é como um edifício cujos tijolos são trocados constantemente por outros. Em um ano são trocados 98 por cento dos átomos de seu corpo, como confirmaram os estudos de radioisótopos dos laboratórios de Oak Ridge, na Califórnia. Esse fluxo constante de mudança é controlado no nível quântico do sistema mente-corpo, mas a medicina ainda não aproveitou esse fato, ainda aguarda o salto quântico.

Para modificar o *print-out* do corpo, sua saída impressa, você precisa aprender a reescrever o software da mente. Os próximos capítulos oferecerão uma viagem de autoconhecimento. Demonstrarei como o Ayurveda oferece melhor controle de sua saúde nesse nível quântico, que é a próxima fronteira da medicina. Essa exposição é dividida em três áreas que correspondem às três divisões deste livro.

Parte I: Um lugar chamado saúde perfeita

Em primeiro lugar, discutimos a possibilidade de ter saúde perfeita e, depois, os aspectos práticos. O Ayurveda ensina que todas as pessoas recebem da natureza um molde, chamado prakruti, ou tipo de corpo. Respondendo ao simples questionário no Capítulo 2, você descobrirá entre os dez tipos básicos de corpo qual é o seu. Esse é o passo mais importante para alcançar um estado mais saudável, pois seu prakruti informará como sua natureza quer viver. De acordo com o Ayurveda, seu corpo sabe o que é bom ou ruim para ele. A natureza dotou-o de instintos desde o nascimento. Quando você começar a perceber essas tendências inatas e a obedecê-las, descobrirá que sua fisiologia é capaz de adquirir harmonia própria com um mínimo de esforço de sua parte.

Como vamos descobrir, as menores desarmonias em seu sistema semeiam toda futura doença, enquanto a preservação da harmonia pode assegurar um estado ideal de saúde. Você verá os pontos fortes e os fracos de cada tipo, para que você possa escolher seu modo específico de prevenir doenças. Procure evitar a doença para a qual tem maior propensão, o que também é indicado por seu prakruti.

Parte II: O corpo humano mecânico quântico

Nessa seção vamos sondar o nível quântico interior para descobrir como nossa mente induz o corpo à doença e à saúde. Milhares de anos antes de a medicina moderna descobrir a ligação mente-corpo, os sábios do Ayurveda dominavam o assunto e desenvolveram uma tecnologia que opera nos níveis mais profundos de nossa percepção. O segredo da saúde perfeita se encontra na prática dessas técnicas. Discutiremos o papel da meditação na remoção dos obstáculos à saúde; descobriremos como o corpo mecânico quântico pode ser explorado para mudar o corpo físico bem mais profundamente que qualquer medicamento, dieta ou exercício é capaz.

Veremos ainda hábitos que levam ao câncer, à remoção de toxinas físicas e mentais, englobando todas as áreas da medicina tratadas no Chopra Center for Well Being. Examinando a si mesmo, segundo a visão de um médico ayurvédico, e estudando os casos de pessoas que seguiram nossos programas, você compreenderá melhor por que a "cura quântica" representa um grande avanço em nossa visão da mente e do corpo.

Parte III: Viver em sintonia com a natureza

Depois de apresentar o propósito grandioso do Ayurveda, quero encerrar com o conselho prático que formei nos últimos 15 anos. O ideal da saúde perfeita depende da perfeita harmonia. Tudo o que você come, diz, pensa, faz, vê e sente afeta seu estado geral de harmonia. Seria impossível controlar todas essas influências diferentes de uma só vez. No entanto, ao adotar as dietas específicas, os exercícios e as rotinas diárias e sazonais para seu tipo de corpo, você poderá corrigir a maior parte das desarmonias atualmente existentes em seu organismo e prevenir as que podem aguardá-lo no futuro.

O reencantamento da natureza

É fascinante observar como a ideia de saúde perfeita se amplia em um movimento intelectual maior e vem abalando os alicerces da ciência. Ilya Prigogine, Prêmio Nobel de Química de 1977 e pioneiro desse movimento, deu-lhe o nome de "reencantamento da natureza", ou seja, a compreensão de que a natureza não é uma máquina, e sim um ambiente perfeito, com possibilidades vagamente vislumbradas nos dias de hoje. A natureza é comparável a uma faixa de rádio com inúmeras estações, e a realidade que você experimenta agora é apenas uma delas. Enquanto você continua sintonizado, é plenamente satisfatória, mas oculta as outras opções que se encontram dos dois lados da faixa.

Por volta do início do século, o psicólogo William James sugeriu um mecanismo que nos permite girar o dial e escreveu: "Uma das grandes descobertas de minha geração foi de que os seres humanos podem alterar sua vida ao mudar sua atitude mental." Ele demonstrou grande visão, dirigindo suas palavras mais ao futuro do que ao próprio tempo. Em sua época era indiscutível a ideia de que a natureza operava mecanicamente, seguindo leis inflexíveis e alheias aos seres humanos. Atualmente isso aparentemente passou a ter grande importância. Talvez a natureza esteja nos dando apenas a realidade que esperamos e em que acreditamos.

Sem dúvida, temos vivido muitos séculos acreditando em doenças e morte. Isso explica muito mais nossas relações com a vida do que ela é propriamente. A vida tem imensa flexibilidade, e as energias que a mantêm são tão fortes quanto as que provocam sua decadência. Se plantarmos um pinheiro em um terreno localizado no centro de uma cidade poluída, ele poderá viver cinquenta anos; plantado no campo, sua existência pode se prolongar a duzentos ou trezentos anos; nos cumes varridos pelo vento das Montanhas Rochosas ele pode sobreviver mais de dois mil anos. Qual é seu período natural de vida? Depende inteiramente da situação. Algumas forças estão sempre trabalhando para preservar a vida do pinheiro e outras são opostas. No entanto, o destino da árvore está na harmonia dinâmica. Uma existência breve ou prolongada são naturais, dependendo do ambiente.

Um rato de laboratório geralmente vive menos de dois anos, se for criado em gaiola e receber uma alimentação normal. Todavia, baixando sua temperatura corporal e dando-lhe uma quantidade mínima de calorias (preservando suas necessidades de vitaminas, minerais, proteínas etc.), seu tempo de vida pode ser o dobro ou até três vezes mais longo. Por outro lado, se o mesmo rato enfrentar uma tensão exagerada, como um gato diante da gaiola que não pode alcançá-lo, morrerá em questão de semanas. Em todos os casos o envelhecimento de seus órgãos internos será o mesmo. O cansaço deixará o coração, o fígado e os rins igualmente "velhos", mesmo que um rato mais idoso tenha vivido até cinquenta vezes mais que um jovem.

Quando se altera o equilíbrio de forças, muda também a vida. No caso dos seres humanos, o ambiente pode ser escolhido ou controlado, o que dá grande flexibilidade à extensão de nossa vida. Quando falamos em saúde perfeita, propomos que o equilíbrio dinâmico da vida seja previsto de forma vantajosa. Ninguém vive para sempre, mas você pode somar cinquenta anos ao período médio da vida moderna, de setenta anos, e alcançar o recorde de 121 anos vividos por um praiano japonês. No império romano a expectativa de vida adulta era de 28 anos; no ano 2020 um ser humano saudável poderá atingir os 90 anos, seja homem ou mulher. Isso demonstra uma grande flexibilidade.

Se observarmos a menor unidade de vida, a célula, essa discrepância entre uma vida breve ou prolongada acentua-se ainda mais. Pegue um balde de água de um poço, examine uma gota dessa água sob a lente de um microscópio e verá que ela fervilha de plantas e animais unicelulares: paramécios, amebas, algas etc. Cada ameba vive cerca de duas a três semanas. Mas como as amebas se multiplicam por divisão, o material genético de cada uma é tão velho quanto a célula-mãe e ela tem quatro semanas de existência em vez de duas. Contudo, a célula-mãe descende de sua própria mãe, portanto essa ameba é três vezes mais velha, depois quatro e assim sucessivamente. Por fim, você chegará à conclusão de que essa simples ameba de seu poço é, de certo modo, tão velha quanto todas as amebas que já viveram, tendo talvez um bilhão de anos.

Lembre-se, porém, de que os átomos e as moléculas que estão nela não viveram tanto. Eles vêm e vão constantemente em um turbilhão de oxigênio, hidrogênio, carbono e nitrogênio. A ameba, mesmo assim, mantém sua forma e identidade de geração a geração. Alguma força vital a conserva unida e, enquanto seu DNA não for destruído, ela preservará sua porção de vida para sempre.

Nosso corpo, composto de 50 a 100 trilhões de células, é incrivelmente mais complexo que o da ameba, mas mantemos a mesma vida, tão antiga e jovem ao mesmo tempo. Para falar com maior precisão sobre a duração da existência humana, devemos fazer referência aos muitos períodos de vida que existem no corpo. Uma célula típica da parede do estômago vive apenas alguns dias, e uma típica da pele apenas duas semanas; uma célula vermelha do sangue vive mais, chegando a dois ou três meses. As células com vida mais longa podem ser encontradas no fígado, onde sua substituição leva vários anos, ou no coração e no cérebro, onde aparentemente não se reproduzem durante a vida toda.

O espantoso é que o mesmo DNA controla todos esses ciclos de vida, do mais curto ao mais longo. As células da pele e do cérebro são geneticamente idênticas: ambas descendem do momento da concepção, quando metade do DNA de seu pai uniu-se à metade do DNA de sua mãe para formar esse filamento singular que é você. Por meio de um processo que ainda não compreendemos, seu DNA é capaz de criar todos os tipos de células especializadas: cérebro, pele, coração, fígado e assim por diante, tendo cada uma seu período previsto de existência. Ao olharmos uma célula não podemos prever se terá vida curta ou longa. Os neurônios do cérebro duram a vida toda, mas são idênticos às células olfatórias do nariz, responsáveis pela sensação de cheiros, trocadas a cada quatro semanas.

Como a ameba, cada célula humana é feita de átomos que voam, literalmente, através dela. A troca de dióxido de carbono em nossos pulmões leva milionésimos de segundos; os íons de sódio e potássio são bombeados dentro e fora das células cerebrais trezentas vezes por segundo. O músculo do coração extrai oxigênio da hemoglobina da corrente sanguínea tão rapidamente que o sangue vermelho que percorre as artérias coronárias para alimentá-lo sai quase preto em poucos segundos.

Porém, como acontece com a ameba, esse turbilhão infindável de atividade não perde sua forma ou identidade. Há dois milhões de anos seu DNA tem sido distintamente humano. O DNA primitivo do qual ele descende é tão velho quanto a própria vida, com quase dois bilhões de anos. Sua permanência em nível genético é extraordinária, apesar da troca constante do material de seu corpo.

Vida livre de imperfeições

Se a vida pode ser tão flexível e dinâmica, é admirável que nossa existência não seja mais longa. E seria, se soubéssemos como equilibrar as energias que atuam em nós e a nossa volta. Os antigos sábios do Ayurveda tinham coragem suficiente para questionar o mais importante: afinal, precisamos adoecer e envelhecer? E concluíram que não. Se as energias de nosso interior forem mantidas em harmonia e equilíbrio com o ambiente que nos rodeia, poderemos ser imunes às moléstias. O perfeito equilíbrio produz a saúde perfeita.

No Ayurveda confiamos apenas no princípio básico de que qualquer desordem poderá ser prevenida enquanto mantivermos o equilíbrio não só do corpo, mas da mente e do espírito. Os sábios ayurvédicos ensinam que em nós todos existe um impulso para o desenvolvimento e o progresso. Esse impulso governa automaticamente o equilíbrio geral e pode ser visto atuando em cada célula, mas sobretudo no cérebro, que controla simultaneamente a temperatura do corpo, o índice metabólico, o crescimento, a fome e a sede, o sono, a química do sangue, a respiração e tantas outras funções. Essa coordenação geral precisa ser incrivelmente perfeita para a saúde ser mantida (o hipotálamo, uma pequena área do prosencéfalo, do tamanho da falange de um dedo, coordena dezenas de funções automáticas do corpo, tendo recebido o apelido de "cérebro do cérebro").

Contudo, a verdadeira fonte do equilíbrio é mais profunda e atinge o nível quântico. É ali que nosso impulso básico para o progresso e o desenvolvimento pode ser explorado por meio de técnicas especiais que vamos estudar. Trata-se de uma área vital e ainda pouco conhecida pela maioria das pessoas que frequentemente, por causa disso, ficam desamparadas diante da doença e do envelhecimento. Quando as forças que agem contra a vida levam vantagem, o corpo fica sem escolha e passa a deteriorar com o tempo.

Por outro lado, se aprendermos a viver em equilíbrio no nível mais profundo, nosso desenvolvimento interior não encontrará limites previsíveis. Dezenas de livros tratam do desenvolvimento interior, mas deixam de se referir ao ingrediente-chave que o Ayurveda esclarece: o desenvolvimento é automático, faz parte do plano da natureza e é formado em nossas próprias células. Basta seguir o rio silencioso da inteligência até sua nascente. Esse é o segredo final da saúde perfeita. Se você deixar sua mente se expandir e explorar realidades superiores, o corpo a seguirá. Não será suficiente para salvá-lo da doença e do envelhecimento?

Podemos apenas conjeturar sobre aonde a evolução nos levará, mas existem exemplos dramáticos em que a mente se recusou a acreditar em uma enfermidade e o corpo obedeceu, curando-se subitamente. Há algum tempo, examinei um paciente suíço, Andreas Schmitt, que tinha um diagnóstico de câncer fatal. Um ano e meio antes ele notara um ponto dolorido nas costas quando encostava na cadeira.

Tateando o local, ele percebeu que havia um ponto inchado do tamanho de uma moeda. A esposa disse que parecia uma grande verruga escura e segurou o espelho de mão, mostrando-lhe a mancha marrom-avermelhada localizada entre as escápulas.

Depois disso, os acontecimentos se precipitaram. Um oncologista de Genebra fez uma biópsia, que revelou a presença de melanoma, o tipo de câncer de pele mais virulento e de desenvolvimento mais rápido. Andreas foi operado no dia seguinte. O cirurgião removeu a mancha e examinou os nódulos linfáticos da axila direita. Catorze nódulos suspeitos foram removidos e quatro continham células de melanoma. Após a retirada, o passo seguinte era fazer irradiações nas costas e no ombro, para destruir qualquer célula cancerosa que restasse. Andreas, um homem bem-educado de pouco mais de 50 anos, recusou-se a receber a irradiação.

– Achei, logicamente, que devia esperar e ver o que aconteceria – ele me disse depois. – Tinham retirado o tumor, e eu acabara de sofrer um grande trauma com a cirurgia. No íntimo, não estava tão certo se devia me submeter a mais tratamentos. Não seria melhor eu me recuperar em casa e reconquistar a confiança?

Sua decisão contrariou o oncologista. Ele declarou que, se Andreas interrompesse o tratamento, era quase certa a volta do melanoma em seis meses.

– E não voltará com a irradiação? – perguntou Andreas.

– As chances são muito menores – disse o médico.

– E quanto tempo de vida posso esperar depois disso?

O médico viu-se forçado a fazer uma estimativa desagradável. Sem tratamento, os pacientes com metástase de melanoma vivem apenas poucos meses; submetendo-se ao máximo de tratamento, prolonga-se a expectativa de vida, chegando às vezes a alguns anos. Cinco anos depois a média de sobreviventes é de menos de dez por cento. Em dez anos não existe praticamente nenhum vivo.

– Se não vou viver muito tempo – Andreas comentou –, por que vou me submeter à agonia do tratamento só para agradar a um médico?

Nos seis meses seguintes, ele continuou vivendo normalmente, e então apareceu um nódulo linfático intumescido na axila esquerda. Os exames revelaram que era a volta do melanoma, como fora previsto. Nesse estágio já não existia nenhuma esperança médica realista. Quando Andreas chegou aos Estados Unidos procurando ajuda, expliquei-lhe primeiramente o conceito do corpo mecânico quântico.

– O câncer precisa ser desencadeado em nível mais profundo para depois existir fisicamente. Em vez de se referir à falha do mecanismo de autorregeneração do DNA ou da ação dos carcinógenos, o Ayurveda declara que a doença resulta de distorções dos padrões de vibrações quânticas que mantêm o corpo sadio.

Eu prossegui explicando:

– Você pode aprender a dirigir sua percepção ao sutil nível interior. De fato, o que chamamos pensamentos e emoções são apenas designações para essas flutuações quânticas. A percepção tem a capacidade de curar e parece ser o instrumento causador de uma recuperação súbita nos casos mais avançados de moléstias incuráveis.

Existem exemplos de curas inexplicáveis de tais casos. Uma das peculiaridades do melanoma é sua maior predisposição para uma autorrecuperação do que outras formas menos mortais de câncer. Essas "remissões espontâneas" são comparativamente raras, acontecendo em menos de um por cento dos casos, mas resultam, ao que tudo indica, em recuperações completas e duradouras.

– Se uma pessoa curou a si mesma de melanoma – salientei –, sabemos que esse feito é possível. O que desencadeia a cura? São novas descobertas que você precisa fazer em seu íntimo. Neste momento, sua chance de fazer essa descoberta é igual à de qualquer um.

Apesar de sua situação desvantajosa, Andreas levou o conselho a sério: aprendeu as técnicas mentais específicas do Ayurveda para ativar forças de cura e submeteu-se aos tratamentos de purificação do organismo (esse assunto será apresentado nos capítulos 6 e 7). Nosso foco era melhorar sua qualidade de vida imediata. Ele voltou à Suíça e quatro meses depois informou, muito feliz, que o nódulo linfático inchado tinha desaparecido. Os exames de raios X e de sangue não revelaram nenhum traço de melanoma no organismo. Apesar de os oncologistas suíços terem previsto que ele viveria apenas cerca de três meses após a volta do câncer, Andreas vem levando uma vida normal quase dois anos depois.

O aspecto mais espantoso desse caso é que a mente induziu o corpo a aceitar uma nova realidade, ignorando que era "impossível" o que estava acontecendo. Como podemos explicar eventos tão extraordinários? Um estudo de quatrocentos casos de remissão espontânea de câncer revelaram que essas curas têm pouco em comum. Algumas pessoas tomaram suco de uvas ou grandes doses de vitamina C; outras rezaram, tomaram chás de ervas medicinais ou simplesmente se animaram e adquiriram coragem. No entanto, esses pacientes tão diversos tinham uma coisa em comum: em determinado ponto da doença tiveram a certeza absoluta e repentina de que melhorariam, como se a moléstia não passasse de uma miragem. E cada um subitamente ultrapassou-a, foi além, penetrando em um espaço vazio onde o medo, o desespero e todos os males eram inexistentes.

Eles entraram em um lugar chamado saúde perfeita.

2
Descubra seu tipo de corpo

Em um claro dia de outubro, no centro de uma metrópole, a multidão volta ao trabalho depois do almoço. Algumas pessoas usam casacos e cachecóis, à espera do inverno; outras, com camisas de mangas curtas, acham que o verão já chegou. Um rapaz de short e peito nu que vem correndo aproveita o sinal verde para chegar ao parque e forma um vívido contraste com uma senhora que espera o ônibus em um casaco pesado. Ao primeiro olhar, pensaríamos que essas pessoas vivem em climas diferentes. Na verdade, demonstram que foram dotadas pela natureza de formas diversas.

Apesar da refeição mais comum ser um sanduíche com batatas fritas e café, esse alimento pesa no estômago de algumas pessoas e provoca espasmos nervosos em outras, enquanto a maioria não sente nada. Em alguns corpos, o coração bate mais apressado porque as calçadas estão muito cheias; outros vertem o excesso de suco gástrico ou sofrem uma elevação da pressão sanguínea. O mundo é feito de gente de todos os tipos, mas a medicina já chegou a definir quantos existem?

Na medicina convencional a atenção está muito mais voltada às diferenças existentes entre as doenças do que entre as pessoas. Se um paciente reclama que tem dores nas mãos devido à artrite, o médico sabe que essa queixa comum pode estar relacionada a mais de uma centena de doenças que provocam juntas enrijecidas, doloridas e inflamadas. Sabe-se que algumas pessoas herdam a tendência para a artrite, mas é espantoso o número de situações que também podem contribuir, como mudanças hormonais, estresse físico e mental, alimentação, falta de exercício etc.

O Ayurveda chama a atenção ao fato de as doenças diferirem principalmente porque as pessoas são tão diversas. Apesar de a biologia reconhecer que nós todos nascemos com uma "individualidade bioquímica", isso tem pouca influência em um consultório médico. A expressão "individualidade bioquímica" significa que ninguém é a média. Em dado momento, suas células e tecidos não contêm um nível médio de oxigênio, dióxido de carbono, ferro, insulina ou vitamina C. Elas contêm, em vez disso, uma quantidade específica que se refere ao momento, à condição física e ao estado de seus pensamentos e emoções. Seu corpo é um composto tridimensional de milhões de minúsculas diferenças, e você poderá melhorar sua saúde de maneira notável aprendendo a conhecê-las. Nesse nível, a saúde perfeita é um fenômeno biológico bem específico.

Primeiro passo – conheça seu tipo de corpo

Todo o seu corpo, independentemente de sua atenção, está realizando alguma atividade específica com cada molécula de ar, água ou alimento que você ingere, obedecendo a tendências inatas. Sua escolha pode ser segui-las ou modificá-las, mas opor-se inteiramente é antinatural. O Ayurveda considera que viver em harmonia com a natureza, tranquila e confortavelmente, sem tensão, é respeitar sua singularidade.

A primeira pergunta que um médico ayurvédico faz não é "De que doença meu paciente sofre?", e sim "Quem é meu paciente?". Esse "quem" não se refere ao nome da pessoa, mas à sua constituição física. Ele procura os traços que podem indicar seu tipo de corpo, também chamado seu prakruti. Esse termo sânscrito significa "natureza"". Ele quer conhecer sua natureza básica antes de ouvir suas queixas e sintomas.

O tipo ayurvédico de corpo é como um molde em que se delineiam as tendências inatas que formam seu organismo. Um copo cheio de leite contém 120 calorias, não importa quem o beba. Contudo, enquanto uma pessoa usa essas calorias para armazenar gordura, outra converte a maior parte em energia; o corpo de uma criança extrai grande quantidade de cálcio para formar o tecido ósseo, enquanto uma pessoa mais velha o elimina pelos rins (e pode transformá-lo em doloroso cálculo renal se seu corpo já não puder controlá-lo eficientemente).

Conhecendo seu tipo de corpo, um médico ayurvédico poderá prescrever a dieta, as atividades físicas e as terapias medicinais que podem ajudá-lo, indicando as que não fazem bem e até podem causar mal. Por exemplo, uma pizza com excesso de queijo é potencialmente letal para quem sofre gravemente das artérias, pois a gordura ingerida pode ser o pouco que falta para romper um dos depósitos de placas que bloqueiam um vaso sanguíneo do coração. Muitos infartos resultaram de rupturas mínimas. No entanto, a mesma pizza seria relativamente inofensiva para a maioria das pessoas. Um alto teor de gordura é até recomendável para quem não consegue ganhar peso com a alimentação normal. Sendo assim, saber quem é você, qual seu prakruti, é um dado de valor incalculável na escolha do que deve comer.

Conhecer seu tipo de corpo é o primeiro passo para atingir a saúde perfeita por três razões:

1. *As sementes das doenças são plantadas com muita antecedência.* É difícil encontrar uma pessoa de 40 e poucos anos que sofra do coração e não tenha sentido alguns sinais suspeitos aos 20 e poucos. Examinando as artérias de um paciente de 20 anos, um patologista talvez encontre filamentos prematuros de gordura que podem provocar um infarto no futuro. Mesmo as crianças de 10 anos já podem apresentar propensão a alergias ou excesso de peso crônico, taxas elevadas de colesterol ou úlceras pép-

ticas. Mas a doença, que nessa idade ainda é incipiente e pode ser prevenida ou tratada mais facilmente, apresenta quase sempre sintomas mal definidos. Conhecendo os diversos tipos de corpo, com suas resistências e fraquezas específicas, você começa a dar os primeiros passos preventivos quando eles são mais eficientes, isto é, bem antes que a doença apareça.

2. *Os tipos de corpo tornam a prevenção mais específica.* Ninguém é propenso a sofrer todas as doenças, mas a maioria procura evitar o maior número possível, desde câncer, infarto, osteoporose etc., passando do medo de um mal a outro. Se você tenta evitar todas as moléstias sem conhecer sua predisposição pessoal, está andando no escuro. Por que 60 milhões de americanos sofrem de hipertensão e não se tratam? A razão, em parte, é a falta de uma atuação mais individualizada na prevenção. Infartos, câncer e diabetes costumam ocorrer especificamente em determinadas pessoas, uma a uma. A prevenção somente tem sentido se atuar nessa mesma base.

3. *Os tipos de corpo tornam o tratamento mais eficiente quando ocorre a doença.* A forma generalizada de tratamento que prescreve Valium a todos os que sofrem de ansiedade ou antiácidos a todos que têm úlceras no estômago é como um jogo, podendo acertar ou não. Ela parte do princípio de que determinada doença é igual em todo o mundo. Mas, como vimos, isso não é verdade. De acordo com o Ayurveda, três pessoas podem sentir níveis diferentes de ansiedade ou estresse. Suas úlceras podem resultar de formas diferentes de alimentação, pressões no emprego ou dificuldades em casa. Na verdade, elas sofrem de doenças diferentes que recebem o mesmo nome. Isso se aplica a fumantes inveterados, a quem se agasalha demais, a quem sofre de alergias ou asma. Em todos os casos, o tipo ayurvédico de corpo é bem esclarecedor, porque pode definir o que está acontecendo com cada indivíduo.

Finalmente, é essencial que você conheça seu tipo de corpo para se compreender. Quando descobrir o que acontece em seu interior, você não estará mais sujeito às noções impostas pela sociedade sobre o que deve fazer, dizer, pensar e sentir. Um dos prazeres de conhecer o Ayurveda são suas explicações sobre certos detalhes ignorados por parecerem idiossincrasias pessoais. A televisão popularizou o hábito do suco de laranja pela manhã, mas certas pessoas, ao tomá-lo, sentem acidez ou dor no estômago. Isso é normal, apenas demonstra que elas pertencem a um tipo de corpo definido para o qual o suco de laranja não é um alimento ideal.

Uma pessoa que toma um café fraco e fica agitada é bem diferente, por natureza, de outra que não é afetada por três cafés expressos. Quando você reage ao café, a um golpe de ar, a uma crítica de seu chefe, a um bilhete de amor ou ao tempo chuvoso, seu tipo de corpo está lhe enviando um sinal. Trata-se de um aviso muito pessoal e só você é capaz de captá-lo. Se prestar atenção a todos esses sinais que recebe diariamente, de minuto a minuto, perceberá que eles afetam seu estado de ânimo, comportamento, percepção das coisas, gostos, talentos e a atração que outras pessoas exercem e muito mais.

A designação "tipo de corpo" dá apenas uma ideia do sentido de prakruti, que na verdade é seu mundo, a realidade pessoal irradiada por seu núcleo criador. Uma definição melhor para prakruti seria "tipo constitucional psicofisiológico", porque se refere à mente (psique) e ao corpo (fisiologia) como um todo. Evitei empregar esse nome por ser muito extenso, mas lembre-se de que seu tipo físico também tem um aspecto mental.

O dial do corpo

De onde vêm os tipos de corpo? Todos nós possuímos os mesmos tipos de células e órgãos, ainda que a genética tenha lhe dado olhos azuis em vez de castanhos. Apesar das grandes variações entre uma personalidade e outra, compartilhamos todos de uma mesma gama de emoções. Para descobrir a origem mais profunda dos tipos de corpo, o Ayurveda procura o ponto de ligação entre a mente e o organismo. Esse ponto existe claramente, pois quando ocorre um evento na mente, acontece um correspondente no corpo. Se uma criança tem medo do escuro, esse temor assume forma física na adrenalina que entra em sua corrente sanguínea. O Ayurveda afirma que essa intercomunicação acontece no ponto intermediário entre mente e corpo, onde os pensamentos se transformam em matéria; nele ficam os três princípios operacionais chamados "doshas".

Os doshas são singulares e extremamente importantes, pois permitem que a mente dialogue com o corpo. Todos os nossos sonhos, esperanças, temores e desejos, assim como os menores sinais de emoção, deixam marcas no organismo. Esses eventos mentais moldam constantemente o corpo enquanto "falam" com ele. Para a maioria das pessoas, essas mensagens não promovem tanto a vida como seria de esperar. Em alguma etapa de nossa existência adulta, as marcas causadas pelo estresse e pela idade começam a sobrepujar as do crescimento e da expansão. Se nossa mente é capaz de amor e criatividade, enquanto o corpo definha ano a ano, os doshas precisam de atenção.

Segundo o Ayurveda, a resistência que leva ao declínio da entropia supera o impulso que promove a evolução por um motivo: o desequilíbrio dos doshas é o primeiro sinal de que mente e corpo não estão perfeitamente coordenados. É por essa razão que um poeta brilhante como Keats morre de tuberculose aos 26 anos e um gênio musical como Mozart sucumbe de uma doença dos rins aos 35 anos apenas. A mente do gênio não estava suficientemente alinhada ao corpo. Por outro lado, ao restaurarmos os doshas criamos a possibilidade de manter um sistema mente-corpo sempre equilibrado, saudável e em evolução constante.

Os três doshas são chamados Vata, Pitta e Kapha. Eles regulam milhares de funções diferentes no sistema mente-corpo, mas suas funções básicas são:

Dosha Vata controla o movimento.
Dosha Pitta controla o metabolismo.
Dosha Kapha controla a estrutura.

Cada célula de nosso corpo deve conter esses três princípios. Para continuarmos vivos, nosso corpo precisa de Vata: o movimento que permite a respiração, a circulação do sangue, a passagem dos alimentos pelo trato digestivo e o envio dos impulsos nervosos do cérebro. Precisa de Pitta: o metabolismo que processa o alimento, o ar e a água através de todo o sistema. E precisa de Kapha: a estrutura que mantém as células unidas e forma os músculos, a gordura, os ossos e tendões. A natureza precisa das três funções para formar o ser humano.

No capítulo seguinte vamos nos aprofundar no estudo dos doshas. Porém, antes precisamos determinar qual é seu tipo de corpo, despertando em você um interesse mais pessoal pelos doshas. Como existem três, são também três os tipos básicos de constituição do sistema ayurvédico, dependendo de qual dosha é o dominante. Se um médico o examina e declara que você é do tipo Vata, quer dizer que suas características mais evidentes são as desse tipo; podemos dizer que você tem um prakruti Vata.

É importante saber se você é do tipo Vata, Pitta ou Kapha para determinarmos mais precisamente qual deve ser sua dieta alimentar, exercícios e rotina diária, além de outras medidas que previnem as doenças. Uma pessoa Vata vive em um mundo colorido por Vata até nos menores detalhes. Ao ingerir alimentos que equilibram Vata, ela pode exercer grande influência na harmonia geral do organismo. Isso se tornará evidente quando você completar o questionário apresentado nas próximas páginas. Mas lembre-se, por favor: os três doshas existem em todas as pessoas e devem, todos eles, ser mantidos em equilíbrio. Seu conhecimento do tipo de corpo será a chave para o equilíbrio total, ele fornece o principal ingrediente para a mudança, como você foi criado pela natureza.

Teste Ayurveda do tipo de corpo

O questionário apresentado a seguir é dividido em três partes. As primeiras vinte perguntas são relacionadas ao tipo Vata. Leia cada uma e calcule, de 1 a 6, a resposta que mais se aplica a seu caso.

1 = Não se aplica ao meu caso.
3 = Às vezes se aplica ao meu caso.
6 = Aplica-se quase sempre ao meu caso.

No fim desta seção você fará a soma total dos pontos. Por exemplo, se marcar 6 na primeira pergunta, 3 na segunda e 2 na terceira, seu total será 6 + 3 + 2 = 11. Proceda dessa maneira até encontrar seu total final Vata. Depois responda às perguntas seguintes, 20 do tipo Pitta e 20 do Kapha.

Quando terminar, terá três totais separados. Comparando-os, poderá determinar qual é seu tipo de corpo.

Para determinar os traços físicos mais objetivos, a escolha geralmente é mais fácil. Como os traços mentais ou de comportamento são mais subjetivos, você deve responder de acordo com o que vem sentindo e como tem agido durante a maior parte de sua vida, ou pelo menos nos últimos anos.

Primeira seção – Vata

	Não se aplica ao meu caso		*Às vezes se aplica ao meu caso*		*Aplica-se quase sempre ao meu caso*	
1. Exerço as atividades rapidamente.	1 •	2 •	3 •	4 •	5 •	6
2. Não tenho facilidade para memorizar coisas e lembrá-las mais tarde.	1 •	2 •	3 •	4 •	5 •	6
3. Tenho entusiasmo e vivacidade por natureza.	1 •	2 •	3 •	4 •	5 •	6
4. Sou magro e não ganho peso com facilidade.	1 •	2 •	3 •	4 •	5 •	6
5. Aprendo coisas novas com muita rapidez.	1 •	2 •	3 •	4 •	5 •	6
6. Meu modo de andar é leve e rápido.	1 •	2 •	3 •	4 •	5 •	6
7. Costumo ter dificuldade em tomar decisões.	1 •	2 •	3 •	4 •	5 •	6
8. Tenho tendência a formar gases e à prisão de ventre.	1 •	2 •	3 •	4 •	5 •	6
9. Costumo ficar com as mãos e os pés frios.	1 •	2 •	3 •	4 •	5 •	6
10. Sinto frequentemente ansiedade e preocupações.	1 •	2 •	3 •	4 •	5 •	6

11. Não tolero tão bem o clima frio quanto a maioria das pessoas. *1 • 2 • 3 • 4 • 5 • 6*
12. Falo rapidamente e meus amigos me acham loquaz. *1 • 2 • 3 • 4 • 5 • 6*
13. Meu estado de espírito muda facilmente e sou emotivo por natureza. *1 • 2 • 3 • 4 • 5 • 6*
14. Tenho frequentemente dificuldade em adormecer e o sono não é profundo durante a noite. *1 • 2 • 3 • 4 • 5 • 6*
15. Minha pele é seca, principalmente no inverno. *1 • 2 • 3 • 4 • 5 • 6*
16. Minha mente é muito ativa e agitada, mas também tenho muita imaginação. *1 • 2 • 3 • 4 • 5 • 6*
17. Meus movimentos são rápidos e ágeis; sinto a energia surgir repentinamente. *1 • 2 • 3 • 4 • 5 • 6*
18. Sou facilmente excitável. *1 • 2 • 3 • 4 • 5 • 6*
19. Sozinho, durmo e me alimento irregularmente. *1 • 2 • 3 • 4 • 5 • 6*
20. Aprendo com rapidez, mas também esqueço facilmente. *1 • 2 • 3 • 4 • 5 • 6*

TOTAL VATA ☐

Segunda seção – Pitta

	Não se aplica ao meu caso		*Às vezes se aplica ao meu caso*		*Aplica-se quase sempre ao meu caso*	
1. Considero-me muito eficiente.	1 •	2 •	3 •	4 •	5 •	6
2. Tenho tendência a ser preciso e ordenado nas atividades.	1 •	2 •	3 •	4 •	5 •	6
3. Tenho força de vontade e modos um pouco enérgicos.	1 •	2 •	3 •	4 •	5 •	6
4. Sinto mais desconforto e mais cansaço no calor que as outras pessoas.	1 •	2 •	3 •	4 •	5 •	6
5. Tenho tendência a transpirar facilmente.	1 •	2 •	3 •	4 •	5 •	6
6. Mesmo não demonstrando sempre, irrito-me ou me envaideço com facilidade.	1 •	2 •	3 •	4 •	5 •	6
7. Não me sinto bem se perco ou atraso uma refeição.	1 •	2 •	3 •	4 •	5 •	6
8. Meu cabelo pode ser descrito por uma dessas características ou mais: grisalho ou calvo precocemente, fino e liso, louro, ruivo ou quase branco.	1 •	2 •	3 •	4 •	5 •	6
9. Tenho bom apetite; se quiser, posso comer muito.	1 •	2 •	3 •	4 •	5 •	6

10. Muita gente me considera teimoso.	1 • 2 • 3 • 4 • 5 • 6
11. Meu intestino funciona regularmente; tenho mais tendência à diarreia do que à prisão de ventre.	1 • 2 • 3 • 4 • 5 • 6
12. Fico impaciente com facilidade.	1 • 2 • 3 • 4 • 5 • 6
13. Costumo ser perfeccionista nos detalhes.	1 • 2 • 3 • 4 • 5 • 6
14. Enfureço-me facilmente, mas esqueço logo.	1 • 2 • 3 • 4 • 5 • 6
15. Gosto de sorvetes, bebidas e alimentos gelados.	1 • 2 • 3 • 4 • 5 • 6
16. Costumo achar um ambiente quente demais e não frio.	1 • 2 • 3 • 4 • 5 • 6
17. Não tolero comida muito quente ou apimentada.	1 • 2 • 3 • 4 • 5 • 6
18. Não tolero desentendimentos.	1 • 2 • 3 • 4 • 5 • 6
19. Gosto de desafios e sou muito determinado a conseguir o que quero.	1 • 2 • 3 • 4 • 5 • 6
20. Sou crítico comigo mesmo e com os outros.	1 • 2 • 3 • 4 • 5 • 6

TOTAL PITTA [ ]

Terceira seção – Kapha

	Não se aplica ao meu caso		*Às vezes se aplica ao meu caso*		*Aplica-se quase sempre ao meu caso*	
1. Minha tendência natural é fazer tudo vagarosa e tranquilamente.	*1*	*2*	*3*	*4*	*5*	*6*
2. Tenho mais facilidade de ganhar peso do que a maioria das pessoas e perco mais vagarosamente.	*1*	*2*	*3*	*4*	*5*	*6*
3. Sou de disposição calma e não me irrito facilmente.	*1*	*2*	*3*	*4*	*5*	*6*
4. Posso perder uma refeição sem sentir grande desconforto.	*1*	*2*	*3*	*4*	*5*	*6*
5. Tenho tendência a excesso de muco, catarro, congestão nasal crônica, asma ou sinusite.	*1*	*2*	*3*	*4*	*5*	*6*
6. Preciso de pelo menos oito horas de sono e frequentemente mais.	*1*	*2*	*3*	*4*	*5*	*6*
7. Tenho sono profundo.	*1*	*2*	*3*	*4*	*5*	*6*
8. Sou tranquilo por natureza e não costumo me enfurecer.	*1*	*2*	*3*	*4*	*5*	*6*

9. Não aprendo tão facilmente quanto os outros, mas guardo o que sei e tenho memória longa. 1 • 2 • 3 • 4 • 5 • 6
10. Tenho tendência a engordar e armazeno gordura com facilidade. 1 • 2 • 3 • 4 • 5 • 6
11. O clima frio e úmido me incomoda. 1 • 2 • 3 • 4 • 5 • 6
12. Meu cabelo é espesso, escuro e ondulado ou crespo. 1 • 2 • 3 • 4 • 5 • 6
13. Tenho pele macia, fina e um pouco pálida. 1 • 2 • 3 • 4 • 5 • 6
14. A estrutura de meu corpo é forte e sólida. 1 • 2 • 3 • 4 • 5 • 6
15. As seguintes palavras me descrevem bem: sereno, amável, afetuoso e generoso. 1 • 2 • 3 • 4 • 5 • 6
16. Tenho digestão lenta e sinto peso após a refeição. 1 • 2 • 3 • 4 • 5 • 6
17. Tenho grande resistência física e um nível bem-equilibrado de energia. 1 • 2 • 3 • 4 • 5 • 6
18. Costumo andar com passos lentos e medidos. 1 • 2 • 3 • 4 • 5 • 6

19. Costumo dormir demais, acordo atordoado e começo as atividades do dia quase sempre vagarosamente. 1 • 2 • 3 • 4 • 5 • 6

20. Como devagar e sou lento e metódico em meus atos. 1 • 2 • 3 • 4 • 5 • 6

TOTAL KAPHA ☐

Total final: Vata ________ Pitta ________ Kapha ________

Determine seu tipo de corpo

Apesar de existirem apenas três doshas, o Ayurveda estabelece as várias combinações possíveis entre eles e classifica dez tipos diferentes.

Tipos de dosha dominante:

Vata
Pitta
Kapha

Se um dosha atinge uma soma bem mais elevada de pontos que os outros, trata-se de um caso de dosha único. O total que indica esse caso é quando o dosha principal chega ao dobro de pontos do segundo (por exemplo: Vata – 90, Pitta – 45, Kapha – 35). Mas as diferenças menores também são importantes. Um verdadeiro tipo de dosha único demonstra traços muito definidos de Vata, Pitta ou Kapha. O segundo total mais elevado também demonstra, em menor grau, certa influência nas tendências naturais da pessoa.

Tipos de dois doshas:

Vatta-Pitta ou Pitta-Vata
Pitta-Kapha ou Kapha-Pitta
Kapha-Vata ou Vata-Kapha

Se nenhum dosha é dominante, você é do tipo de dois doshas. Em seu caso, dois doshas atuam lado a lado ou alternadamente. O que alcança mais pontos lidera, mas ambos são atuantes.

As pessoas são, na maioria, do tipo de dois doshas dominantes. Em alguns casos, o primeiro dosha é muito forte (com totais como Vata – 70, Pitta – 90, Kapha – 46), o que qualificaria um puro Pitta, não fosse a importância de Vata. Em outros casos, quando as diferenças são menores, o primeiro dosha predomina, mas o segundo é quase igual. Seu total poderia ser: Vata – 85, Pitta – 80, Kapha – 40, o que demonstra que você é do tipo Vata-Pitta, mesmo que os totais sejam quase iguais.

Por fim, algumas pessoas atingem dois totais iguais e um diferente (por exemplo: Vata – 69, Pitta – 86, Kapha – 69). Também são consideradas de dois doshas e, se o teste não definir o segundo, podem ser do tipo Pitta-Vata ou Pitta-Kapha. Se for o seu caso, preste atenção ao primeiro dosha como dominante e o segundo será esclarecido com o tempo.

Tipos de três doshas: Vata-Pitta-Kapha

Se os totais forem quase iguais (por exemplo: Vata – 88, Pitta – 75, Kapha – 82) você é do tipo de três doshas. Porém esse caso é considerado muito raro. Releia atentamente o teste ou peça a algum amigo para ajudá-lo a verificar as respostas. Depois veja a descrição de cada tipo nas próximas páginas e repare se um ou dois doshas predominam em sua aparência. Se não for o caso, discutiremos o tipo de três doshas com mais detalhes na página 69.

Vata cria confusão. Se você não se sente capaz de responder claramente a várias perguntas, seu tipo de corpo pode estar confuso pelo desequilíbrio de Vata. Sendo o líder dos doshas, Vata pode imitar Pitta ou Kapha. Você pode ter constituição delicada e excesso de peso; ter propensão a se preocupar e, ao mesmo tempo, ser irritável; sofrer de insônia durante certo período e, depois, dormir demais. O desequilíbrio de Vata costuma causar essas mudanças.

No fundo, os diversos tipos de corpo não costumam ser ambíguos. Quando compreender melhor o sistema ayurvédico, você verá se suas respostas foram devidas ao desequilíbrio de Vata ou a sua verdadeira natureza. Se continuar confuso, aconselhamos que faça uma consulta com um médico ayurvédico.

Características dos tipos de corpo

Tendo determinado seu tipo de corpo, você agora pode aprender a interpretá-lo. O importante é saber que o sistema ayurvédico é genético e que os tipos de corpo são herdados. Bem antes de surgir a teoria do DNA, os sábios ayurvédicos compreenderam que os traços genéticos se formam em conjunto: pele e cabelo orientais aparecem com olhos castanhos e não azuis; a musculatura mais sólida se associa a ossos pesados, capazes de suportá-la, em lugar dos finos e leves. A mente, o corpo e o comportamento são fortemente ligados por laços sutis, apenas revelados pelo conhecimento dos doshas.

Seu tipo de corpo é o molde em que você se encontra, mas ele não define seu destino. Ser alto ou baixo, indeciso ou determinado, ansioso ou calmo é pertencer a um tipo, mas existe abundância de espaço para tudo o que o tipo de corpo não controla: pensamentos, emoções, lembranças, talentos, desejos etc. *O conhecimento de seu tipo de corpo permite que você atinja um estado superior de saúde ideal.* Ao contrário da medicina ocidental, que busca apenas a saúde física ou mental, o Ayurveda procura elevar todos os aspectos da vida a um nível superior: relações pessoais, satisfação no trabalho, desenvolvimento espiritual e harmonia social; tudo é ligado à mente e ao corpo intimamente. Portanto, tudo isso pode ser influenciado por um sistema medicinal se seu conhecimento tiver a profundidade necessária. Acho esse argumento apresentado pelo Ayurveda igualmente profundo e persuasivo.

Características do tipo Vata

- Estrutura esguia e leve.
- Rapidez nas atividades.
- Fome e digestão irregulares.
- Sono leve e interrompido, insônia.
- Entusiasmo, vivacidade, imaginação.
- Excitabilidade, mudanças de humor.
- Rapidez ao adquirir novas informações e esquecê-las.
- Tendência à preocupação.
- Tendência à prisão de ventre.
- Cansaço fácil, tendência à exaustão.
- Energia mental e física em explosões repentinas.

O tema básico de Vata é a "mudança". Essas pessoas são imprevisíveis e bem menos estereotipadas que as de Pitta ou Kapha, mas a grande variedade de tamanho, forma, temperamento e modo de agir entre elas também é uma marca registrada. Em uma pessoa do tipo Vata a energia física e mental surge em explosões repentinas, sem estabilidade. É muito típico de Vata:

- Ter fome a qualquer hora do dia ou da noite.
- Gostar de animação e mudanças constantes.
- Adormecer em horários diferentes, pular refeições e manter hábitos irregulares em geral.

- Ter boa digestão em um dia e má no seguinte.
- Ter explosões de emoção que duram pouco e são logo esquecidas.
- Andar com passos rápidos.

Fisicamente, o Vata é o mais magro dos três tipos, com ombros ou quadris caracteristicamente mais estreitos. Algumas pessoas de Vata acham difícil engordar e vivem em um estado crônico de falta de peso; outras são esguias, mas com gordura suficiente. Apesar da variedade de apetites, Vata é o único tipo que pode comer o que quiser sem ganhar peso (alguns Vata, no entanto, variam muito durante a existência, sendo magros na juventude e engordando na maturidade).

A irregularidade física surge de um excesso de Vata. As mãos e os pés podem ser muito grandes ou pequenos em relação ao corpo, os dentes miúdos ou graúdos e protuberantes; ser dentuço é uma característica de Vata. Apesar de essas pessoas terem, em geral, o corpo bem-feito, são comuns as pernas arqueadas, dedos dos pés virados para dentro, curvatura na coluna (escoliose), desvio do septo, olhos muito juntos ou afastados. Os ossos podem ser muito leves ou, ao contrário, longos e pesados. As juntas, os tendões e as veias são salientes no tipo de corpo Vata, pois a camada de gordura sob a pele é fina. Um sinal bem típico são as juntas que estalam.

O dosha Vata é responsável por todo movimento em nosso corpo. Os músculos se movem graças a Vata, que também controla a respiração, o processo digestivo e os impulsos nervosos que emanam do cérebro. A função mais importante de Vata é controlar o sistema nervoso central. Os tremores, ataques e espasmos são exemplos de um Vata perturbado. Quando esse dosha se desequilibra, aparecem as desordens nervosas, da ansiedade e depressão (que dá sensação de esgotamento, mas é mais leve que a de Kapha) aos casos mentais clínicos. Sintomas psicossomáticos de todos os tipos demonstram o agravamento de Vata. Portanto, quando esse dosha volta ao equilíbrio, geralmente cura sintomas que desafiam qualquer outro tratamento.

Vata é responsável por coisas iniciadas e não concluídas, o que demonstra claramente que esse tipo está em desequilíbrio. São pessoas que costumam ter vontade compulsiva de comprar, mas não escolhem nada; falam sem chegar a uma conclusão e vivem cronicamente insatisfeitas. Os tipos Vata costumam aparentar uma tendência ao desperdício em geral, gastando excessivamente dinheiro, energia e palavras. No entanto, isso não acontece se estiverem bem-equilibrados, já que esse dosha é o responsável pela harmonia geral do corpo.

A maioria das pessoas do tipo Vata costuma se preocupar muito e sofrer de insônia de tempos em tempos porque pensa demais. O período normal de sono de Vata é o mais curto, bastando as típicas seis horas diárias e diminuindo com a idade. Sua emoção negativa típica, criada pelo estresse, é a ansiedade (temor). A queixa usual sobre o trato digestivo é de prisão de ventre ou gases, apesar de as pessoas de Vata também sofrerem cólicas do estômago e problemas de digestão em geral. Os espasmos de digestão e as cólicas pré-menstruais são geralmente atribuídos a esse dosha.

Uma pessoa de Vata bem-equilibrado tem entusiasmo contagiante e é cheia de energia. A mente é clara e alerta, e seu tônus interior é a boa disposição. Os Vata são extremamente sensíveis às mudanças em seu ambiente. Reagem rápida e intensamente aos sons e ao contato, e não gostam de ruídos muito fortes. As personalidades de Vata expressam-se com vivacidade, são vibrantes, excitáveis, imprevisíveis, imaginativas e falam muito.

Quando em desequilíbrio, a tendência de Vata à impulsividade leva essas pessoas a se exaurirem; a excitação se transforma em cansaço e depois em fadiga crônica ou depressão.

De todas as atribuições de Vata, talvez a mais importante seja a liderança desse dosha sobre os outros. Isso significa várias coisas: Vata é o primeiro dosha a se desequilibrar e causa os primeiros estágios da doença; é capaz de imitar os outros doshas e nos fazer pensar que Pitta ou Kapha é o causador do problema (na verdade, ele origina mais da metade dos males); além disso, é o "rei" entre os doshas, pois, quando está equilibrado, Pitta e Kapha geralmente também estão. Portanto, o equilíbrio do dosha Vata é de importância vital para todos.

A precaução básica para os tipos Vata é ter descanso suficiente, não cometer excessos e prestar atenção aos hábitos regulares de vida. Essas medidas podem parecer pouco naturais a muitos Vata, mas promovem geralmente uma rápida melhoria dos problemas físicos e mentais. Recebemos de Vata o instinto básico de equilíbrio e é absolutamente vital que ele seja preservado.

Características do tipo Pitta

- Constituição mediana.
- Vigor e resistência medianos.
- Temperamento empreendedor, gosto por desafios.
- Inteligência aguçada.
- Muita fome, sede e boa digestão.
- Tendência à raiva e à irritabilidade sob tensão.
- Pele clara, rosada e frequentemente sardenta.
- Aversão ao sol e ao calor.
- Discurso preciso e articulado.
- Aversão a pular refeições.
- Cabelo louro, castanho claro ou ruivo (tons avermelhados).

O tema de Pitta é "intensidade". Qualquer pessoa com uma brilhante cabeleira ruiva e um rosto rosado tem muito de Pitta, assim como a que é inteligente, sincera, corajosa, inclinada a discussões ou ciumenta. O lado combativo de Pitta é uma tendência natural, mas não fica em evidência necessariamente.

Quando equilibrados, os tipos Pitta são calorosos e ardentes nas emoções, amorosos e satisfeitos. Um rosto brilhando de felicidade é um Pitta. Também é bem típico de Pitta:

- Sentir fome voraz se o jantar atrasa meia hora.
- Viver consultando o relógio (geralmente um bem valioso) e ressentir-se pela perda de tempo.
- Acordar durante a noite sentindo calor e sede.
- Assumir o controle de uma situação ou sentir que deveria.
- Perceber que às vezes é considerado exigente, sarcástico ou crítico demais.
- Andar com passos determinados.

Fisicamente, os Pitta são de tamanho médio e bem-proporcionados. Seu peso é mantido sem flutuações drásticas e demonstram facilidade para engordar ou emagrecer alguns quilos. As feições são equilibradas, com olhos de tamanho médio e frequentemente penetrantes. As mãos e os pés também são proporcionais ao corpo e as juntas normais.

O cabelo e a pele do tipo Pitta são facilmente reconhecíveis: o cabelo normalmente é liso e fino, louro, ruivo ou quase branco, ficando prematuramente grisalho. A calvície, a perda de cabelo e a testa ampla também são sinais de um Pitta forte ou em excesso. A pele é quente, suave e clara; não bronzeia facilmente e muitas vezes queima e torna a clarear (especialmente se o cabelo é fino e liso). Por esse motivo, os tipos Pitta seguem sua tendência natural de ficarem longe do sol. A pele com sardas e verrugas também é bem típica de Pitta (nos grupos raciais em que o cabelo e a pele escura são normais, devemos nos basear em outras características desse dosha).

Os Pitta geralmente têm inteligência penetrante e grande poder de concentração. A tendência inata é serem ordeiros, empregando eficientemente suas energias, ações e o dinheiro. Gastar com luxo é uma exceção marcante, porque Pitta adora cercar-se de coisas finas. Costuma reagir ao mundo visualmente.

Tudo em Pitta expressa calor: seu temperamento de "cabeça quente", mãos e pés quentes, sensação de ardor nos olhos, na pele, no estômago ou no intestino são sinais que surgem quando esse dosha está em desequilíbrio. Como são quentes, as pessoas do tipo Pitta não gostam de se expor ao sol por muito tempo, cansam logo e evitam esforços físicos. Seus olhos não apreciam a luz brilhante.

O tipo Pitta tem inclinação para a raiva como emoção negativa, e ela é facilmente provocada pelo estresse. São pessoas impacientes e irritáveis, exigentes e perfeccionistas, especialmente quando desequilibradas. Apesar de serem ambiciosas e demonstrarem qualidades de liderança, às vezes seus modos ríspidos afastam os outros.

As pessoas do tipo Pitta falam com precisão e clareza, sendo geralmente boas oradoras. Costumam ter opiniões firmes e gostam de discutir. Pitta é identificado por ser crítico e sarcástico, quando está desequilibrado. No entanto, como os outros doshas, ele é meigo, alegre, confiante e valente, quando mantém o equilíbrio. Gosta de desafios e os enfrenta com vigor, mas sua energia física é mediana. Essa energia moderada dos Pitta apoia-se na boa digestão, que não pode sofrer abusos. Essas pessoas costumam comentar na idade madura: "Eu costumava comer de tudo, mas não posso mais." O dosha Pitta controla o metabolismo de todos os tipos. Nas pessoas de Pitta, o que o Ayurveda designa como "fogo digestivo" é especialmente forte. Elas costumam ter grande apetite e, em muitos casos, sede excessiva. De todos os tipos de corpo, Pitta é o menos capaz de pular uma refeição ou mesmo atrasá-la e, quando o faz, fica voraz e irritadiço. Pitta em excesso é associado a dor de estômago, tendência a úlceras, sensação de queima no intestino e hemorroidas. Se não for atendido, o estado de desequilíbrio de Pitta tende a se agravar e enfraquece seriamente a digestão.

A pele do tipo Pitta é facilmente irritável e sujeita a erupções, inflamações e acne. A parte branca dos olhos é muito sensível e se congestiona frequentemente (a visão fraca também costuma ser associada ao desequilíbrio de Pitta). Os Pitta dormem profundamente, mas podem acordar durante a noite com muito calor. Costumam ter um período moderado de sono, próximo das oito horas diárias consideradas "normais", mas sofrem de insônia quando estão desequilibrados, especialmente se estão muito envolvidos no trabalho, que costuma consumi-los.

A precaução básica do tipo Pitta é manter um estilo de vida puro e moderado. Todas as células do corpo dependem do dosha Pitta para regular o fluxo de alimento puro, água e ar. As toxinas de todos os tipos provocam um rápido desequilíbrio de Pitta. Sendo especialmente sensíveis, as pessoas do tipo Pitta reagem mal a alimentos impuros, à poluição do ar e da água, álcool, cigarros e, em especial, às emoções tóxicas como a hostilidade, o ódio, a intolerância e o ciúme. O dosha Pitta nos dá instinto de moderação e pureza, qualidades que são vitais à saúde.

Características do tipo Kapha

- Constituição forte e sólida, grande energia e resistência física.
- Energia constante, gestos vagarosos e graciosos.
- Personalidade calma e tranquila: lentidão para se enfurecer.
- Pele fria, macia, grossa, pálida e geralmente oleosa.
- Lentidão para adquirir novas informações, mas boa memória.
- Sono profundo e prolongado.
- Tendência à obesidade.
- Digestão vagarosa, fome moderada.
- Afeição, tolerância, generosidade.
- Tendência à possessividade, complacência.

O tema básico do tipo Kapha é "tranquilidade". O dosha Kapha, princípio estrutural do corpo, cria a estabilidade e a constância; fornece o vigor físico e a energia formados nas ossaturas fortes e robustas das pessoas desse tipo. Elas são consideradas afortunadas pelo Ayurveda, porque, como regra, gozam de boa saúde; além disso, sua personalidade expressa uma visão serena, tranquila e feliz do mundo. É bem típico de Kapha:

- Meditar muito tempo antes de tomar uma decisão.
- Acordar vagarosamente, ficar na cama muito tempo e precisar de café ao levantar.
- Ser feliz com a situação existente e preservá-la conciliando os que o rodeiam.
- Respeitar os sentimentos dos outros, sentindo por eles profunda empatia.
- Buscar consolo emocional nos alimentos.
- Ter movimentos graciosos, olhos brilhantes e andar leve, mesmo com excesso de peso.

Fisicamente, o dosha Kapha proporciona vigor e resistência às doenças. Além de ser bem-formado, o tipo Kapha costuma ter quadris e/ou ombros largos. Existe uma forte tendência a engordar facilmente: basta olhar para a comida e um Kapha pode ganhar alguns quilos. Como tem dificuldade para emagrecer, esse tipo geralmente fica obeso quando está desequilibrado. No entanto, pessoas de constituição média também podem ser do tipo Kapha e, nos casos de doshas duplos, como Vata-Kapha, chegam a ser esguias. Um traço indicador desse dosha é a pele lisa, grossa e macia, frequentemente oleosa. Os olhos grandes e suaves ("como se fossem cheios de leite", segundo os textos antigos) são bem típicos. Qualquer coisa no rosto ou no formato de corpo que sugira repouso e estabilidade demonstra o domínio básico de Kapha. Nas mulheres, os corpos cheios e as curvas que lembram as estátuas da Renascença são bem desse tipo.

O dosha Kapha é vagaroso. São pessoas que comem devagar, têm digestão lenta e costumam falar calma e deliberadamente. Sendo tranquilos e controlados, os tipos Kapha custam a se enfurecer e gostam de manter a paz. Sua reação natural ao mundo é por meio do paladar e do cheiro. Os Kapha costumam dar muita importância à alimentação. De uma forma geral, confiam nas sensações corporais, sendo pessoas essencialmente terrenas.

As pessoas de Kapha mantêm a energia estável, acumulando-a mais que os outros tipos, assim como têm mais disposição para executar esforços físicos, e raramente sofrem de fadiga. Uma característica de Kapha é armazenar e economizar quase tudo: dinheiro, bens, energia, palavras, alimentos e gordura. Esta, geralmente, é acumulada na parte inferior do corpo, nas nádegas e nas coxas.

Como esse dosha controla os tecidos úmidos do corpo, seu desequilíbrio costuma afetar as membranas mucosas. Os Kapha se queixam de sinusite, catarro no peito, alergias, asma e juntas doloridas (apesar da artrite estar relacionada ao tipo Vata). Esses sintomas pioram no fim do inverno e na primavera.

Os Kapha são, por natureza, afetuosos, tolerantes e generosos. O instinto maternal é uma manifestação desse dosha. As pessoas do tipo Kapha não se abalam facilmente em uma crise e apoiam as que as rodeiam. Mas existe uma tendência para a complacência, e até o Kapha mais equilibrado atrasará o que tem a fazer se sentir estresse. A típica emoção negativa de Kapha é a ganância ou o apego exagerado. Alguém que não quer jogar fora velhos objetos está demonstrando um excesso de Kapha. Quando em desequilíbrio, os tipos Kapha ficam teimosos, insensíveis, letárgicos e preguiçosos.

Como Vata, Kapha é um dosha frio, mas difere dele, que é seco. Tendo boa circulação, os tipos Kapha não se queixam de mãos e pés gelados, mas não gostam do clima frio e úmido e reagem mentalmente a ele ficando lentos ou muito deprimidos. O sono de Kapha é longo e pesado. Uma característica é dormirem frequentemente mais de oito horas por noite, demonstrando maior propensão a dormir demais do que a sofrer de insônia. Como levam tempo para iniciar as atividades pela manhã, costumam ter energia até tarde da noite.

Dos três doshas, Kapha é o que aprende mais vagarosamente, mas, em compensação, tem grande facilidade de reter o conhecimento na memória e adquire com o tempo um sólido domínio do assunto. Ele absorve novas informações vagarosamente e é metódico nesse processo. Em desequilíbrio, fica embotado e teimoso.

A precaução básica para o tipo Kapha é progredir. Qualquer situação estagnada transforma a estabilidade desse dosha em inércia. Os que são desse tipo precisam certificar-se de que não estão se prendendo ao passado, a pessoas, a bens ou ainda rejeitando mudanças. Mesmo não sendo natural a muitos Kapha, a certeza de receber estímulo aumenta sua vitalidade. As comidas pesadas e frias, falta de exercício, alimentação excessiva e trabalho repetitivo têm efeito oposto. O dosha Kapha nos dá uma sensação de segurança interior e estabilidade, que são essenciais para uma pessoa saudável.

Compreendendo um tipo de dois doshas:

Todos recebem no nascimento um pouco de influência de cada dosha. O que torna possível descrevermos os tipos puros de Vata, Pitta ou Kapha é o fato de serem casos extremos, tendo recebido muito maior influência de um dosha. Mas isso não acontece com a maioria das pessoas. Quase todas são do tipo de dois doshas, com um dominante, mas não extremado.

A minoria que tem um tipo de dosha único é considerada afortunada em um sentido, porque só precisa prestar atenção a um fator dominante na vida. No entanto, essa vantagem é de menor importância. *Todos precisamos equilibrar os três doshas.*

Mesmo que você preste mais atenção ao seu tipo de corpo, como é natural, é importante que conheça todos os doshas. O melhor modo de pensar em qualquer tipo de corpo é lembrar que os três doshas se manifestam, mas um ou dois deles acabam chamando mais atenção.

Em resumo, os sinais característicos dos três tipos puros de corpo são:

Vata: Corpo esguio, rapidez, mente mutável, vivacidade de maneiras. São pessoas consideradas imprevisíveis. Sob pressão, ficam excitadas e ansiosas.

Pitta: Corpo mediano, mente ordeira e decidida, maneiras enérgicas. São consideradas pessoas de grande intensidade. Sob pressão, ficam irritadas e bruscas.

Kapha: Corpo pesado, mente calma e estável, maneiras suaves. São consideradas pessoas tranquilas. Sob pressão, ficam obstinadas e silenciosas.

Somando dois conjuntos de características, você pode ter uma ideia bem aproximada do que é uma pessoa do tipo de dois doshas. Um Vata-Kapha, por exemplo, pode ser ao mesmo tempo excitável e tranquilo, uma combinação improvável que nele é evidente. O dosha dominante dá à pessoa as reações primárias com o mundo, tanto físicas quanto mentais. O segundo dosha exerce sua influência de várias maneiras, normalmente mistura-se ao outro como tinta de cores diferentes. Se você misturar Vata, que produz um corpo esguio, com Kapha, que produz um pesado, provavelmente não chegará a um corpo médio (que é característica de Pitta). Na realidade, um Vata-Kapha mostra traços de um tipo e de outro. Mesmo assim, há ocasiões em que uma pessoa alterna claramente a influência de um dosha e de outro: um Pitta-Vata pode ter tendência ao medo e à raiva sob tensão, juntos ou em momentos diferentes.

Na prática ayurvédica temos feito algumas observações sobre os tipos de dois doshas que descreveremos em seguida e poderão ajudá-los a compreender melhor como os três doshas se combinam.

Vata-Pitta

Essas pessoas têm geralmente a constituição esguia do tipo Vata puro. Como os Vata, são de movimentos rápidos, natureza amigável, falam muito, mas costumam ser mais empreendedoras e possuem inteligência mais aguçada (dois traços de Pitta). Não são dadas a extremos como os Vata e nem tão tensas ou sujeitas à fragilidade e às irregularidades físicas. Sua constituição ganha estabilidade geral pela influência de Pitta. Em geral, também têm melhor digestão que os Vata e maior tolerância ao frio, já que Pitta melhora a circulação. Os tipos Vata puros, que são muito sensíveis ao ambiente, geralmente não toleram barulho, correntes de ar e desconforto físico, mas isso se aplica menos ao caso dos Vata-Pitta.

Pitta-Vata

As pessoas com esse tipo de corpo costumam ser de constituição mediana; são mais fortes e musculosas que os Vata-Pitta, que têm o físico com ossos e tendões aparentes dos puros Vata. Os Pitta-Vata são rápidos nos movimentos, têm boa energia e são frequentemente agressivos. A intensidade de Pitta é evidente neles. A leveza de Vata está presente, mas é menor. Eles digerem melhor os alimentos e eliminam mais regularmente que os Vata-Pitta ou Vata. Gostam de desafios e enfrentam os problemas com maior entusiasmo e muitas vezes de modo agressivo.

Os tipos Vata-Pitta e Pitta-Vata podem demonstrar tendência ao temor e à raiva, as emoções negativas dos dois doshas.

Se estão desequilibrados e sofrem tensão, essa combinação faz com que fiquem irritadiços, difíceis e inseguros. Se existe um tipo ayurvédico que assume o comportamento mais desaconselhado pelos cardiologistas, é o Pitta-Vata desequilibrado, seguido imediatamente pelo Vata-Pitta.

Pitta-Kapha

Kapha é um elemento estrutural tão poderoso que sua psique mais consistente e lenta influencia os tipos de dois doshas, mesmo quando não está na liderança. Os Pitta-Kapha são reconhecidos geralmente por ter a intensidade nos modos de um Pitta e o corpo sólido de um Kapha. São mais musculosos que os Pitta-Vata e podem até ser bem graúdos. Em sua personalidade nota-se a estabilidade de Kapha, mas a influência de Pitta a complementa com uma tendência à raiva e ao espírito crítico, geralmente mais evidentes que a serenidade de Kapha. Este é um bom tipo de corpo para atletas, já que Pitta soma energia e garra à resistência de Kapha. Esse tipo não gosta de pular refeições. A aliança entre a boa digestão de Pitta e a resistência de Kapha geralmente proporciona excelente saúde física.

Kapha-Pitta

A solidez estrutural de Kapha é ainda mais evidente neste tipo. Os Kapha-Pitta costumam ter boa musculatura, mas são mais gordos que os Pitta-Kapha ou os Pitta. Geralmente são mais cheios de rosto e de corpo. Demonstram tendência a movimentos mais vagarosos e uma tranquilidade maior que os Pitta-Kapha. A influência de Kapha é maior, o que lhes dá energia constante. Costumam se sentir bem quando praticam exercícios regularmente, o que serve para combater a tendência de Kapha à inércia e ao embotamento. No entanto, são menos motivados a exercer atividade que os Pitta-Kapha.

Vata-Kapha

Esse tipo normalmente é difícil de ser identificado em um teste escrito, já que Vata e Kapha são opostos (sem falar da tendência de Vata à indecisão). Em geral, a constituição esguia de Vata mistura-se às maneiras calmas e tranquilas de Kapha, algo que nenhum Vata puro pode demonstrar. Em outras palavras, são personalidades de Kapha que não adquiriram expressão física. Na verdade, podem ter pequenos traços, já que a irregularidade de Vata domina a psique.

Ao contrário dos Vata, que estão sempre em movimento, os Vata-Kapha projetam uma sensação de estabilidade interior; costumam ter temperamento tranquilo, mas podem demonstrar reações de susto como as de Vata ao sofrer estresse. Esse tipo tem a tendência a ser rápido e eficiente quando a ação exige, mas Kapha o influencia a adiar as coisas. O desejo de armazenar e economizar também pode estar presente. Como os dois doshas são frios, é forte sua reação negativa ao clima de inverno. A digestão pode ser lenta ou irregular.

Kapha-Vata

Esse tipo é semelhante ao Vata-Kapha, mas geralmente tem constituição mais sólida e movimentos mais lentos. O dosha Kapha proporciona um temperamento mais estável e provavelmente mais tranquilo que o dos Vata-Kapha, sem os fortes impulsos de entusiasmo de Vata. São pessoas mais atléticas e com mais energia. Como os Vata-Kapha, podem se queixar de irregularidades digestivas e intolerância ao frio.

Compreendendo um tipo de três doshas

Costumam dizer que um tipo de três doshas dominantes tem maior chance de manter o equilíbrio porque a proporção entre Vata, Pitta e Kapha é quase igual. Não existe um líder mais forte comandando o time. Um verdadeiro *sama dosha prakruti* (tipo de corpo de doshas equilibrados) costuma ter saúde durante a vida toda, gozar imunidade ideal e longevidade. Por outro lado, também é sabido que, quando começa a ocorrer o desequilíbrio, os tipos de três doshas ficam em desvantagem, pois todos exigem atenção para se reequilibrarem (já que não existe um líder para conter o time quando ele se dispersa).

Os doshas gostam de mudar e existem mais de mil formas de se relacionarem uns com os outros. Portanto, é muito improvável que se conservem na mesma proporção do nascimento. Seria como jogar três moedas no chão e ver se caem em uma perfeita linha reta. Sendo assim, você pode ser um tipo de dois doshas, afinal. Porém o importante não é pertencer a uma categoria, e sim conhecer a si mesmo. E isso é possível, mesmo que a princípio seu tipo de corpo pareça um pouco vago, como costuma ser o tipo de três doshas.

3
Os três doshas – criadores da realidade

Quando um médico ayurvédico o observa, vê sinais dos três doshas em todo o seu corpo, mesmo que não possa enxergá-lo literalmente, porque os doshas são invisíveis. Eles governam os processos físicos do corpo, mas não são propriamente físicos. Costumamos chamá-los de "princípios metabólicos", um nome bem abstrato. Mas eles são suficientemente concretos para se movimentarem, aumentarem ou diminuírem, podendo prender-se a certos tecidos ou mudar para partes do corpo que não são sua área. Portanto, estão na fronteira do mundo físico. Como ficam no espaço entre a mente e o corpo, não se parecem com nada que exista em nossa medicina ocidental. Vata, Pitta e Kapha só entram em foco quando você começa a observar-se de uma perspectiva ayurvédica.

Aprenda a "ver" os doshas

Imagine que você está assistindo a um filme colorido na televisão. A tela fica cheia de gente, árvores, animais, céu e nuvens; mas, se examiná-la mais de perto, verá apenas três tipos diferentes de pontos luminosos. São pontos vermelhos, verdes e azuis, que mudam constantemente para formar as imagens. Dependendo da distância, você verá as imagens ou os pontos luminosos. As duas perspectivas são válidas, no entanto os três pontos diferentes são fundamentais. Quando a imagem fica defeituosa, eles precisam ser ajustados. Vata, Pitta e Kapha são os três tipos de "pontos luminosos" que um médico ayurvédico vê em você. Seu fígado, rins, batidas cardíacas, nível de insulina etc. são padrões que se formam pela constante atuação conjunta dos três doshas. Para ajustar o corpo, como fazemos com a imagem da televisão, será necessário realinhar os doshas em seu constante relacionamento.

Seu modo de encarar um problema depende, em grande parte, da maneira como você se vê. É possível que neste momento não perceba que está com uma preocupação compulsiva por causa de um Vata desequilibrado, ou que seu temperamento parece incontrolável devido a um excesso de Pitta. Isso seria possível com uma observação melhor, bastando um ajuste de Vata ou Pitta para esses problemas serem resolvidos mais facilmente. Mesmo uma atividade puramente física como ganhar peso depende da influência invisível e inteiramente difundida dos doshas.

Quando você come uma generosa porção de sorvete de chocolate, pode pensar que ele é o causador da gordura. No sentido literal isso é verdade, mas a causa mais profunda está nos doshas. Para começar, eles determinam quando você está com fome. Eles determinam se o sorvete o atrai mais que cenouras ou aipo. Em um sentido mais amplo, até determinam se as calorias vão se transformar em gordura. As pessoas do tipo Vata convertem mais calorias em energia e ganham menos peso com o sorvete do que as do tipo Kapha, que convertem maior porcentagem de suas calorias em gordura corporal.

Sem o input dos doshas, o sorvete talvez nem chegasse a seus lábios, quanto mais a suas células. Portanto, as calorias do sorvete de chocolate exercem apenas um papel parcial no que acontece com esse alimento. Na verdade, quem dirige sua alimentação é sua própria inteligência interior, operando em um nível oculto e bem mais profundo que as calorias. O mesmo acontece em todos os outros aspectos de sua vida. Não são os cigarros que causam câncer no pulmão, e sim as pessoas que fumam, motivadas por hábitos (ou vícios) impostos aos doshas durante longo treinamento. No verdadeiro sentido, não é você que se apega à nicotina. É seu Vata, desempenhando o papel de supervisor do sistema nervoso. Porém, a decisão de parar de fumar é feita por você, usando a liberdade de escolha que vai além dos doshas.

Os médicos ayurvédicos são treinados para aperfeiçoar os doshas, percebendo faltas de equilíbrio em estágio inicial. Uma das maneiras clássicas de avaliar o estado do dosha de uma pessoa é pelo diagnóstico do pulso. Os médicos que estudaram e utilizam essa prática há muitos anos muitas vezes são capazes de perceber desequilíbrios que não são óbvios para um observador comum.

Recentemente, um vaidya (médio ayurvédico) do corpo docente do Chopra Center estava examinando um homem que havia vindo de uma avaliação de bem-estar. Durante o exame, o homem negou ter qualquer problema de saúde. Ele dormia bem, tinha boa digestão e evacuava regularmente. Sem contar com os estresses comuns de uma vida agitada, ele se considerava completamente saudável.

Como parte de um exame físico completo, o médico ayurvédico sentiu o pulso cardíaco do homem. Depois de alguns segundos apalpando o punho do homem, o médico perguntou:

– Há quanto tempo o senhor tem aftas?

O homem quase desmaiou de surpresa, dizendo:

– Esqueci de comentar que tinha um problema com aftas. É o único problema de saúde que não consegui eliminar.

O vaidya então começou a descrever o estado dos doshas do homem, explicando que os desequilíbrios do Pitta que ele sentiu no pulso indicavam que as aftas continuariam sendo um problema se o homem não mudasse a dieta. Ele incentivou o homem a reduzir o consumo de alimentos ácidos e fermentados, inclusive iogurte e álcool. Iogurte não é um bom tipo de alimento para pessoas do tipo Pitta, porque ele irrita esse dosha, assim como qualquer alimento ácido ou fermentado. Erros alimentares desse tipo, combinados ao consumo de álcool e outras influências ruins para Pitta, geraram o desequilíbrio intermitente desse homem. De acordo com os padrões ocidentais, ele estava saudável, exceto pelas ocasionais aftas na boca. De acordo com padrões ayurvédicos, ele estava cultivando desequilíbrios que seriam expressos mais cedo ou mais tarde.

Aconselhar o homem a reduzir o consumo de alimentos ácidos como o iogurte, queijos de sabor forte, vinagre e tomate pode ajudar a diminuir o desequilíbrio que geraram as aftas. Analisar-se levando em consideração seus doshas pode fornecer uma avaliação rápida e precisa da sua saúde.

Além de estarem localizados em cada célula, os três doshas estão situados em vários lugares do corpo. Cada dosha tem uma localização primária, conhecida como sede, que serve como ponto de foco para o tratamento.

Se um dosha está começando a se desequilibrar, o primeiro sintoma geralmente ocorre em sua sede. Gases intestinais, dor ou prisão de ventre são sintomas típicos da irritação de Vata; uma sensação desagradável de calor ou de dor na parte superior do abdome indica irritação de Pitta; peito congestionado, tosse ou resfriado demonstram irritação de Kapha.

Isso não significa que os primeiros sintomas de desequilíbrio apareçam sempre nessas áreas. Um desequilíbrio de Vata pode aparecer com a dor na região lombar ou cólicas menstruais (mas note que esses sintomas ainda chamam a atenção para a parte inferior do corpo, na área do cólon). Porém, como todos os doshas estão presentes em todas as partes do organismo, Vata desequilibrado também pode mudar e aparecer como uma dor de cabeça, cãibras, asma ou outras dezenas de sintomas.

Encarar a doença como um problema de dosha desequilibrado torna a prevenção mais específica, já que você conhece as resistências e fraquezas referentes a seu tipo de corpo. Elas costumam ser permanentes ou, pelo menos, duram muito. É rara a pessoa do tipo Vata que tenha escapado da insônia a vida toda, e os tipos

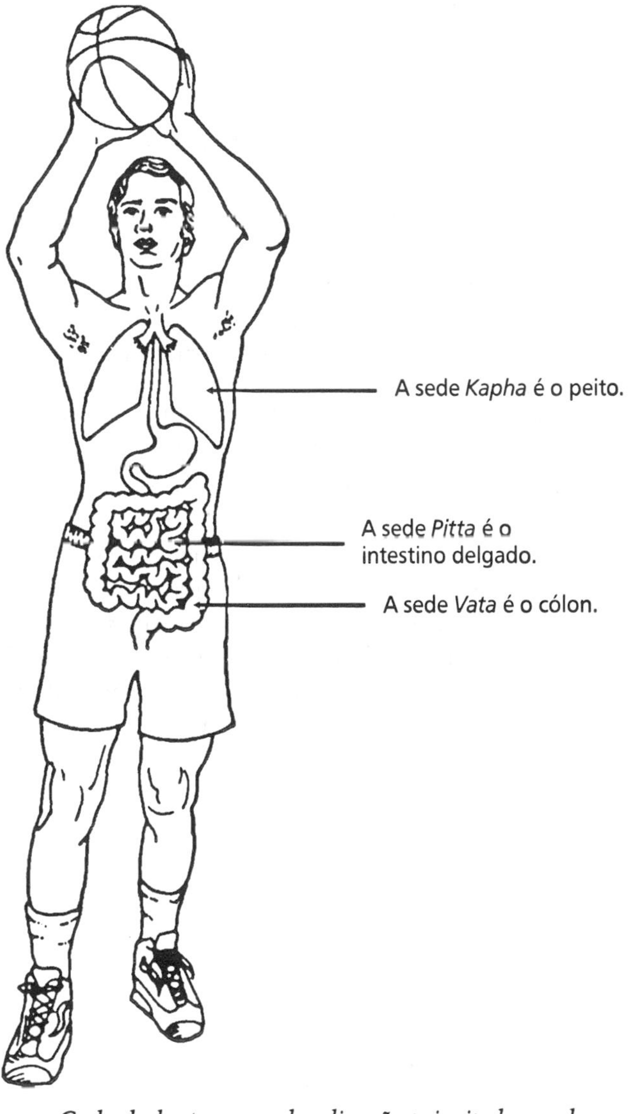

Cada dosha tem uma localização principal ou sede

Kapha aprendem desde cedo que convertem calorias em gordura com muita facilidade. Mas o que importa, realmente, é o conhecimento de que todas as doenças podem ser prevenidas. O processo não é tentar ajustar Vata, Pitta e Kapha meticulosamente, um a um, mas equilibrar todo o sistema usando os doshas como guias.

O equilíbrio é dinâmico – os 25 gunas

Como são intimamente ligados, os três doshas se movem juntos; mesmo quando você pensa que está trabalhando apenas com um, todos reagem. Ao comermos um prato à base de *chili sauce,* um molho apimentado, Pitta se eleva porque é um dosha quente, enquanto os frios, Vata e Kapha, declinam. Um copo de água fresca faz Pitta tornar a baixar, mas eleva Vata e Kapha. Eles podem declinar se comermos um pouco de erva-doce, mas isso torna a elevar Pitta, e assim por diante. Os doshas são ligados interminavelmente na maré constante das coisas vivas.

Vata aparece em letras maiúsculas porque muda em primeiro lugar e arrasta os outros dois. Não podemos, portanto, equilibrá-los na mesma altura como se fossem os pratos de uma balança. O processo é mais como ajustar a imagem de um aparelho de televisão, como já foi mencionado.

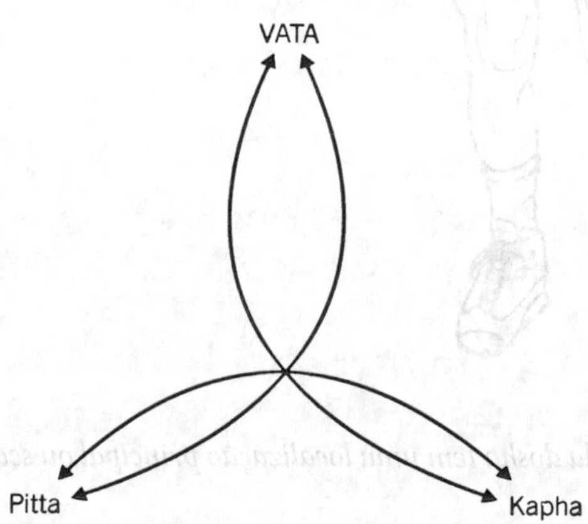

Em outras palavras, os doshas ficam balanceados quando estão em equilíbrio dinâmico. A mudança e a permanência precisam interagir. Para ajudar a alcançar esse estado, o Ayurveda descreve certas qualidades resistentes que se evidenciam em toda a natureza. São 25 qualidades fundamentais, ou gunas:

VATA	PITTA	KAPHA
Seco	Quente	Pesado
Móvel	Aguçado	Frio
Frio	Leve	Oleoso
Leve	Úmido	Doce
Mutável	Levemente	Estável
Sutil	Oleoso	Vagaroso
Áspero	Fluido	Macio
Rápido	Odor ácido	Viscoso
(lidera os outros doshas)		Inerte
		Liso

Os gunas são consistentes por natureza, tanto no que se refere ao mundo em geral como ao corpo humano em particular. O coração é rápido e móvel, contém Vata. A digestão e o metabolismo geram calor, expressam Pitta. As membranas mucosas são viscosas e macias, expressam Kapha.

OS DOSHAS E SUAS QUALIDADES

As 25 qualidades, ou gunas, são a fonte de todas as características que associamos a cada tipo de corpo. Abaixo estão as qualidades principais de Vata, Pitta e Kapha, com algumas dessas características determinadas que elas produzem.

Vata

O dosha Vata é notavelmente:

Frio, resultando em mãos e pés frios, aversão ao clima frio.

Móvel, resultando em boa ou má circulação, dependendo do equilíbrio desse dosha. A hipertensão é relacionada ao excesso de Vata, assim como irregularidades do ritmo cardíaco, espasmos musculares e dores nas costas. Um olhar nervoso e contundente é um sinal de Vata desequilibrado.

Rápido, resultando em muitas características relacionadas: capacidade de aprender novas informações rapidamente, sendo logo esquecidas; má memória em longo prazo; boa imaginação, mas sonhos assustadores; atividade incessante; ações impulsivas; mudanças de humor; pensamentos rápidos, dispersivos; rapidez ao falar.

Seco, levando a pele ressecada, cabelo seco ou sem brilho, olhos embaçados e transpiração moderada. A pele é sensível e pode ficar áspera ou ferir-se facilmente, sendo sujeita a psoríase e eczema.

Áspero, tornando a pele áspera e o cabelo grosso.

Pitta

O dosha Pitta é notavelmente:

Quente, resultando em pele quente e corada, tendência a qualquer tipo de inflamação ou metabolismo ativado em excesso, sensações de calor no estômago, fígado, intestinos etc. Os Pitta geralmente gostam de alimentos e bebidas frios porque compensam seu calor.

Aguçado, tendo inteligência penetrante e clareza de expressão; a mesma qualidade pode se externar como acidez no estômago e secreção exagerada dos ácidos estomacais.

Úmido, levando a transpiração abundante e mãos quentes e suadas, típicas de Pitta. Sendo quente e úmido, esse tipo tem aversão por clima úmido.

Odor ácido, que origina mau hálito, odores de corpo e urina, e fezes com cheiro forte, quando há excesso de Pitta.

Kapha

O dosha Kapha é notavelmente:

Pesado. Qualquer desordem referente a peso sugere o desequilíbrio de Kapha, como obesidade, digestão pesada ou um tipo profundo de depressão.

Doce, levando a ganhar peso ou a diabetes, se o consumo de açúcar for grande.

Estável, o que faz de Kapha um tipo contido. Os processos corporais não chegam a extremos; a natureza estável de Kapha também não precisa de tanto estímulo externo quanto Vata ou Pitta. Não é afetado por mudanças que trariam desequilíbrio a outros tipos de corpo.

Macio, o que resulta em grande variedade de características, como pele e cabelo macios, maneiras suaves, olhar meigo e um modo tranquilo de encarar situações.

Vagaroso, levando a movimentos típicos das pessoas de Kapha, o modo lento de falar e a deliberação ao pensar.

Seco, quente e pesado são os três atributos que dão bons indícios dos doshas. Quando qualquer coisa fica seca, Vata aumenta; pode ser o clima seco, um vento seco de outono ou alimentos secos (pipocas, biscoitos, ameixas secas). Se sua pele ou as narinas ficam ressecadas, Vata está elevado e provavelmente se desequilibrando.

Qualquer coisa quente aumenta Pitta. Um dia quente de verão, um banho quente e até "emoções quentes" como a raiva ou a paixão sexual compartilham essa qualidade. Se você sente qualquer parte do corpo queimando (estômago, intestinos) ou tem uma inflamação na pele, Pitta está se elevando. Esse dosha não é sutil e penetrante como Vata, mas áspero e aguçado.

Qualquer coisa pesada aumenta Kapha. Engordar, sentir qualquer peso no corpo ou mesmo um dia de clima carregado causam a elevação de Kapha. Se seu sono é mais pesado que o normal e você sente torpor em vez da sensação de repouso, isso deve ser causado por Kapha. De todos os doshas, ele é o mais estável e mais próximo da forma material.

Do ponto de vista ayurvédico, os sistemas do corpo existem para manter o equilíbrio desses 25 gunas. Nós todos precisamos viver em um mundo que oscila entre calor e frio, peso e leveza, condições ásperas ou suaves. Às massas de ar quente seguem frentes frias polares; secas sucedem enchentes; ondas violentas se intercalam com mar calmo. A atividade da natureza se revela em tudo isso. O Ayurveda diz que somos uma ecologia equilibrada, perfeitamente adaptada à existente em nosso interior; também nos movimentamos por meio de contrastes que nos fazem sentir leveza ou peso, calor ou frio, estabilidade ou instabilidade, suavidade ou aspereza.

Quando você começa a examinar os gunas associados a um determinado dosha, seu equilíbrio dinâmico torna-se mais complexo. A vida fica mais interessante, mas ao mesmo tempo esse equilíbrio passa a ser mais que um desafio. É assim que a natureza aguça nossos sentidos. Por exemplo, Pitta é úmido e quente, portanto as condições chuvosas do verão são mais desafiantes para esse tipo de pessoas que o calor seco. Um típico Pitta pode enfrentar melhor o deserto que os trópicos. Mas existe um sentido mais profundo.

Há mais de 20 mil anos, os homens pré-históricos atravessaram a ponte de terra que então ligava o Alasca ao norte da Ásia. Migraram desde a região Ártica, no norte, até a Terra do Fogo, quase na Antártida. O mesmo conjunto de genes produziu os esquimós (que vivem quase exclusivamente de gordura de baleia, focas e peixes), os índios mexicanos (que vivem de milho e feijão) e os índios amazônicos (que vivem de animais e plantas da chuvosa floresta tropical). O DNA de todos esses povos é quase idêntico; atua sobre as mesmas células, órgãos, enzimas e hormônios. No entanto, cada um adaptou-se a um ambiente diverso, e sua ecologia interna precisou harmonizar-se com a externa. Um fato fascinante a respeito dos esquimós, dos índios do norte do México e da bacia amazônica é que em nenhum desses grupos ouvimos falar de doenças do coração.

Isso significa quase um milagre de adaptação natural, já que nenhum desses povos escolheu a alimentação que adotou. Comiam simplesmente o que encontravam e confiavam em seu corpo para achar o equilíbrio apropriado. Até muito recentemente, só de pensar em uma dieta rica em gordura de baleia, os nutricionistas teriam arrepios, por causa da alta taxa de colesterol. Agora valorizamos o fato de a gordura conter ácidos ômega-3, recém-descobertos, que tornam o sangue mais fino e evitam que se formem coágulos perigosos nas artérias coronárias.

Isso explica claramente por que os esquimós apresentam média de infartos tão inferior, chegando apenas a três por cento da registrada nos Estados Unidos. Mas será por isso? Outros povos indígenas relacionados aos esquimós não ingerem gordura ômega-3 e estão igualmente protegidos. Apesar de viverem em mundos diferentes, cada povo encontrou um saudável equilíbrio com a natureza, tanto interna quanto externa.

Podemos dizer o mesmo? Não existe nenhuma condição inerente à vida moderna que nos obrigue a sucumbir a uma epidemia de doenças cardíacas como a que aflige os Estados Unidos e quase todos os países industrializados. O Ayurveda diria que precisamos simplesmente adaptar nosso mundo interior ao que construímos para viver.

O significado fundamental dos 25 gunas está na capacidade de ampliarem a natureza humana além da confinada ao corpo. Como um conjunto de células, o corpo humano acaba na fronteira da pele; como um conjunto de gunas, ele se mistura à natureza como um todo. Por exemplo, o dosha Kapha é frio e úmido; portanto, em um dia chuvoso de inverno, nosso equilíbrio fica parecido. Algumas pessoas podem ficar mais deprimidas em dias assim, como de fato acontece. Existe até uma síndrome específica muito noticiada, o Mal Afetivo Sazonal (SAD – Seasonal Affective Disorder), que causa a determinadas pessoas uma profunda depressão no inverno.

A causa desse mal, sob uma perspectiva ocidental, é a deficiência de luz solar na glândula pineal, o que causa elevação do nível de hormônio melatonina. Porém, como a glândula pineal descobre que é inverno continua um mistério, já que ela fica no meio do crânio e não tem acesso à luz. O Ayurveda usaria um princípio mais simples para explicar essa moléstia: quando Kapha aumenta no exterior, também se eleva internamente. Certas pessoas que são vulneráveis ao desequilíbrio de Kapha adoecem com esse excesso do dosha e caem em depressão. No entanto, todos nós somos afetados pelo aumento, porque possuímos esse dosha interno.

No Ayurveda não há mistério: uma rica variedade de efeitos atinge todas as pessoas, saudáveis ou doentes. O desafio não é lutar contra a depressão de inverno, mas acompanhar o fluir da mudança das estações. A natureza nos deu esse desafio e a habilidade de enfrentá-lo. Ela, todos os dias, nos pergunta: "Sua ecologia está equilibrada?" E todos os dias você precisa encontrar uma resposta. Em última análise, sua saúde ou doença é o veredicto da natureza sobre essa habilidade de manter o equilíbrio com o mundo no jogo constante dos gunas. O equilíbrio é a flexibilidade diante da mudança; o equilíbrio perfeito *é* a perfeita flexibilidade diante da mudança constante.

Os cinco elementos

Como o Ayurveda descobriu que Vata é seco, Pitta é quente e Kapha, pesado? A resposta é fascinante, porque revela uma visão completa e profunda da natureza. Vata, Pitta e Kapha são os princípios fundamentais do corpo. Sendo assim, são abstratos, mesmo que assumam forma material no sangue, nos ossos, nas paredes do estômago e na respiração.

A ideia de que tudo na natureza, inclusive estrelas, árvores, leões ou rosas, é basicamente abstrato nos parece estranha à primeira vista. Porém, desde o famoso teorema de Einstein $E = mc^2$ –, em que estabeleceu que a matéria pode se transformar em energia, a noção de abstração da natureza começou a ser aceita gradualmente. Também se descobriu, ao contrário, que os conceitos mais abstratos possuem uma forma física. A força da gravidade, que é equivalente ao guna "pesado", é atualmente discutida em termos de partículas físicas (gravitons), que podem ser movidas e armazenadas como tijolos, pelo menos em teoria.

Afirmamos tranquilamente no Ocidente que a natureza está baseada em dois níveis de abstração, matéria e energia. A energia é mais abstrata que a matéria em nosso esquema, mas também pode fluir de um lugar a outro, aumentar ou diminuir e ser armazenada (como as baterias armazenam eletricidade). No esquema ayurvédico também existem dois níveis de abstração com o mesmo sentido, mas de um modo um pouco diferente. Um nível contém os três doshas e o outro, um conjunto de princípios que são os cinco elementos.

Os cinco elementos possuem em si energia e matéria. Na ordem dos mais sutis aos mais grosseiros, eles são:

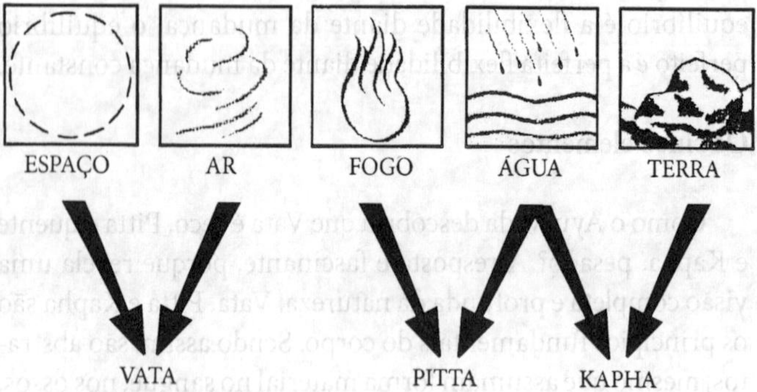

Os elementos correspondem aos "reais": terra, ar, fogo, água e espaço, mas também são abstratos. Se perguntássemos a um sábio ayurvédico o que os cinco elementos representam, ele não apontaria o vento, um tronco de madeira queimando ou um riacho. Os cinco elementos são um código de formas de inteligência compreendido pela inteligência do homem e o mundo que ele percebe por meio da mente.

Misturando pares dos cinco elementos de maneiras diferentes, chegamos aos três doshas:

Vata é composto de ar e espaço.
Pitta é composto de fogo e água.
Kapha é composto de terra e água.

A ligação entre o desequilíbrio de Vata e os dias de vento forte fica mais evidente porque esse dosha é aéreo. O ar em excesso, na forma de vento, cria muito Vata. Uma pessoa desse tipo queixa-se de gases intestinais, mostrando que Vata e o ar estão ligados de outro modo. O ar é sutil e penetrante como Vata.

Uma pessoa de Pitta geralmente sente calor, mostrando seu fogo. E pode ter tendência a transpirar, evidenciando a natureza aquosa que existe em Pitta. O fogo é agressivo, enérgico e móvel como Pitta.

Uma pessoa de Kapha tem caracteristicamente os "pés na terra" e tendência à congestão no peito, sinusite e outros problemas com mucos, diretamente relacionados ao excesso de água. Juntas, a água e a terra são macias, viscosas, meio sólidas e meio líquidas, como o dosha Kapha.

O elemento espaço, que parece estranho junto aos outros quatro que podemos ver e sentir, desempenha um papel singular no sistema ayurvédico: permite a existência do som, que necessita de espaço para viajar. O som é a base de tudo o que existe, de acordo com o Ayurveda; mas não é o som audível do trovão, e sim as vibrações sutis que ressoam em nossa percepção silenciosa. O Ayurveda emprega esses sons para curar o corpo, movendo suas "vibrações" de várias maneiras que serão mais detalhadas adiante.

Depois de usar durante algum tempo o novo código, você o achará perfeitamente natural. Podemos entrar em contato com os 25 gunas por intermédio da visão, do tato, do paladar e dos outros sentidos. Isso não é possível no caso de enzimas, hormônios, neurotransmissores e outros elementos básicos da medicina ocidental. Quantas pessoas você conhece, por exemplo, capazes de dizer quais sao as propriedades básicas da insulina? No entanto, em uma hora você poderá aprender facilmente quais são as qualidades de Kapha, o dosha mais envolvido no equilíbrio da insulina.

Chegando aos detalhes – os subdoshas

Para melhor compreensão, quero esclarecer que cada um dos três doshas é subdividido em cinco subdoshas, o que torna o diagnóstico e o tratamento muito mais preciso. Todos os subdoshas têm localização própria no corpo, dando origem a males específicos quando o desequilíbrio ocorre ali. O subdosha mais importante de Vata, por exemplo, é o chamado Prana Vata, situado na parte superior do peito e na cabeça. Ele regula o movimento da respiração e os impulsos nervosos, portanto tem uma profunda influência em todas as funções do corpo.

Os três doshas possuem um subdosha sediado no coração, uma importante encruzilhada para todas as atividades físicas e emocionais do corpo. Esse conhecimento detalhado é essencial para um médico ayurvédico e opcional para o paciente. (A descrição completa dos 15 subdoshas encontra-se no fim do capítulo.) Para demonstrar como esse conhecimento dos doshas é importante, relataremos um caso.

Ann Holmes começou a sentir dores menstruais no início da adolescência, e elas foram se agravando até a idade adulta. Durante quase uma semana, todos os meses, ela ficava incapacitada por cólicas, vômitos e diarreia. Alguns dias antes do período menstrual, sentia-se nervosa e preocupada, antecipando o sofrimento. Na semana seguinte, estava exausta. Assim, conseguia trabalhar, no máximo, duas semanas por mês.

Ela fez inúmeras tentativas para resolver o problema e um médico recomendou doses fortíssimas de vitaminas.

– Minhas menstruações cessaram – ela contou. – Fiquei aliviada das dores, mas não me senti curada. Quando voltei ao médico, ele reduziu as vitaminas e o problema voltou, tão grave quanto antes.

Durante um período de dois anos, ela consultou vários especialistas. Um ginecologista receitou altas doses de Motrin, um remédio para aliviar a dor que não continha narcótico. Os sintomas melhoraram. Outros médicos concordaram que ela devia continuar com a medicação ou submeter-se a uma cirurgia.

– A dor tomava toda a base do ventre e das costas – disse ela. – Eu não conseguia carregar peso ou fazer meus longos passeios. Ao mesmo tempo, não aceitava a histerectomia como solução.

Ann tinha sido hospitalizada em crises anteriores e decidiu continuar nas mesmas condições, dando graças a Deus por não ficar totalmente debilitada. Porém, após alguns anos estava suficientemente desencorajada e começou a aceitar a ideia da cirurgia. Nessa época ela consultou um médico formado no Ayurveda e a nova visão do caso foi espantosa.

– Ele não pareceu espantado quando contei meu caso – disse Ann. – Explicou que minhas dores estavam relacionadas com o que chamava de doshas. Fiquei sabendo que o dosha Vata era dominante em meu tipo de corpo. Quando ele se desequilibra, costuma causar dores menstruais. A dor, em geral, é ligada ao desequilíbrio de Vata. Também existe um subdosha de Vata localizado na base das costas e do abdome, o Apana Vata, que provoca fraqueza muscular e dores nessa região. Meus sintomas formavam um caso claro para ele.

Ann ficou aliviada ao saber que sua doença tinha uma explicação. A ausência dessa segurança causava confusão e sensação de culpa. O médico ayurvédico receitou uma medicação para promover o reequilíbrio de Vata, envolvendo mudança de alimentação, massagens diárias com óleo, especialmente no abdome, banhos quentes, leite quente à noite e rotina diária regular (o dosha Vata reage rapidamente a todas essas medidas, como explicarei nos capítulos seguintes).

Ele também indicou uma erva que ajuda a acalmar Vata e disse a Ann que devia voltar à clínica periodicamente para submeter-se a uma rotina de purificação física chamada panchakarma. O objetivo do panchakarma é retirar os resíduos tóxicos de desequilíbrios anteriores do organismo, um passo essencial para quem atingiu o estado de manifestação da doença. Com exceção dessa última terapia, todo o tratamento de Ann podia ser feito em casa e a baixo custo.

Os resultados foram excelentes e a melhora continuou com o tempo.

– No dia em que iniciei o Ayurveda – ela contou –, tomava vinte cápsulas de 400 mg de Motrin por dia. Em poucos meses, reduzi para cinco. Continuei o tratamento e voltei duas vezes por ano para o panchakarma. Agora, três anos depois, meus períodos menstruais duram quatro dias em vez de uma semana e as dores diminuíram a ponto de não ter mais precisado de remédio nos últimos dez meses. Foi uma grande transformação voltar a ser confiante – ela concluiu. – Sinto-me novamente uma pessoa normal e não mais uma mártir que não sabe se vai sobreviver ao mês seguinte.

Os subdoshas – um guia mais exato

Para localizar a origem da doença com a maior exatidão possível, o médico ayurvédico amplia sua observação além dos doshas, chegando aos subdoshas. Eles são 15 e abrangem todas as partes do corpo. As informações seguintes são uma referência, para que você tenha uma ideia mais exata da verdadeira atuação dos doshas na vida diária.

Vata

Vata é ligado ao sistema nervoso, portanto atinge todas as partes do corpo, mas cada um dos cinco subdoshas de Vata tem uma função e uma localização determinada. Tradicionalmente, o Ayurveda costuma chamá-los de "ventos do corpo" ou, como diríamos, impulsos que viajam pelos nervos, músculos, vasos sanguíneos ou qualquer área do organismo em que haja movimento.

Prana Vata: localizado no cérebro, na cabeça e no peito.

Prana Vata é o responsável por todos os tipos de percepção e movimento. Como o cérebro, onde se localiza, ele permite que você veja, ouça, toque, cheire e deguste (mas em primeiro lugar, ouça e toque); ele cria a capacidade de pensar, raciocinar, sentir e dar o tom às emoções, positivas e negativas. Quando equilibrado, deixa a mente clara e alerta, dá alegria e vivacidade. Ele também governa o ritmo da respiração e da alimentação e é considerado ascendente, porque está ligado a funções mais elevadas.

Prana Vata é o líder dos outros quatro subdoshas e o aspecto mais importante do dosha Vata. Já que Vata lidera o corpo como um todo, ele é também considerado o mais importante de todos os subdoshas. Mantê-lo saudável é vital para as funções corporais.

Desequilíbrio de Prana Vata: é ligado à preocupação, ansiedade, excesso de atividade mental, insônia, males neurológicos, soluços, asma e outros problemas respiratórios, dores de cabeça causadas por tensão.

Udana Vata: localizado na garganta e nos pulmões.

Fisicamente, esse subdosha controla o processo da fala. Por meio do centro de linguagem, no cérebro, ele também é responsável pela memória e pelo raciocínio.

Desequilíbrio de Udana Vata: é ligado a defeitos da fala, tosse seca, dores de garganta, amidalite, dores de ouvido e fadiga generalizada.

Samana Vata: localizado no estômago e nos intestinos.

Esse subdosha controla o movimento dos alimentos no trato digestivo; é responsável pelo ritmo peristáltico.

Desequilíbrio de Samana Vata: é ligado à digestão lenta ou muito rápida, gases, diarreia, contrações do estômago, assimilação inadequada de nutrientes, formação de tecido emaciado.

Apana Vata: localizado no cólon e na base do abdome.

Esse subdosha de movimento descendente é responsável pela eliminação dos detritos e, fora do trato digestivo, pela função sexual e também pela menstruação. Uma de suas localizações, o cólon, é considerada a sede principal de Vata, onde podem surgir os primeiros sintomas de desequilíbrio desse dosha.

Desequilíbrio de Apana Vata: é ligado à prisão de ventre, diarreia, gases, cólicas intestinais, colite, moléstias geniturinárias, problemas menstruais, inchaço da próstata, várias disfunções sexuais, dores lombares e, inclusive, espasmos musculares.

Vyana Vata: localizado no corpo todo, pelo sistema nervoso, circulatório e pela pele.

Esse subdosha governa a circulação em seus diversos aspectos, especialmente o ritmo cardíaco, a dilatação e contração dos vasos sanguíneos e a circulação periférica. A pressão do sangue é regulada pelo Vyana Vata, também responsável pelo suor, pelos bocejos e pela sensação de toque.

Desequilíbrio de Vyana Vata: é ligado à pressão alta e à má circulação do sangue, ao ritmo cardíaco irregular e ao estresse relacionado a doenças nervosas.

Pitta

Esse dosha é responsável pelo metabolismo e equivale ao calor do corpo e à digestão em geral. Acuidade de visão e pensamento claro também são funções de Pitta. Tem cinco subdoshas situados em várias partes do corpo.

Pachaka Pitta: localizado no estômago e no intestino delgado.

A sede de Pitta é o intestino delgado, o que demonstra a importância desse subdosha. Pachaka Pitta é vital em sua função de digerir o alimento e separar os nutrientes dos detritos. Também regula o "calor" da digestão, tornando-a rápida ou vagarosa, eficiente ou fraca. O aparecimento de cheiros fortes na eliminação ou a incapacidade de extrair os nutrientes dos alimentos pode estar ligada a seu desequilíbrio.

Desequilíbrio de Pachaka Pitta: é ligado a sensações de ardor ou acidez do estômago, úlceras e digestão irregular (muito lenta ou superativa).

Ranjaka Pitta: localizado nas células vermelhas do sangue, fígado e baço.

Os processos complexos envolvidos na produção das células vermelhas, o equilíbrio da química do sangue e a distribuição de nutrientes pela corrente sanguínea são governados por esse subdosha. A presença de toxinas no organismo, causadas por impurezas nos alimentos, no ar e na água, álcool ou cigarros é considerada a causa principal do desequilíbrio de Pitta, por meio da ação do Ranjaka Pitta.

Desequilíbrio do Ranjaka Pitta: é ligado à icterícia, anemia e várias doenças do sangue, inflamações da pele, fúria e hostilidade.

Sadhaka Pitta: localizado no coração.

Além de controlar a função física desse órgão, Sadhaka Pitta também cria, como diríamos, o contentamento que vem do coração. Ele também está associado a boa memória. Se você não tem coragem de enfrentar desafios e tomar decisões importantes, esse subdosha pode estar enfraquecido.

Desequilíbrio de Sadhaka Pitta: é ligado a doenças do coração, perda de memória, distúrbios emocionais (tristeza, raiva, preocupação) e indecisão.

Alochaka Pitta: localizado nos olhos.

A visão é o sentido principal relacionado com o dosha Pitta. Alochaka Pitta é o subdosha associado à boa ou má visão, dependendo de seu estado de equilíbrio. Também faz a ligação entre os olhos e as emoções. Quando você enxerga tudo "vermelho" ou fica "cego" de raiva, ou ainda quando lança um olhar furioso, Alochaka pode estar irritado. Em equilíbrio, ele deixa os olhos claros, brilhantes e saudáveis. Um olhar caloroso e satisfeito mostra que Pitta está muito saudável.

Desequilíbrio de Alochaka Pitta: é ligado a olhos injetados, problemas de visão e doenças dos olhos em geral.

Bhrajaka Pitta: localizado na pele.

Além do dosha Vata, nossa percepção do mundo por meio da pele depende de Pitta, agindo por intermédio desse subdosha. É bem típico de Pitta ficar com a pele irritada, vermelha ou inflamada. Os tipos Pitta coram facilmente e demonstram suas emoções pela pele, aparecendo erupções, furúnculos e acne em condições de estresse. Quando equilibrado, Bhrajaka Pitta proporciona uma pele corada, irradiando alegria e vitalidade.

Desequilíbrio de Bhrajaka Pitta: é ligado a erupções, acne, furúnculos, câncer e doenças da pele em geral.

Kapha

Os cinco subdoshas de Kapha completam o total de 15 de seu corpo. Os temas de Kapha são a estrutura e a umidade. Esse subdoshas são responsáveis pela manutenção dos tecidos e das juntas bem-unidos e lubrificados. Os sentidos úmidos, do paladar e do cheiro, também são governados por Kapha.

Kledaka Kapha: localizado no estômago.

Esse subdosha mantém úmida a parede do estômago e é essencial à digestão. O estômago é um local importante de Kapha, já que seu excesso geralmente aparece ali primeiro. No Ayurveda tradicional, o excesso de Kapha é removido pelo vômito; essa não é uma prática normal no Chopra Center, pois esforça demais o organismo. Em equilíbrio, Kledaka Kapha proporciona força e boa lubrificação às paredes do estômago.

Desequilíbrio de Kledaka Kapha: é ligado ao enfraquecimento da digestão (geralmente vagarosa ou pesada).

Avalambaka Kapha: localizado no coração, peito e base das costas.

A sede de Kapha é no peito, portanto este subdosha é importante. Avalambaka Kapha mantém a força do peito, dos pulmões e das costas. Uma resistência física típica de Kapha vem dessas áreas, dando ao tipo Kapha peito e ombros largos. Em equilíbrio, Avalambaka Kapha produz musculatura forte e protege o coração. Os problemas começam quando ele se desequilibra, levando à congestão no peito, respiração ofegante, asma, falha cardíaca por congestão, dependendo da seriedade do caso. Nessas condições, os tipos Kapha perdem a costumeira energia e imunidade às doenças. Fumar é um dos piores insultos a esse perigoso subdosha.

Desequilíbrio de Avalambaka Kapha: é ligado a problemas respiratórios de todos os tipos, letargia e dores lombares.

Bhodaka Kapha: localizado na língua.

Esse subdosha nos permite sentir gosto. Diferentemente da medicina ocidental, o Ayurveda dá grande importância ao paladar como guia da nutrição e para efeitos medicinais. As pessoas de Kapha reagem primeiro ao mundo do gosto e de seu sentido companheiro: o olfato. Quando o tipo Kapha abusa do paladar, a alimentação compulsiva torna-se um problema. As papilas gustativas perdem a sensibilidade se comermos demais ou muito frequentemente. Isso também acontece se as sensações de gosto forem muito poucas. Quando o paladar enfraquece, o corpo fica mais sujeito a outros problemas de Kapha como a obesidade, alergia a alimentos, congestão das membranas mucosas e diabetes.

Desequilíbrio de Bhodaka Kapha: é ligado ao enfraquecimento das papilas gustativas e às glândulas salivares.

Tarpaka Kapha: localizado nas cavidades nasais, na cabeça e no fluido espinhal.

Mantém a umidade do nariz, da boca e dos olhos, dando proteção a esses órgãos dos sentidos. Mantém o fluido da coluna, essencial ao sistema nervoso central. Tarpaka Kapha controla tudo isso porque é fluido e móvel. Quando está desequilibrado, esse subdosha fica viscoso ou excessivamente líquido, os dois problemas típicos de Kapha ligados à sinusite.

Desequilíbrio de Tarpaka Kapha: é ligado à congestão nasal, polinose, dores de cabeça causadas por sinusite, diminuição do olfato e embotamento geral dos sentidos.

Shleshaka Kapha: localizado nas juntas.

Por intermédio desse subdosha, o único que não tem localização específica, Kapha lubrifica todas as juntas do corpo. Quase todos os sinais de desequilíbrio de Kapha aparecem no peito e sobem à cabeça. A principal exceção é a dor nas juntas, que pode aparecer em qualquer lugar. Vata em excesso resseca as juntas e provoca os sintomas de artrite. Pitta em excesso esquenta e inflama as juntas, causando sintomas de reumatismo. Excesso de Kapha cria fraqueza ou líquido nas juntas.

Desequilíbrio de Shleshaka Kapha: é ligado a juntas fracas, doloridas ou com líquidos, e suas várias doenças.

4
Um retrato da natureza

Se seu voo estiver atrasado e você ficar aguardando no aeroporto, terá oportunidade de observar o comportamento das pessoas que estão a sua volta. Algumas podem reclamar e correr de um lado para o outro, tentando trocar a passagem. Estão expressando a tendência de Vata à ansiedade e à impaciência. Outras ficam furiosas e reclamam da incompetência das empresas aéreas, exigindo a devolução das passagens e externando, assim, a tendência de Pitta à raiva e à crítica. Outras, ainda, permanecem sentadas e se recusam a movimentar-se, demonstrando a tendência de Kapha à resignação e à acomodação.

Sentir ansiedade, raiva ou resignação é mais que um estado de humor. Cada tipo de corpo considera sua reação natural, porque os doshas dão o tom à situação e a adaptam a uma versão convincente da realidade. Se você forçar um ansioso Vata a ter paciência, logo verá como ele é irredutível em sua visão do mundo.

Claro, esses estereótipos têm limites. Todas as pessoas possuem certa influência de Pitta e, se forem submetidas à pressão suficiente, ficarão com raiva. Do mesmo modo, o medo não se limita aos tipos Vata desequilibrados, nem o autocontrole é uma propriedade dos Kapha. No entanto, suas tendências inatas surgem de tempos em tempos, porque essa é a forma que a natureza lhes deu. Os doshas fornecem tantas informações que a designação "tipo de corpo" fica muito limitada. É um tipo mente-corpo. A agitação mental é tão Vata quanto a física.

As erupções da pele ou o comportamento audacioso são igualmente Pitta; reagir vagarosamente ao chegar a uma conclusão ou ao sol matinal são como Kapha.

Juntos, seus doshas expressam sua natureza como um todo. Sendo assim, o Ayurveda emprega o termo sânscrito prakruti, natureza, para descrever a formação de cada pessoa desde o nascimento. Em vez de dizer "meu tipo de corpo é Vata", você pode substituir por "tenho um prakruti Vata", porque o significado será o mesmo. Tendo introduzido essa palavra alguns capítulos atrás, quero agora demonstrar a melhor maneira de você respeitar seu prakruti para atender a sua meta de completo equilíbrio.

Respeite seu tipo de corpo

Quase todos nós, quando chegamos à idade adulta, já conhecemos nossas tendências básicas. Isso não significa que nada podemos fazer. Algumas pessoas são perseguidas pelos mesmos incômodos a vida inteira. Depois de plantadas, as sementes da depressão, obesidade, insônia e de outros males crônicos parecem crescer independentemente de nosso desejo de não nos deprimirmos, engordarmos ou passarmos a noite em claro. Esses problemas brotam de nosso prakruti e, se não forem arrancados pela raiz, continuarão expandindo sua influência como as ervas daninhas sufocam as flores de um jardim.

No entanto, não devemos pensar em termos de sintomas. Cada um precisa respeitar seu prakruti para ter uma vida melhor e atingir um estado mais saudável. Essa é uma das primeiras lições para se tornar uma pessoa equilibrada e, se você ainda não sabe, as realidades superiores só são atingidas por meio de breves lampejos.

Bobby Thomas foi diagnosticado como um puro Vata, o que combina exatamente com sua constituição esguia e com a personalidade brilhante e extrovertida. Bobby é do tipo que sorri a todas as pessoas que encontra. Tendo reações rápidas, ele achou que seria fácil trabalhar como garçom, enquanto frequentava a faculdade. Porém, o serviço incessante em um restaurante com grande movimento desequilibrou seu Vata e ele ficou agitado e infeliz.

Observando os outros garçons, Bobby reparou que pareciam gostar do ambiente ou, pelo menos, não consideravam seu trabalho mais estressante que os outros. Perguntou-se o que havia de errado e decidiu trabalhar ainda mais. Mas essa tática não deu certo. Ele começou a perder o sono e o apetite, emagrecendo. Em poucos meses, passou a queixar-se de várias dores que não apresentavam uma causa física.

Bobby veio ao Chopra Center porque achou que precisava de tranquilizantes. Sem dúvida, outro médico teria receitado, já que ele estava ansioso e não era capaz de controlar sua agitação. O médico do Ayurveda examinou-o atentamente. "Por tudo o que me contou" – disse ele –, "não acho que você esteja enfermo, de fato." Bobby olhou-me surpreso e até ofendido. Seus sintomas não eram tão reais quanto os dos outros? O médico lhe explicou que o que ele sentia era um caso clássico de desequilíbrio de Vata. Na medicina ocidental, suas queixas seriam classificadas sob os títulos de "insônia", "ansiedade", "dores lombares" e outros mais. Todavia, voltando à origem daqueles sinais de sofrimento, só havia uma coisa errada: um desequilíbrio fundamental que chamava a atenção de várias formas diferentes.

Felizmente, é bem mais simples tratar de Vata do que de cinco ou seis sintomas diversos. No caso de Bobby, eu não precisava recorrer a remédios: o próprio diagnóstico era suficiente. Em vez de prescrever medicamentos que podem mascarar o problema básico, o médico sugeriu que ele simplesmente ouvisse o corpo. O tipo de corpo de Bobby não combinava com o trabalho que ele fazia. Foi recomendado que ele fizesse algo que deixasse seu Vata feliz em vez de enlouquecer. Bobby poderia fazer qualquer coisa, mas não seria capaz de se adaptar ao barulho, ao movimento de tanta gente e à atividade constante. Vata não aguentaria.

Na verdade, do que Vata gosta? Para começar, de um pouco de paz e quietude. Bobby seria mais feliz se trabalhasse na cozinha, no preparo dos pratos, enquanto o restaurante ainda estava relativamente vazio. A criatividade é outra coisa que atrai a imaginação de Vata. Um trabalho que satisfaça essa parte mais profunda de sua natureza traz mais realização com o correr do tempo. No caso de Bobby, portanto, cozinhar podia ser uma boa ideia, assim como representar, desenhar ou se empenhar em qualquer atividade que valorizasse sua autoexpressão. Ele seguiu meu conselho. Depois de pedir demissão, teve um pouco de descanso e os problemas mais graves desapareceram. Poucos meses depois, arranjou um emprego de desenhista gráfico e não voltou mais com nenhum problema.

Fazer seus doshas felizes também o deixa feliz. Esse é o grande segredo para equilibrar todo o sistema mente-corpo. Para respeitar seu tipo de corpo, é necessário que acredite que o que ele precisa é bom para você. Aconselhar Bobby a procurar outro emprego foi apenas obedecer ao que seu corpo dizia. Ninguém pode ser feliz ou saudável em estado de desequilíbrio, pois isso, simplesmente, não é natural.

Como a natureza o criou

Como os doshas, seu prakruti é uma faca de dois gumes. Você pode senti-lo como uma prisão ou aprender a beneficiar-se com o que seu sistema tem a dizer-lhe. Uma natureza Pitta pode lhe dar predisposição à hostilidade, e uma natureza Vata à irritação do intestino, mas nada o obriga a adotar um estilo de vida estressante que inflame Pitta ou leve Vata à exaustão, originando tais problemas. Viver em concordância com seus doshas é um exemplo perfeito do modo de alcançar a liberdade dentro dos limites de sua natureza.

Como você nasceu com ela, seu tipo de corpo não muda. Por outro lado, os doshas vivem em fluxo constante. Cada vez que você olha uma montanha, come batatas fritas, ouve Mozart, tem determinado pensamento ou executa uma ação, seus doshas mudam. Um coração batendo muito é uma forte reação de Vata, não importa qual seja sua natureza básica. *Seja qual for seu prakruti, procure viver plenamente com os três doshas.* Para ser plenamente saudável, uma pessoa precisa experimentar e expressar o melhor que cada dosha proporciona. É o que significa chegar a ser uma pessoa completa.

Os traços psicológicos positivos de cada dosha incluem as seguintes qualidades:

Vata – imaginativo, sensível, espontâneo, jovial, bem-disposto.

Pitta – intelectual, confiante, empreendedor, alegre.

Kapha – calmo, simpático, corajoso, generoso, afetuoso.

Quando você conhece alguém com todas essas qualidades, naturalmente fica impressionado. Uma pessoa assim recebeu o melhor dom da natureza, o perfeito equilíbrio. Apesar de tão raro, o equilíbrio perfeito não é anormal; qualquer um pode consegui-lo.

Cada tipo de corpo encerra uma ampla gama de possibilidades. Infelizmente, achamos, por hábito, que devemos nos comparar com a média, o que gera sentimentos de imperfeição, se não alcançarmos os padrões que achamos certos para todos. Essa conformidade não existe no plano da natureza. Veja o seguinte exemplo:

O peso do corpo é um assunto delicado. Todos querem manter um peso ideal, mas milhões de pessoas lutam em vão. Criticam nossa sociedade porque as pessoas vivem obcecadas em manter a forma a qualquer preço; as mulheres, principalmente, ficam ansiosas e envergonhadas se não parecerem ter saído das páginas da revista *Vogue*. (A mania atual de musculação vem deixando os corpos femininos um pouco musculosos demais, mas também tem descarnado-os a um nível quase zero de gordura.)

O Ayurveda diria que o problema não está nessa obsessão em manter a forma perfeita, mas em ignorar o modelo básico da natureza. Uma mulher do tipo Vata é naturalmente magra e uma de Kapha, mais sólida, se não for gorda. O que torna esses tipos atraentes é algo bem mais profundo. As do tipo Vata são charmosas, vivas e brilhantes, comunicando uma sensação natural de alegria. As de Kapha podem não ter recebido a bênção de corpos leves e ágeis, mas possuem sua beleza natural, com grandes olhos suaves e maneiras graciosas, contornos mais cheios e bem-definidos. Aos olhos de um vaidya, esse é o tipo ideal, tão saudável quanto belo. As de Pitta são as que mais se aproximam do tipo físico ideal nos padrões atuais do ocidente. Sendo de tamanho médio e bem-proporcionadas, possuem também um tipo de autocontrole que as torna atraentes. Aos olhos da natureza, portanto, cada dosha proporciona um ideal de valor igual; também deviam ser iguais a seus olhos.

As pessoas pensam, às vezes, que "equilibrar os doshas" significa procurar atingir quantidades iguais da influência de Vata, Pitta e Kapha. Isso é um erro. Você não pode mudar a proporção dos doshas com que nasceu. O que pode fazer é encontrar o equilíbrio certo de cada dosha em você. Eles atuam em uma escala descendente e ascendente, com um ponto central de equilíbrio:

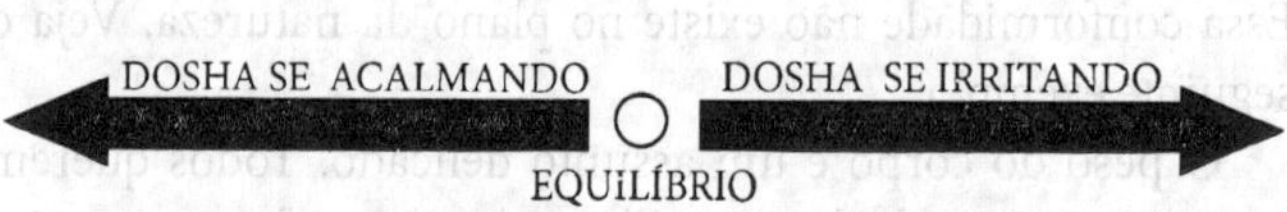

O Ayurveda o aconselha a manter-se o mais perto possível desse ponto de equilíbrio, mas não é necessário que você se concentre nisso. Seu corpo fica equilibrado quando segue seus processos normais. Porém, como os doshas são responsáveis por seus atos, você deve aprender a parar de desequilibrá-los.

O comum é pensar principalmente em animar um dosha em vez de acalmá-lo, porque o fato de ser do tipo Vata, Pitta ou Kapha já indica que a influência desse dosha é maior. Seu objetivo não é dar maior força ao dosha (irritá-lo), o que o levaria ao desequilíbrio. Uma pessoa de Vata com digestão difícil pode receber um diagnóstico de Pitta enfraquecido, mas para efeitos práticos ela deve ser tratada de um Vata irritado, que é a causa mais provável do problema.

Se um dosha se desequilibra, você notará especificamente os seguintes sintomas:

Vata está desequilibrado quando existe dor, espasmos, cólicas, arrepios ou tremores.

Pitta está desequilibrado quando existe inflamação, febre, fome ou sede excessiva, azedume no estômago ou onda de calor.

Kapha está desequilibrado quando existe congestão, descarga de mucos, sensação de peso, retenção de fluidos, letargia ou sono excessivo.

Essas explicações simples podem ajudá-lo quando você sente sintomas de doenças sem explicação (uma descrição mais detalhada para localizar os desequilíbrios será apresentada no fim deste capítulo). Devemos salientar que essas indicações não substituem o conhecimento médico. Um especialista ayurvédico, como seu colega da medicina ocidental, passa a vida toda estudando diagnósticos de doenças de todos os tipos. Qualquer dosha pode provocar qualquer sintoma. A prisão de ventre, um sinal clássico do desequilíbrio de Vata, pode ser devido a Pitta ou Kapha em alguns casos, e isso pode acontecer com qualquer sintoma. Se você sofre uma doença séria, é necessária uma opinião profissional sobre sua condição.

Quando os sintomas se transformam em condições crônicas, os diagnósticos baseados nos tipos de corpo continuam a ter utilidade. As pessoas de Vata, Pitta ou Kapha costumam ser mais suscetíveis a doenças diferentes, tanto físicas como mentais.

> Os tipos Vata demonstram tendência à insônia, prisão de ventre crônica, estômago sensível, ansiedade e depressão, espasmos musculares ou cólicas, síndrome pré-menstrual, sensibilidade intestinal, dores crônicas, hipertensão e artrite.

> Os tipos Pitta demonstram tendência a erupções cutâneas, acne, azia, úlceras pépticas, calvície e cabelos grisalhos prematuros, visão fraca, hostilidade, autocrítica e ataques cardíacos relacionados ao estresse (comportamento do tipo A).

> Os tipos Kapha demonstram tendência à obesidade, narinas congestionadas, catarro no peito, juntas doloridas, asma e/ou alergias, depressão, diabetes, colesterol elevado e preguiça crônica pela manhã.

Esses dados dão apenas uma ideia em linhas gerais. Não existe uma relação direta entre uma doença e um tipo de corpo. O fato de ser Vata não significa que a natureza o tenha condenado à artrite nem o protege contra ela se você for um Pitta ou um Kapha. A doença é individual e depende do padrão geral de sua vida. O tipo de corpo não é a causa, apenas uma influência importante.

Além disso, as doenças mais graves, como infarto ou câncer, resultam do desequilíbrio de mais de uma dosha. Quando um deles é perturbado, os outros o seguem, a não ser que o equilíbrio seja restaurado. Mesmo variando em gravidade, o resfriado e a asma estão no Ayurveda relacionados porque estão envolvidos geralmente no desequilíbrio inicial de Vata e pelo agravamento seguinte de Kapha. Conhecendo o dosha que lidera (quase sempre Vata), será mais fácil corrigir o desequilíbrio o mais cedo possível. Quando você vê alguém irritado e ansioso ao mesmo tempo, uma condição típica de situações de estresse, reconhece logo o desequilíbrio de Vata, seguido do de Pitta.

Você notará que alguns dos desequilíbrios desses doshas são mentais e esse fato é importante. *Sua mente percebe primeiro os desequilíbrios orgânicos.* Do mesmo modo que um corpo bem-equilibrado torna a mente clara, atenta, sensível e feliz, a ausência de equilíbrio diminui esses atributos. Quando isso acontece, existe alguma coisa errada com um dos doshas. Pelos padrões aceitos em nossa sociedade, você pode ser normal e não ser feliz. Mas o Ayurveda questiona que esse não é o padrão de saúde da natureza; a infelicidade indica que a ação é necessária no presente para evitar doenças no futuro.

A fonte sutil da doença

Encontrei recentemente uma mulher que tinha se submetido a uma mastectomia por causa de um câncer no seio. A cirurgia fora bem-sucedida, e ela se considerava fora de perigo. Porém, surgiu uma complicação e ela voltou ao cirurgião várias vezes, queixando-se de dores.

– Não encontrei nada errado – disse o médico.

– Mas eu sinto dores o tempo todo – ela insistiu.

– Do ponto de vista médico – ele respondeu –, suas dores não existem.

Sentindo grande frustração, ela foi aconselhada por uma amiga a procurar um especialista em Ayurveda. No exame, concluí que ela era do tipo Kapha e que geralmente goza de ótima saúde. No entanto, o trauma que o corpo sofrera durante a doença tinha gerado um violento desequilíbrio do dosha Vata. Seu histórico demonstrava que, desde a época da cirurgia, ela vinha se queixando frequentemente aos médicos, não só de dores como da falta de um sono tranquilo. No caso dela, os sintomas de Vata eram muito evidentes, especialmente se considerarmos que qualquer cirurgia maior agrava drasticamente o dosha Vata.

Expliquei-lhe que os médicos costumam achar grosseiras causas físicas para cada dor, mas inúmeros pacientes demonstram que ela é causada pelo desequilíbrio do dosha Vata. Apesar de estar ligado ao corpo, Vata é uma parte separada e mais sutil de todo o sistema mente-corpo.

Ela iniciou um programa para equilibrar o dosha Vata, algo que todo paciente submetido a uma cirurgia devia fazer. Esse programa incluía uma dieta especial, descanso e meditação. Em pouco tempo, as dores se reduziram a limites toleráveis e a insônia e a ansiedade constante desapareceram. Um cético diria que se tratava de um caso de "dores fantasmas", um fenômeno frequente quando um membro é amputado. Mas o que importa é a experiência subjetiva da dor e não o nome. Usar os doshas para alcançar novos níveis de realidade pode ser de grande ajuda para compreender doenças que de outra forma seriam inexplicáveis.

Não existe melhor exemplo do que as úlceras pépticas. Há evidências recentes de que, na maioria dos casos, a presença da bactéria chamada *Heliobacter pylori* está associada à úlcera no estômago. Erradicar esse germe com antibióticos cura a úlcera em mais de 90 por cento dos casos. Portanto, o modelo de medicina atual considera a úlcera no estômago uma doença infecciosa.

Isso é simples o suficiente, a não ser pelo fato de quase metade da população mundial hospedar a *Heliobacter pylori* no trato digestivo, mas apenas 10 a 20 por cento desenvolvem as úlceras pépticas. Portanto, precisamos perguntar por que a maioria das pessoas que tem essa bactéria não fica com úlceras. Da perspectiva ayurvédica, a resposta é que os indivíduos reagem de maneiras diferentes aos desafios do ambiente, dependendo de seus doshas.

De acordo com o Ayurveda, a típica vítima de úlcera é um caso clássico de desequilíbrio do Pitta. Quando se informar sobre o que irrita o dosha Pitta, você vai encontrar o mesmo conjunto de sintomas que aflige os pacientes que têm úlcera.

Sintomas do desequilíbrio de Pitta

- Inflamação do trato digestivo.
- Excesso de suco gástrico.
- Raiva, hostilidade, tensão.
- Sensação de ardor no trato digestivo.
- Excesso de acidez no corpo.

Essa lista parece um guia para adquirir uma úlcera, mas na verdade é uma relação do que acontece antes de a úlcera aparecer. O desequilíbrio de Pitta não garante que uma úlcera apareça, já que os doshas podem estar pouco ou muito desequilibrados. Porém, a úlcera é uma queixa comum das pessoas que têm uma forte natureza Pitta. Isso ocorre provavelmente devido ao modo como os Pitta lidam com o estresse, alterando a secreção de ácido no estômago e enfraquecendo o sistema imunológico. O remédio é prevenir, em primeiro lugar, o desequilíbrio desse dosha, usando o sistema ayurvédico de dieta, exercícios, meditação etc.

Vamos esclarecer um ponto delicado em potencial. Estar relacionado a uma doença não significa causá-la. Se você sair no inverno sem agasalho, pode apanhar um resfriado. Se isso acontecer, seu descuido fez sua parte, mesmo que um microbiologista esteja certo ao afirmar que o que causou o resfriado foi um vírus. No Ayurveda, a responsabilidade maior fica em seus ombros ou na capacidade de conhecer seu próprio dosha. Eu não estou radicalizando a questão a ponto de afirmar que "você causou seu câncer, seu infarto, seu caso de Aids", mas acredito que você não está tão afastado dessas moléstias. Na verdade, sendo participantes ativos não nos transformamos em tristes vítimas desamparadas.

No Ayurveda, não costumamos falar muito de germes, o que já é basicamente bem compreendido no Ocidente. O que ainda não é bem conhecido é o "controle do hospedeiro". Nisso se encontra a verdadeira ajuda dos doshas. Se você ficar exposto diretamente ao vírus do resfriado, sua chance é apenas 1 em 8 de ser contaminado. Por quê? Porque seu estado de equilíbrio interior é um fator decisivo. A diferença consiste em manter seus doshas saudáveis.

Nas páginas seguintes, você encontrará uma descrição resumida do desequilíbrio de cada dosha. A seguir, no Capítulo 5, vamos explorar as técnicas para restaurar o equilíbrio do modo mais natural e confortável.

Como os doshas se desequilibram

O dosha com maior probabilidade de se desequilibrar é o que domina seu tipo de corpo. Isso significa que as pessoas de Vata devem evitar a irritação de Vata, assim como as de Pitta a irritação de Pitta etc. Se você é de um tipo de dois doshas, ambos são possíveis candidatos a causar problemas. No entanto, o dosha Vata é sempre o mais sensível em todas as pessoas. Ele provoca a maioria dos problemas duradouros, especialmente os relacionados ao estresse (veja o Capítulo 5, "Restaurar o equilíbrio", para conhecer melhor o papel de Vata como "rei" dos doshas).

A seguir, serão apresentados os sinais típicos e as causas mais comuns de desequilíbrio dos doshas.

Desequilíbrio de Vata

As pessoas de Vata são, por natureza, animadas, entusiastas, e se recuperam rapidamente diante dos desafios da vida diária. Se você é do tipo Vata e demonstra essas qualidades, é provável que esteja bem-equilibrado. Porém não podemos negar que os Vata geralmente não gozam de boa saúde. Começam a ter vários problemas na infância e na adolescência: dores inexplicáveis, falta de sono ocasional ou uma tendência marcante à preocupação e ao nervosismo.

Se esses primeiros sinais não recebem atenção, os Vata passam a ser os frequentadores mais assíduos das salas de espera dos médicos, graças ao grande número de receitas de soníferos, tranquilizantes e analgésicos. Como justificativa, diríamos que os males mais comuns nos Estados Unidos são devidos à irritação do dosha Vata. Isso não quer dizer que o estilo de vida americano seja o único culpado, já que o Ayurveda esclarece que o dosha Vata causa duas vezes mais queixas que o Pitta, e este, o dobro das de Kapha. Queixas comuns de Vata, como dor de cabeça, dor nas costas, insônia, cólicas menstruais, leve ansiedade ou depressão são consideradas por muito médicos como preocupação exagerada com a saúde. No entanto, esses problemas são insistentes e reais, precisam de atenção para que Vata readquira o equilíbrio.

Outros casos comuns também apresentam um quadro clássico do desequilíbrio de Vata. Um é o do envelhecimento, época em que Vata aumenta sua influência em todas as pessoas. Os piores sinais de um Vata desequilibrado aparecem durante uma má fase de envelhecimento: a pessoa pode emagrecer até ficar pele e osso, não sentir mais prazer em comer e ter problemas com a digestão dos alimentos, ficar com a mente vaga e a memória fraca, e passar longas horas sem pegar no sono. Nenhum desses efeitos é causado por Vata, mas pelo desequilíbrio desse dosha. Portanto, podem ser prevenidos.

Outro quadro comum é o da tristeza pela perda de alguém. As pessoas que sofrem essa perda ficam apáticas e desatentas, recusam-se a comer e não se distraem com nada. É como se também tivessem morrido com o choque. E, como Vata controla o sistema nervoso, foi o que de certo modo aconteceu.

Um sofrimento, choque súbito, a fadiga de combate ou um temor muito forte deixam o dosha Vata exausto, e ele perde sua capacidade de registrar a percepção. O primeiro estágio do processo é geralmente marcado por choro, inquietude, tremores, pensamentos dispersos e falta de sono. Caso o estresse seja muito profundo ou prolongado, o resultado inevitável é um colapso de Vata, levando à total apatia e incapacidade de reação.

Por que isso aconteceu?

Se você se sentir adoentado por causa do desequilíbrio de Vata, quase sempre é possível apontar e corrigir a causa que o provoca. Ter nascido com o tipo de Vata ou receber forte influência dele na constituição do corpo é, sem dúvida, um forte fator de predisposição. Por outro lado, é necessário um padrão de comportamento que realmente desequilibre esse dosha. Entre os padrões mais típicos, observamos os seguintes:

- Você sofreu um estresse recente e reagiu com ansiedade.
- Você ficou fisicamente exausto ou enfrentou um período de tensão mental ou excesso de trabalho.
- Você atingiu estágios avançados de alcoolismo, consumo de drogas ou fuma sem parar.
- Houve uma súbita mudança em sua vida ou o clima está mudando de estação.
- Sua alimentação contém grande quantidade de comidas frias, cruas ou secas e bebidas geladas; come alimentos ácidos, apimentados ou adstringentes (o gosto amargo ou adstringente é mais comum em saladas, feijões, batatas e verduras).
- Você tem adotado uma alimentação adstringente ou habitualmente omite refeições. Vata fica irritado se forem ignorados os sinais de fome do organismo ou se o estômago ficar vazio.

- Você dormiu pouco ou nada durante alguns dias.
- Você fez uma viagem recentemente.
- Você sofreu emocionalmente por tristeza, medo ou teve um choque inesperado.
- O clima está frio, seco ou com muito vento (outono/inverno).

Na atividade clínica, um médico ayurvédico diagnosticaria um desequilíbrio de Vata se encontrasse fortes evidências de:

INDICAÇÕES MENTAIS:

Preocupações, ansiedade
Mente excessivamente ativa
Impaciência
Perda de focalização mental
Período de atenção breve
Depressão, psicose

INDICAÇÕES COMPORTAMENTAIS:

Insônia
Fadiga
Incapacidade de relaxar
Agitação
Falta de apetite
Impulsividade

INDICAÇÕES FÍSICAS:

Prisão de ventre
Pele seca ou áspera
Baixa resistência, perda de energia
Gases intestinais, flatulência
Alta pressão sanguínea
Cólicas menstruais
Espasmos musculares, desmaios
Síndrome de irritação intestinal
Pele e lábios rachados
Intolerância ao frio e ao vento
Juntas doloridas ou artríticas
Perda de peso, tecidos emaciados
Dor aguda (em especial dos nervos)

É importante lembrar que qualquer dosha pode causar qualquer sintoma. Estes são os sinais mais comuns do desequilíbrio de Vata. Ele também é capaz de imitar os outros doshas, portanto sempre é suspeito, mesmo que os sintomas típicos não estejam presentes.

Desequilíbrio de Pitta

As pessoas estão com Pitta bem-equilibrado quando sua impetuosidade e a atenção interna de seu organismo não são exageradas. Uma boa natureza e alegria também são qualidades inatas de Pitta. Se você é do tipo Pitta e esses atributos estão presentes, deve estar equilibrado. Esse tipo geralmente tem boa saúde física, que se baseia na boa digestão. O Ayurveda considera o bom aproveitamento dos alimentos a chave para formar tecidos saudáveis e preservar uma forte imunidade.

A fase da adolescência e os anos da chamada idade crítica são as épocas em que aumenta a influência de Pitta. Um adolescente que sofre de acne ou tem crise de calor durante a noite está demonstrando o desequilíbrio de Pitta. Outro exemplo comum da irritação de Pitta é o homem de 30 a 40 e poucos anos que descobre que seu cabelo está rareando ou ficando grisalho prematuramente, que precisa de repente usar óculos, que desenvolve uma úlcera péptica ou sofre uma doença precoce do coração.

Existe uma predisposição para essas condições, mas os Pitta costumam agravá-las por serem de extremos. Achando que podem comer de tudo, abusam da boa digestão, exageram na quantidade ou se esquecem de dar atenção à nutrição. Em vez do espírito empreendedor natural, ficam dominadores, impacientes, exigentes e tensos. O dosha Pitta controla o intelecto e dá às pessoas de seu tipo um sentido de ordem. Em desequilíbrio, ficam com essa ideia fixa e irritantemente perfeccionistas. Pitta não demonstra esses traços até ficar em sério desequilíbrio. Sendo assim, não é surpreendente que essas pessoas sintam o estômago queimando, sejam vítimas de úlceras, doenças do coração e outros problemas relacionados com o estresse.

O dosha Pitta demora mais a se desequilibrar que Vata e dizem que costuma causar metade dos problemas que este provoca. Frequentemente Pitta é irritado pelo desequilíbrio anterior de Vata. Essa combinação é responsável pela propensão à ansiedade que as pessoas críticas e irritadas tentam desesperadamente ocultar. Também provoca a pressão alta que os cardiologistas encontram tanto entre seus pacientes do tipo A.

Por que isso aconteceu?

Se você sentir que adoece devido ao desequilíbrio de Pitta, não é por ter nascido com esse tipo de corpo ou ter muita influência desse dosha em sua aparência. Pitta é, por natureza, inclinado à moderação e é necessário um longo período de estresse excessivo, trabalho estafante ou total negligência para enfraquecer esse instinto. Se você acha que o desequilíbrio de Pitta está atuando, observe as seguintes causas e tente corrigi-las:

- Você se submeteu a estresse e reagiu reprimindo a raiva, a frustração e o ressentimento.
- Você exige demais de si mesmo e dos outros, vive sob pressão constante de prazos e não pode perder tempo.
- Você comeu recentemente muitos alimentos picantes, oleosos ou frituras, e usa muito sal. Sua alimentação contém grande quantidade de comidas ácidas e fermentadas: queijos, vinagre, coalhada ou bebidas alcoólicas.
- Você tem se exposto ao ar e à água com muitas impurezas.
- O clima está quente e úmido (típico do verão).
- Você sofreu insolação ou tomou excesso de sol.

Na prática clínica, um médico ayurvédico identifica o desequilíbrio de Pitta com os seguintes padrões de sintomas:

INDICAÇÕES MENTAIS:

Raiva, hostilidade
Autocrítica
Irritabilidade, impaciência
Ressentimento

INDICAÇÕES COMPORTAMENTAIS:

Crises temperamentais
Atitude argumentadora
Comportamento tirânico
Crítica aos outros
Intolerância com atrasos

INDICAÇÕES FÍSICAS:

Inflamações, bolhas e irritação na pele
Acne
Excesso de fome ou sede
Pele manchada e vermelha
Intolerância ao calor
Olhos congestionados
Acessos de calor
Acidez ou ardor no estômago
Úlceras
Odores ácidos no corpo
Ardor no reto, hemorroidas
Queimadura de sol, insolação
Fezes e urina muito amarelas
Mau hálito

É importante lembrar que qualquer dosha pode causar qualquer sintoma. Esses são apenas os sinais mais comuns do desequilíbrio de Pitta.

Desequilíbrio de Kapha

Kapha é o dosha mais lento e estável, portanto demora a se desequilibrar. Desde a infância, os tipos Kapha são serenos, calmos, afetuosos e generosos. Se você é do tipo Kapha e essas qualidades ainda estão intactas, provavelmente está equilibrado. As doenças relacionadas com Kapha geralmente demoram a se desenvolver. Portanto, sem grande esforço, essas pessoas se mantêm fortes, saudáveis e felizes até avançada idade.

A infância é o período mais feliz de Kapha, porque é quando ele se desenvolve em todos nós. Esse dosha é identificado com o crescimento e a formação de um corpo forte e saudável. Para imaginar como é quando está desequilibrado, pense em uma criança de 6 anos com dor de garganta e coriza crônica, que pega um resfriado atrás do outro. Sem tratamento, os Kapha podem conservar essa fraqueza a vida toda, sofrendo frequentemente de sinusite ou grande suscetibilidade a gripes e resfriados quando o tempo fica frio e úmido.

Também podem aparecer alergias, além da necessidade de dormir demais. Os tipos Kapha geralmente gostam de ficar na cama e demoram para começar o dia, mas quando estão em desequilíbrio ficam tão preguiçosos pela manhã que chegam a imaginar doenças sérias. Contudo, o problema verdadeiro, na maioria dos casos, é o excesso de Kapha.

Na maturidade, o quadro de desequilíbrio de Kapha é o de um simpático gorducho, uma pessoa insegura que não controla o peso e o aborrecimento que isso lhe causa. Ser apegado e possessivo também é sinal de um Kapha desequilibrado, quando o espírito maternal e os cuidados com os outros chegam a extremos. Se esse desequilíbrio é sério, a pessoa fica muito quieta, retraída e desanimada; a tendência de Kapha a valorizar o *status quo* se transforma em uma rígida incapacidade de aceitar mudanças. Fisicamente, o simpático gorducho pode chegar a um fim patético, sofrendo de grave hipertensão, dificuldade respiratória, inchaços por excesso de fluidos corporais e infarto cardíaco.

As pessoas de Kapha não costumam ir ao médico com frequência, porque são capazes de aguentar altos níveis de dor e se habituam a ter uma saúde excelente. Quase sempre, quando procuram o auxílio médico, é por terem excesso de peso (que pode surgir na infância e se prolongar pela vida toda) ou por vários problemas nos pulmões e nas narinas (sinusite e dores de cabeça provocadas por ela, febre do feno, asma, peito congestionado).

Os médicos descobriram que entre as pessoas que se consideram alérgicas a alimentos, apenas uma pequena porcentagem apresenta um resultado positivo quando se submete aos testes. Neste caso, o que geralmente está errado é o equilíbrio digestivo, e Kapha é o primeiro suspeito. O excesso de muco produzido por pão de trigo, massas, leite, manteiga, queijos e açúcar agravam esse dosha. A diabetes, talvez a doença mais perigosa de Kapha, está entre as mais difíceis de serem curadas. No entanto, os diabéticos podem levar uma vida mais estável e agradável se seguirem o programa apropriado a seu tipo de corpo.

Por que isso aconteceu?

Se você começar a se sentir adoentado devido ao desequilíbrio de Kapha, provavelmente terá um resfriado ou uma gripe passageira, ou seguirá um padrão de moléstia que já conheceu cedo na vida: alergias, asma, obesidade etc. Em qualquer caso, as seguintes influências devem estar presentes como causa ou agravamento de sua condição:

- Existe em sua família um problema sério de Kapha, como diabetes, alergias ou obesidade.
- Você engordou muito e ficou deprimido por isso.
- Sua alimentação contém grande quantidade de açúcar, sal, gorduras ou frituras, comidas pesadas e laticínios (especialmente queijo, leite e sorvete).
- Você enfrentou condições de estresse e reagiu se afastando, sentindo-se inseguro e indesejado.
- Você dá grande importância a possuir, armazenar e economizar as coisas.
- Você é dependente ou exageradamente protetor nos relacionamentos.

- Você tem dormido demais vários dias em seguida.
- O clima está frio, úmido ou chuvoso (típico do inverno ou começo da primavera).

Na prática clínica, um médico ayurvédico diagnostica o desequilíbrio de Kapha procurando os seguintes sintomas:

INDICAÇÕES MENTAIS:

Embotamento, inércia mental
Lassidão
Letargia, depressão
Apego exagerado

INDICAÇÕES COMPORTAMENTAIS:

Procrastinação
Incapacidade de aceitar mudanças
Ganância
Teimosia
Movimentos lentos
Possessividade
Sono excessivo, sonolência

INDICAÇÕES FÍSICAS:

Intolerância ao frio e à umidade
Congestão nasal, coriza
Retenção de fluidos nos tecidos, inchaços
Congestão pulmonar
Palidez
Juntas soltas ou doloridas
Diabetes
Colesterol elevado
Peso nos membros
Resfriados frequentes
Aumento de peso
Alergias, asma
Tosse com catarro, dor de garganta
Cistos e outros tumores

Mais uma vez lembro que qualquer dosha pode causar qualquer sintoma. Esses são apenas os sinais mais comuns de um Kapha desequilibrado.

5
Restaurar o equilíbrio

A genialidade de Michelangelo consistia na capacidade de ver a estátua terminada dentro de um tosco bloco de pedra. Seu desafio não era fazer uma escultura, mas liberar a que já estava ali, aprisionada na pedra. Essencialmente, é o que você faz ao readquirir o equilíbrio. Não está criando uma nova imagem pessoal, e sim liberando a que estava oculta. É um processo de autodescoberta.

O ser oculto que existe em você e quer emergir está em perfeito equilíbrio. Sua descoberta não é uma questão de rotina, já que cada um encontra o equilíbrio pessoal a seu modo. As pessoas não costumam ter ideia de quem realmente são ou, quando têm, esta é muito limitada porque não conseguem enxergar sua verdadeira natureza. Ela é ocultada pelos desequilíbrios, como o fundo de um lago se esconde na água lamacenta. Como a fome e a sede, o instinto de equilíbrio faz parte do corpo humano. Na prática do Ayurveda, tentamos harmonizar a pessoa e deixar, ao mesmo tempo, que sua verdadeira natureza transpareça. Os dois processos são o mesmo, como o próximo caso clínico irá mostrar.

Segundo seus próprios cálculos, Norman, um escritor de mais de 60 anos, não se lembrava de ter dormido bem nos últimos trinta anos: sofria a insônia clássica do tipo Vata. Logo ao deitar-se, ocupava-se com dezenas de preocupações e centenas de impressões do dia; não conseguia desviar a atenção ou ignorar o tique-taque do relógio, a torneira da pia pingando e os ruídos vindos da rua. Virava na cama a noite toda, e os períodos de sono não passavam de meia hora a cada interrupção.

Quando me procurou, ele estava muito desencorajado, pois já havia tentado uma longa série de soníferos, barbitúricos e doses de uísque antes de dormir, mas o efeito nunca era prolongado. Com o tempo, Norman se resignou com seu destino, mas apenas superficialmente, pois continuou odiando a hora de deitar-se e procurando atrasá-la o máximo possível. Habituou-se a ter uma pilha de revistas ao lado da cama para ler quando acorda, e se não está com paciência, passeia pelo quarto, vai ao banheiro, come alguma coisa ou conversa longamente por telefone com amigos que também sofrem de insônia.

– Então, isso acontece porque sou do tipo Vata, não é? – ele se queixa, depois de ter lido a respeito do sistema adotado pelo Ayurveda e feito o teste sobre seu prakruti.

– O desequilíbrio de Vata existe, sem dúvida – eu respondo. – Mas isso não quer dizer que você seja do tipo Vata. Um exame minucioso demonstra que é do tipo Pitta, com um forte componente Vata. Mesmo assim, não é seu Vata que causa a insônia, e sim um longo período em que forçou esse dosha ao desequilíbrio, principalmente devido ao uso constante da mente. Norman costumava escrever a qualquer hora do dia ou da noite e nunca tinha se preocupado em manter hábitos regulares. Se tivesse, seu dosha não teria ficado tão desequilibrado com o correr dos anos.

Para que ele visse a pessoa mais saudável que existia em si mesmo, comecei a explicar como o equilíbrio funciona e como os desequilíbrios temporários podem se tornar permanentes.

Cem termostatos

Cada função do corpo tem uma posição básica à qual quer retornar, exatamente como o termostato tem seu ponto físico estável. Você pode elevar a temperatura de seu corpo correndo mais de um quilômetro ou ficando em uma sauna, mas, quando parar, ela voltará a cerca de 37 graus. Essa é a posição básica do termostato de seu corpo, estabelecida por leis naturais no curso da evolução. Essas leis são flexíveis e você pode afastar-se temporariamente dos 37 graus; porém, se esse distanciamento for muito grande ou demorado, provocará consequências desagradáveis.

Um dos motivos principais da fisiologia humana ser tão complexa é a existência de centenas de termostatos instalados em nosso corpo. Cada um deles obedece a um conjunto de leis próprias. Não temos apenas um equilíbrio, mas muitos deles, e sua coordenação é um verdadeiro milagre. Você poderia pensar, por exemplo, que a corrente sanguínea é uma confusão, se considerar o número espantoso de hormônios, nutrientes e moléculas diversas que a percorrem. No entanto, é um sistema tão equilibrado que todas essas moléculas chegam onde são necessárias no tempo e na quantidade absolutamente exatos.

De modo similar, o cérebro é capaz de controlar todos esses termostatos superpostos sem se confundir. Um pedacinho de massa cinzenta no prosencéfalo, chamado hipotálamo, que pesa aproximadamente cinco gramas, é responsável pelo equilíbrio de um número incrível de funções diferentes, entre as quais o metabolismo de gorduras e carboidratos, sono, andar, apetite, sede, secreções digestivas, níveis dos fluidos, crescimento, temperatura do corpo, em suma, tudo o que é automático no organismo. As coisas em que você não precisa pensar são controladas por seu hipotálamo (às vezes chamado "o cérebro do cérebro").

Isso demonstra que o equilíbrio é uma função da inteligência. Na realidade, não somos uma coleção de termostatos porque eles não possuem o próprio controle, e nós, sim. O conjunto original que você recebeu no nascimento é seu prakruti, ou sua natureza, que serve como um guia, mas pode ser manipulado. Digamos que alguém nasceu com determinada proporção de doshas, como a Pitta-Vata de Norman.

Ao nascer, essa proporção fixa determina o equilíbrio ideal para os três doshas durante a existência da pessoa. Todas as centenas de termostatos do corpo obedecem a essa proporção principal, assim como obedecem ao hipotálamo. Vata, como é de prever, eleva-se com qualquer influência irritante como o clima frio, seco ou de vento, o medo, o gosto por alimentos condimentados e pelo hábito de dormir muito tarde. Essas influências são as que ordenam ao corpo "mais Vata" (Pitta e Kapha possuem seus próprios catalisadores). Podemos ilustrar esse prakruti com um diagrama simples:

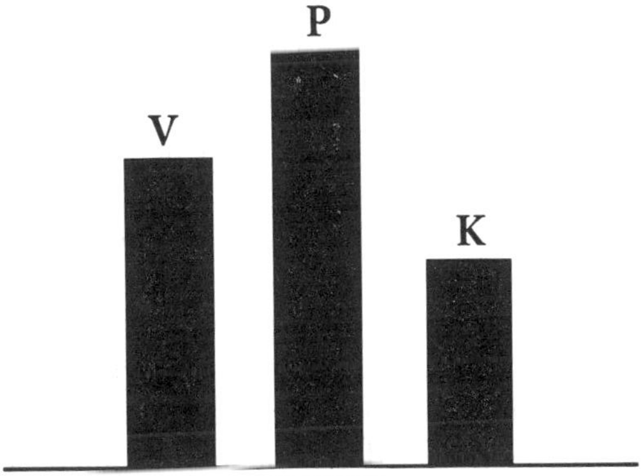

PRAKRUTI

O bebê que veio ao mundo como um Pitta-Vata parece, ao crescer, um adulto muito diferente:

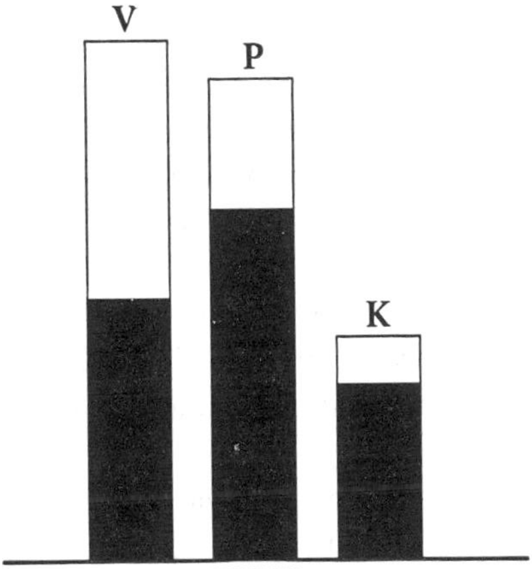

VIKRITI

Agora parece um Vata-Pitta, porque os doshas modificaram suas posições por influência da vida diária, inclusive alimentação, exercícios, sono e emoções. Tudo o que você pensa, diz, vê, sente, cheira ou prova move seus doshas um pouco mais ou menos. Eles devem voltar à posição anterior depois de se elevarem, obedecendo a seu instinto de equilíbrio. Neste caso, como com Norman, algo deu errado.

A faixa escura tem agora acima uma mais clara, que marca os desequilíbrios acumulados com o tempo. Essa faixa clara se chama vikriti no Ayurveda e significa "desvio da natureza". Os dois termos, portanto, são opostos. Um se refere ao que é natural para alguém e o outro ao que não é. Você não pode forçar seus doshas a adotarem uma proporção melhor que a de seu nascimento; isso apenas o distanciaria mais da natureza. Ao omitir uma refeição, você aumenta um pouco seu vikriti; se passar a noite toda sem dormir, aumentará um pouco mais. Alimentação errada, maus hábitos de sono, emoções negativas e tensão física ou mental tornam a vida um pouco menos natural. Dessa forma, você chegará à condição menos natural possível e criará condições para a doença se manifestar.

Ao mesmo tempo, sua autoimagem também vai mudar: em lugar das reações positivas, você começará a demonstrar as negativas. Vikriti aumenta a sensibilidade ao estresse de todos os tipos e turva as emoções mais refinadas. Como, entre nós, muitos conservam a inocente capacidade de amar e confiar que um bebê tem ao nascer? Entulhamos nossas células com as inúmeras experiências de rejeição, desapontamento e dúvida que se acumulam no passado de todos. Atualmente, você pode pensar que nasceu para ser preocupado ou ter insônia a vida toda, para ser pessimista ou mal-humorado, esquecendo que levou anos para ficar assim.

No vikriti de Norman, o dosha Vata é o mais severamente provocado. Não é um fato surpreendente, já que Vata é o dosha mais fácil de ser perturbado e não gosta de muito barulho, multidões ou desconforto físico. Portanto, quando você entra no metrô lotado, seu corpo registra a experiência como estresse. Quanto mais você corre, mais seu Vata fica irritado. Com o tempo, a simples ideia de pegar o metrô para o trabalho provoca reações desagradáveis. Você pode adaptar-se a elas, mas nunca chegará a sentir-se bem. É desse modo que os doshas nos indicam os hábitos certos e nos afastam dos errados.

"Certo" é simplesmente o que está próximo da natureza. O certo para Vata é ter um período diário de paz absoluta, o que permitirá que ele encontre seu ponto de equilíbrio. É errado abusar de Vata com barulho excessivo e muita gente, pois isso o irrita ainda mais. Ao tomar o metrô, amanhã ou depois, você pode pensar "todo mundo tem de ganhar a vida", mas nada obrigará Vata a gostar dessa experiência. Isso é uma verdadeira bênção, porque a única esperança de voltar ao equilíbrio perfeito é esse instinto de cada dosha de resistir ao tratamento errado e voltar à proporção básica inicial.

Norman compreendeu facilmente a própria situação depois das explicações.

– Em nossa sociedade, é muito comum a pessoa se transformar em um Vata-Pitta, contrariando as leis da natureza – esclareci. – Vivemos em um ambiente irritante. Mas vikriti é uma máscara, uma ilusão formada pelo estresse. No fundo está a combinação ideal de Vata, Pitta e Kapha; a original, a que você é, realmente. Se for recobrada, seus sintomas de Vata vão desaparecer. A beleza do Ayurveda é tornar as pessoas saudáveis, levando-as a ser o que tem de melhor.

O passo seguinte foi recomendar a Norman uma nova rotina para acalmar os doshas perturbados. Dei-lhe uma lista detalhada do que fazer para reequilibrar Vata, o processo chamado "pacificar um dosha". (No fim deste capítulo você encontrará as recomendações gerais para pacificar os três doshas. Os detalhes serão definidos quando nos aprofundarmos na prática do Ayurveda.) Em primeiro lugar na lista, estava a regularidade constante nos hábitos diários. No caso de Norman, ele organizou rapidamente um ritual antes de dormir.

– Uma hora antes de deitar, eu tomo um banho quente. No verão, um pouco menos. Depois massageio levemente a testa, as têmporas e os pés com óleo de gergelim durante cinco minutos e bebo um copo de leite morno misturado com rasayana. (O Ayurveda tem centenas de rasayana, ou compostos de ervas, mas Norman gosta do tipo mais comum. Biochavan, muito eficiente. Pode-se substituir por ervas ayurvédicas específicas.)

Ele prossegue:

– Depois, sento-me e descanso durante vinte minutos. Acho mais relaxante ler poesia ou literatura clássica. Por fim, desligo a luz e ouço música suave até ficar sonolento. Então, vou para a cama. Venho seguindo essa rotina fielmente há quatro meses e adormeço sem problemas. Durmo seis horas sem interrupção, o que é suficiente; acordo descansado no dia seguinte.

Trata-se, portanto, de uma feliz solução para o problema de milhões de pessoas que não encontram alívio, apesar da estimativa de que um americano entre cinco toma, regularmente, pílulas para dormir. E não se trata apenas da cura de insônia, pois Norman recebeu outros benefícios com o equilíbrio. Não se queixa mais de frequentes resfriados e pequenas dores, tendo deixado de sentir a preocupação e a insatisfação que faziam parte de sua personalidade. Parece mais animado e acha a vida mais agradável.

Os seis estágios da doença

Fazer os pacientes reencontrar sua própria natureza tem sido o objetivo da medicina há milhares de anos e não é uma exclusividade do Ayurveda. No Ocidente, contudo, ficamos fascinados pela medicina científica, que apresenta uma explicação estritamente física às moléstias. Ultimamente, a medicina ocidental começa a aceitar a ideia de que a doença pode se originar no corpo ou na mente. Com o advento da medicina mente-corpo, ficou difícil dizer até se é possível separá-los. Um choque mental violento, como a morte de um cônjuge, pode devastar o corpo e aleijar o sistema imunológico, abrindo caminho às doenças responsáveis pelo alto índice de morte entre viúvos recentes, comparado ao da população em geral. Isso sugere um estudo para saber por que as mulheres solitárias, que não têm oportunidade de dar apoio emocional a alguém, apresentam um índice maior de câncer nos seios.

Essa mudança para explicações que englobam mente e corpo teve bons e maus aspectos. Por exemplo, costumávamos dizer que a pneumonia tem início quando a bactéria de pneumococo invade o pulmão e começa a se multiplicar incontrolavelmente. Na medicina mente-corpo, qualquer explicação tem suas raízes em um estágio anterior, no momento em que o sistema imunológico foi abalado por uma influência mental negativa. Trata-se de uma explicação mais ampla que a puramente física, mas também vaga. A interação da mente e do sistema imunológico é tão sutil que os médicos não podem realmente indicar o momento crítico em que os pensamentos negativos comprometem as células brancas do corpo.

No Ayurveda, somos capazes de precisar melhor esse momento. De acordo com os textos antigos, o processo da doença tem seis fases ou etapas diferentes. As três primeiras são invisíveis e podem estar ligadas ao corpo ou à mente; as três últimas provocam abertamente os sintomas que são percebidos pelo paciente e pelo médico. Cada estágio representa uma perda de equilíbrio, mas a aparência muda enquanto o processo continua:

1. Acumulação – o processo começa com a expansão de um ou mais doshas.
2. Irritação – o dosha em excesso se acumula até espalhar-se além dos limites normais.

3. Disseminação – o dosha se movimenta pelo corpo todo.
4. Localização – o dosha vagando se instala onde não é seu lugar.
5. Manifestação – surgem os sintomas físicos mostrando onde o dosha se localizou.
6. Rompimento – a doença se instala.

Para ilustrar essas fases, digamos que o excesso de Pitta talvez tenha se acumulado porque você é do tipo Pitta e está muito estressado ou passa mal por causa do verão forte. Quando o excesso de Pitta se acumula o suficiente, começa a mover-se pelo corpo e deixa os lugares onde deveria ficar. Encontra logo um lugar onde existe ama (resíduo tóxico) e se "fixa" ali.

Esse evento completa os três primeiros estágios da doença. Nesse ponto, um médico ocidental ainda não teria um diagnóstico, porque nenhuma enfermidade conhecida está presente. Todavia, do ponto de vista ayurvédico, esse corpo já não tem saúde perfeita. Se você conhece bem seu corpo, pode perceber o início do desequilíbrio de um dosha. Qualquer um reconhece as mudanças sutis que indicam um resfriado ou uma gripe chegando. No caso de várias outras doenças, surge a sensação de algo "fora do normal", um vago desconforto que não pode ser localizado ou identificado. Geralmente o médico se confunde, pois procura sintomas bem-definidos e encontra um quadro vago de dores, fraqueza muscular e febre ligeira, ou simplesmente fadiga crônica. Essa espécie de vaga premonição orgânica existe até em casos súbitos de infarto ou derrame, já que raramente são tão repentinos. Geralmente, a vítima recebe alguns avisos prévios dos doshas e não presta atenção.

Quando um dosha se fixa em alguma área, quase sempre é sinal de que está entrando no quarto estágio, quando os primeiros sintomas definidos da doença começam a aparecer. Se Pitta instalou-se na pele, você pode sentir um ligeiro ardor ou inflamação. Se está no estômago, azia ou náusea. (Não culpamos apenas Pitta pelos sintomas das doenças. Qualquer dosha pode se alojar em qualquer lugar. Se o excesso de Vata se instala em uma junta, aliás um lugar provável porque é fácil o acúmulo de ama, você pode sentir uma pontada de artrite.) A não ser por sinais vagos, nada indica que uma doença séria esteja a caminho.

Como o Ayurveda lida com a parte mais sutil de nosso corpo, os sintomas podem ser aliviados de um modo bem misterioso para os padrões ocidentais, desaparecendo dores inexplicáveis, ansiedade, depressão, fadiga etc. A medicina ocidental costuma designá-los como problemas psicossomáticos, isto é, que se originam na cabeça do paciente. Na verdade, sua origem se encontra no primeiro estágio de desequilíbrio do dosha. São facilmente controláveis enquanto estão nos estágios 1, 2, e 3, com dieta, ervas, exercícios, rotina diária e uma técnica especial de purificação do corpo chamada panchakarma (que logo será explicada), que tem resultados efetivos.

Quando você trata de doenças já estabelecidas, o estrago nos tecidos orgânicos quase sempre é maior do que esses tratamentos podem corrigir. Precisamos, então, passar a terapias ayurvédicas mais avançadas ou empregar a medicina ocidental, que foi formulada para tratar condições agudas de todos os tipos.

Como você pode saber quando começa o quarto estágio e aparecerão os sintomas? Para a maioria dos adultos de mais de 40 anos não é difícil, pois sentimos frequentemente algum mal-estar. Organismos sujeitos a desequilíbrios alimentares, emocionais e de comportamento durante vários anos acumulam ama, que, por sua vez, atrai um dosha vagando. Porém não existe razão para alarme. No quarto estágio, seu corpo não avisa que está em grande perigo, e sim que você precisa purificar os tecidos do excesso dos doshas. Fazendo isso, Vata, Pitta e Kapha voltarão a seu equilíbrio natural. O método básico de "falar" com os doshas pela simples mudança da alimentação e da rotina diária pode causar ótimo efeito, mesmo no caso de doenças mais graves.

Como equilibrar seus doshas

Nas próximas páginas, darei as informações gerais para Vata, Pitta e Kapha readquirirem o equilíbrio. Existem quatro áreas principais na vida diária que podem ser usadas com esse propósito:

Alimentação, exercício, rotina diária, rotina sazonal

Dedicarei seções especiais a cada um desses tópicos na terceira parte deste livro; por enquanto, abordaremos o assunto em linhas gerais para que você tenha uma noção básica do modo de alterar seus doshas. É uma cartilha sobre a maneira de viver com seu corpo mecânico quântico.

Uma precaução é importante: as informações apresentadas visam apenas à prevenção. Não servem para tratamento de moléstias nem substituem os cuidados médicos. Se você tem qualquer sintoma de doença, a restauração do equilíbrio de seus doshas é vital, mas não é tudo. Você deve procurar um médico formado no Ayurveda, que fará um exame completo e indicará um regime de acordo com sua condição específica.

Para os que gozam boa saúde, no entanto, as noções apresentadas a seguir são de valor único e incalculável. Trata-se de informações coligidas em cinco anos de consultas aos antigos textos ayurvédicos e à sabedoria das atuais autoridades do assunto na Índia, além de nossa experiência com milhares de pacientes no Chopra Center.

Todavia procure, por favor, ser flexível a respeito dos conselhos oferecidos aqui. Não são regras rígidas, que devem ser seguidas a qualquer custo. Você pode passar a vida toda procurando alcançar o equilíbrio e não conseguir, porque os doshas mudam hora a hora, dia a dia, minuto a minuto. Ainda assim, o equilíbrio é fácil porque a natureza deu a seu corpo os instrumentos adequados. Nossos princípios ayurvédicos apenas o ajudarão a descobri-los e aguçá-los.

Para a maioria das pessoas, a pior tentação se encontra na dieta alimentar. Somos todos um pouco fanáticos a respeito da alimentação e sobre o que é bom ou mal para nosso organismo. Como o Ayurveda tem muito a dizer sobre o assunto, não use seus conselhos para confirmar alguma mania por determinado alimento. Vistas sob luz adequada, todas estas informações ensinam apenas a maneira de acordar seu corpo. O Ayurveda não declara que um alimento é "certo" e outro "errado". Em vez disso, você descobrirá o certo e o errado ouvindo seus doshas.

Portanto, não se prenda a detalhes alimentares a ponto de não saber se estão muito quentes ou frios, leves ou pesados, oleosos ou secos. Cada vez que um dosha se move, algum alimento serve especificamente para evitar que o corpo se desequilibre. No entanto, se procurarmos equilibrá-lo, o processo pode degenerar rapidamente em fanatismo, e esse não é o caminho do autoconhecimento. Há um diálogo entre você e seu corpo todos os dias. As seguintes sugestões indicam o teor da "conversa" que seu tipo de corpo geralmente gosta de ouvir.

A vida equilibrada – tópicos gerais

Equilibrando Vata

- Hábitos regulares
- Quietude
- Ingestão de líquidos
- Sensibilidade ao estresse reduzida
- Muito descanso
- Aquecimento adequado
- Nutrição constante
- Massagem de óleo de gergelim (abhyanga)

Como Vata é o "rei" dos doshas, seu equilíbrio é essencial para todos; quando ele readquire o equilíbrio, influencia também Pitta e Kapha a se corrigirem.

A chave para o equilíbrio de Vata é a regularidade. Vata é tão sensível e muda tão rapidamente que é presa fácil dos estímulos exagerados. As pessoas de Vata gostam de variedade, mas, quando as coisas mudam, grande parte de seu entusiasmo se transforma em exaustão. É por isso que tantos Vata sentem cansaço e nervosismo. A fonte dessa inquietação é o dosha Vata, que já não estabelece os ritmos adequados no corpo. Em vez de comer, dormir e se exercitar regularmente, uma pessoa com o Vata desequilibrado come quando pode, pula refeições, começa exercícios e interrompe, e dorme nos horários mais estranhos.

Uma vida como essa é ruim para os três doshas, mas é pior para Vata. Muitas pessoas desse tipo se acostumam com ela, infelizmente, porque se condicionaram a achá-la livre e estimulante. O remédio é começar a cultivar hábitos equilibrados, dando mais atenção à regularidade na vida diária.

Se você demonstra sinais de desequilíbrio de Vata, estas informações o ajudarão a reorganizar sua rotina no dia a dia para que se adapte melhor a seu dosha Vata:

- Descanse bastante – isto é o mais importante para qualquer problema de Vata. Se sentir que está se esforçando demais em qualquer atividade (inclusive mental), pare e descanse por cinco minutos. Dormir o suficiente todas as noites também é da maior importância; você não deve se resignar a ter insônia, mesmo que sofra há anos. Além do sono, o melhor descanso é o profundo relaxamento que a meditação proporciona. No Chopra Center, aconselhamos todos os pacientes a praticar a Meditação Transcendental para sentirem um profundo relaxamento. O dosha que mais se beneficia com essa prática é Vata, que fica inteiramente tranquilo e refeito depois de poucos minutos de transcendência, como é chamado o ato de meditar.

Existe ainda um benefício bem mais profundo. A meditação ajuda a reforçar a integração mente-corpo, o que, por sua vez, permite que cada ciclo natural do corpo se complete melhor, progredindo suavemente do começo ao meio e ao fim. Quando os tipos Vata descobrem que essa integração plena é um estado interior permanente e não uma flor rara e difícil de encontrar, dão um largo passo para descobrir quem são, realmente.

- Mantenha-se aquecido. – Sendo um dosha frio, Vata se beneficia com o calor. Como também é seco, você deve certificar-se se o ar dos aposentos onde vive estão com suficiente umidade. Também é aconselhável evitar correntes de ar, pois Vata é muito sensível ao ar em movimento.
- Adote uma dieta alimentar que acalme Vata (veja a página 258). – É importante comer regularmente, pois Vata se irrita com o estômago vazio. Os tipos Vata emagrecem rapidamente quando ficam adoentados ou param de se alimentar com regularidade. Precisam comer várias vezes ao dia, mesmo que seu apetite seja geralmente variável. Não deixe de sentar-se para fazer três refeições diárias mais substanciais, incluindo no café da manhã um cereal quente. Um pouquinho de gengibre fresco estimula o apetite antes da refeição e ajuda a digestão.
- Beba muitos líquidos *aquecidos* durante o dia para prevenir a desidratação. O chá de ervas Vata, que nos Estados Unidos pode ser enviado pelo correio, é a melhor escolha. Você pode tomar quatro xícaras por dia. O chá de gengibre fresco, preparado com uma colher de chá de gengibre ralado numa garrafa térmica com água fervente tranquiliza Vata. Evite comidas e bebidas frias.
- Massageie seu corpo com óleo de gergelim pela manhã. Essa rotina ayurvédica é chamada abbhyanga (veja a página 246 para mais detalhes).

- Tome um banho de chuveiro quente e prolongado pela manhã, antes de meditar. O calor úmido é bom para acalmar as dores de Vata.
- Evite a tensão mental ou estímulos exagerados. Música em alto volume, filmes violentos e longas horas diante da televisão, principalmente à noite, são potentes agravantes do dosha Vata.
- Certifique-se de que os ambientes em que você vive são claros e iluminados. Vata responde bem à luz do sol e às cores brilhantes. Se está doente, uma boa ideia é sentar-se diante de uma vidraça, ao sol. Mas resista à tentação de sair ao ar livre até estar curado. Procure pessoas que o animem, leia livros de humor, assista a programas divertidos e leves; qualquer coisa que desperte seu entusiasmo natural e diminua a preocupação será de grande ajuda.
- Não beba álcool enquanto procura equilibrar Vata. Esse dosha se ressente com qualquer estimulante, inclusive café, chá e nicotina. Quem é sensível aos equilíbrios de Vata precisa controlá-los cuidadosamente, sendo o ideal abandoná-los de uma vez.
- Os Vata geralmente ficam com as narinas ressecadas no inverno, o que contribui para os resfriados frequentes. Para evitar esse problema, molhe a ponta do dedo em óleo de gergelim e esfregue delicadamente em cada narina. Depois aperte o nariz e comece a inalar. Em seguida, solte o ar rapidamente e torne a apertar o nariz para que o óleo penetre nas cavidades nasais. Mas não force ou tente desbloquear as narinas. Esse tratamento é especialmente indicado no clima frio e seco. Muitos Vata notam que aumenta sua resistência a gripes e resfriados, melhora a condição nasal em geral e pode ser usado por todos os tipos. Essa prática pode ser repetida até 12 vezes ao dia. (Porém, se existe bloqueio da cavidade nasal, não exagere no tratamento; o óleo agrava o estado do dosha Kapha, geralmente o responsável pela sinusite crônica.)

Equilibrando Pitta

- Moderação
- Exposição à beleza natural
- Frescor
- Equilíbrio entre descanso e atividades
- Atenção ao lazer
- Redução de estimulantes

A chave para o equilíbrio de Pitta é a moderação, portanto certifique-se de que não está se esforçando demais. De todos os tipos de corpo, Pitta é o mais dotado de determinação, espírito agressivo e energia. São pessoas que enfrentam abertamente a vida e gostam de desafios; quanto mais difíceis melhor. No entanto, esse impulso interior geralmente é a causa de seus males. Pitta dá ardente energia; se você abusar, poderá queimá-lo. As pessoas obcecadas pelo trabalho, os workaholics, estão quase sempre com Pitta em desequilíbrio, especialmente se são sujeitas à ira e à compulsão.

Os tipos Pitta precisam se controlar conscientemente quando enfrentam certos sinais de perigo. O mais evidente é a perda de ternura em suas emoções e o da moderação no apetite. Outro é o amor pela natureza, inato em Pitta. Nas indicações a seguir, o tema principal para Pitta é "a boa vida é a que persegue um rico objetivo".

Se você demonstra sinais de desequilíbrio de Pitta, estas informações o ajudarão a reorganizar sua rotina diária para que se adapte melhor a seu dosha Pitta:

- Descanse o suficiente depois da atividade. – Alternar descanso e atividade é o ritmo básico da vida. Sendo tão ativos, os Pitta costumam esquecer a fase contrária do ciclo. Você precisa descobrir uma ilha de calma ao fim de um dia de trabalho. Jante tranquilamente, desligue o telefone por algum tempo e evite resolutamente a tentação de levar trabalho para casa. Nós todos temos essa ilha de calma em nosso interior, mas os Pitta, frequentemente em desequilíbrio, não conseguem encontrá-la.

- A meditação é muito útil para recobrar a calma e o equilíbrio interior. Também o ajuda a lembrar-se de que o descanso é a fonte de energia dinâmica. O segredo dos grandes corredores não está em suas largas passadas, mas na energia interior que acumulam no momento da partida. Quando os Pitta descobrem que a agressão não é necessária para atingir o grande poder pessoal, dão um grande passo para descobrir sua verdadeira personalidade.
- O resfriamento, de qualquer forma, ajuda a neutralizar a atividade exagerada de Pitta. Mantenha seu quarto com temperatura de 20 graus enquanto dorme e não fique muito tempo no banho quente; excessos de calor e umidade podem provocar náuseas e tonturas quando Pitta está desequilibrado. Se você sentir calor exagerado a qualquer hora, ponha uma compressa de água fria na testa e na parte posterior do pescoço em vez de beber muita água gelada. (O Ayurveda não aprova a água gelada, que apaga o fogo digestivo). São indicadas bebidas frias e doces que não sejam muito ácidas (suco de maçã, de uva, água com gás). Beba muito líquido no calor ou se estiver adoentado. Pitta provoca muita transpiração e a perda de líquido é maior nessas condições. Existe um chá especial para acalmar Pitta, que pode ser encomendado pelo correio nos Estados Unidos; você pode beber até quatro xícaras por dia.
- Siga uma dieta calmante de Pitta. É importante não exagerar na quantidade, já que esse dosha tem tendência a abusar da excelente digestão. No entanto, não passe fome até sentir-se mal; os Pitta sofrem se perdem uma

refeição. Em vez de ir a extremos, coma moderadamente em horários regulares, três vezes ao dia. Se tem digestão difícil, tome leite quente com açúcar e cardamomo para readquirir o equilíbrio de Pitta. Se seu apetite é grande e você tem muita sede, precisa moderar a digestão, e a dieta calmante de Pitta o ajudará.

- Se seu apetite parece descontrolado, não tente forçar-se a comer menos vezes. Em vez disso, diminua a quantidade nas refeições, passando inicialmente a comer três quartos de seu consumo normal. Depois de um ou dois dias, calcule a metade do que comia antes, o que deve ser suficiente. Continue com essa quantidade, a não ser que sinta muita fome; nesse caso, volte à primeira redução. Se você come aproximadamente dois punhados de comida em cada refeição, alcançou o ideal ayurvédico. (Esse é o regime original de Charaka, a maior autoridade antiga do Ayurveda.) O gosto amargo é o melhor meio de aplacar o apetite; portanto, procure beber água tônica antes das refeições ou coma uma salada de verduras amargas como chicória, endívia, *radicchio*, alface romana etc.
- Evite estimulantes artificiais, porque eles elevam Pitta. O álcool, em qualquer forma, é como jogar querosene no fogo de Pitta (até o pão fermentado não é aconselhável para seu equilíbrio). Você não precisa alimentar o fogo digestivo com as calorias inúteis do álcool. A cafeína do café e do chá também não é aconselhável, porque excita sua energia em vez de acalmá-la.
- Tradicionalmente, o Ayurveda considera o tratamento laxativo (virechana) o melhor meio de reduzir o excesso de Pitta. Os intestinos vazios durante um breve período esfriam o "fogo digestivo". Experimente tomar uma colher de sopa de óleo de rícino antes de dormir a intervalos de quatro a seis semanas (não mais frequentes). O laxante deve acordá-lo duas ou três vezes durante a noite para ir

ao banheiro; tome um copo de água morna depois de cada eliminação para evitar a desidratação. No dia seguinte, quando o corpo estiver indolente e relaxado, coma muito pouco ou tome apenas alguns copos de suco de frutas. Se ingerir algum alimento sólido, evite pratos pesados, engordurados, frios ou oleosos. Descanse bastante. *Mas não tome nenhum laxante se estiver com cólicas, colite, intestinos soltos ou qualquer problema intestinal crônico.*

- Certifique-se sobre a qualidade dos alimentos, do ar e da água. Pitta é especialmente sensível a todas as impurezas. Certos aditivos alimentares, mesmo quando são considerados inofensivos ao uso em larga escala, podem criar desequilíbrios metabólicos que, mesmo ligeiros, interferem com o perfeito equilíbrio orgânico.
- Evite exercícios físicos extenuantes ou ambientes muito aquecidos. Os Pitta se cansam facilmente com o calor. Sendo pálidos e intolerantes ao excesso de sol, recebem geralmente o aviso do organismo para se recolherem. O Ayurveda recomenda cuidado no verão. Comece a se expor ao sol direto durante dez minutos e chegue gradualmente a meia hora, não esquecendo de usar uma loção protetora. As primeiras horas da manhã e do fim da tarde são mais apropriadas que o sol do meio-dia.
- Aprecie a beleza da natureza sempre que for possível. O Ayurveda recomenda tradicionalmente que os tipos Pitta assistam ao pôr do sol, observem a lua cheia e façam passeios à beira de lagos, rios e riachos. Pitta gosta muito e geralmente as pessoas desse tipo acham que uma bela paisagem é apaziguante, distrai a atenção, o que não seria possível se ficassem sentadas em uma varanda. Evite livros e espetáculos muito violentos, chocantes ou controvertidos, pois essas três influências irritam Pitta. Reserve diariamente algum tempo para se distrair com o que o anima e diverte. Essas influências acalmam Pitta e

também servem para desviar a atenção exagerada a suas metas definidas. Os Pitta sabem ser pessoas sérias, mas precisam do riso, o melhor tônico para qualquer tipo de dosha. De qualquer modo, é o melhor remédio que a natureza legou a um Pitta irritado.

Equilibrando Kapha

- Estímulo
- Experiências variadas
- Exercícios regulares
- Calor, clima seco
- Controle de peso
- Redução de adoçantes

A chave do equilíbrio de Kapha é o estímulo. O dosha Kapha é, por natureza, constante e vagaroso, o que leva à dependência e à resistência. Mas os Kapha em desequilíbrio ficam exageradamente fixados nas condições existentes; precisam do estímulo de novas imagens, sons, pessoas e acontecimentos. O mesmo se passa com o físico. Sem atividade, os Kapha ficam letárgicos e embotados. Isso está diretamente ligado à digestão lenta. Como vimos, quando o alimento não é bem-digerido (ou é pesado, oleoso, de digestão difícil), os resíduos tóxicos chamados ama podem obstruir o sistema e provocar a doença. Os tipos Kapha são especialmente propensos a esse problema e precisam manter seu fogo interior com exercícios regulares e uma alimentação variada.

As pessoas de Kapha perdem e voltam a adquirir o equilíbrio vagarosamente, portanto é aconselhável a constância para manter esse dosha harmonizado. Se você irritar Vata hoje sentirá os efeitos amanhã. No entanto, pode comer alimentos que irritam Kapha durante todo o inverno e só vai perceber o erro na chegada da primavera, quando o dosha acumulado se "derrete", causando o típico resfriado da estação ou a sinusite. Se você observar a lista dos 25 gunas (veja página 76), notará que Vata e Kapha não compartilham nenhuma qualidade, a não ser o frio. Sendo assim, os Kapha têm inclinações opostas às de Vata. É por isso que a estratégia de estímulo de Kapha é contrária à regra de descanso de Vata. Os Vata podem ser comparados a coelhos, e os Kapha a elefantes.

Se você demonstra sinais de desequilíbrio de Kapha, as seguintes informações farão sua rotina diária mais compatível com seu dosha dominante:

- Procure ter uma vida variada. Os Kapha precisam fazer um esforço consciente para procurar novas experiências. Adoram ficar em casa, o que evita o perigo de se desgastarem. Porém existe uma tendência definida à estagnação, o que leva à depressão, ruína de muitos Kapha desequilibrados. Como no caso dos outros doshas, a meditação é muito útil; permite que o Kapha descubra a agilidade oculta em sua natureza.

  O que torna a vida verdadeiramente estimulante não é a variedade externa, mas o lampejo de vida em nosso interior. A natureza nos dotou de um vivo interesse por novas ideias, novas pessoas e inovação produtiva. (Dizem que o homem é a única criatura capaz de cruzar o oceano apenas para ver como são os outros homens). Dedicando-se um pouco à meditação, os Kapha que se contentavam em ver a banda passar decidem participar, realmente. O Kapha é tentado a ser possessivo na vida em geral e a armazenar e guardar o que encontra no caminho, seja dinheiro, energia, status, seja amor. Quando descobre que pode soltar-se e usar a sólida resistência como um combustível para as mudanças, consegue dar um grande passo no caminho da evolução pessoal. A considerável capacidade desse tipo para amar e ser amado é então redobrada.

- Faça uma dieta calmante de Kapha. É importante não comer em excesso, já que é bem-definida a tendência do tipo Kapha a engordar. Chá quente de gengibre nas refeições ajuda a aguçar as papilas gustativas embotadas e torna a digestão mais eficiente, assim como uma colher de chá de sementes de erva-doce mastigadas após a refeição. Se existe muita congestão, o Ayurveda recomenda principalmente os alimentos secos e de gosto adstringente (ácido). Torradas, maçãs, biscoitos salgados, açafrão e vários vegetais crus são indicados para evitar que o excesso de Kapha se acumule e irrite o trato digestivo.
- Reduza adoçantes. Kapha é o único dosha fortemente identificado com o paladar e o sabor doce. Sem se preocupar com as calorias, os tipos Kapha às vezes comem muitos alimentos doces, o que resulta em desequilíbrio e ganho de peso. Evite sorvetes, leite, doce na sobremesa, pão de trigo e manteiga (todos considerados doces pelo Ayurveda), o que causará grande diferença em casos de coriza, sinusite, alergias e na letargia que os Kapha sofrem quando se desequilibram. O consumo exagerado de açúcar pode causar diabetes, uma séria doença de Kapha. Felizmente, existe um adoçante natural, o mel puro, que é muito benéfico para esse tipo de corpo. Tome uma colher ou duas por dia (não mais) para liberar o excesso de Kapha do organismo.
- Mantenha-se aquecido. Sendo um dosha frio, Kapha se beneficia com o calor. O local seco e aquecido é o ideal se você estiver com o peito congestionado, uma queixa frequente de Kapha. Um banho de luz ultravioleta ou uma bolsa de água quente nas costas ajuda a controlar o excesso deste dosha.
- Evite a umidade. Kapha é particularmente sensível ao frio e ao clima úmido. Tenha o cuidado de não expor o nariz, a garganta e os pulmões ao frio do inverno se não estiver passando bem.

- Faça uma massagem seca no corpo para estimular a circulação. Esse procedimento é chamado garshana e é feito com luvas especiais de seda crua. Não use óleo se Kapha estiver irritado, porque este já é um dosha oleoso. Friccione o corpo com movimentos vigorosos durante cinco a dez minutos e será o suficiente; não se esforce demais para não cansar. Se não tiver as luvas apropriadas, uma esponja de banho pode substituí-las.
- Beba líquidos *quentes* durante o dia, mas com moderação: Kapha não é seco. Para aliviar a congestão e a dor de garganta, prepare um chá com um quarto de colher de chá de gergelim seco e açafrão em uma xícara de água. Também pode ser encomendado pelo correio um chá especial do Ayurveda para acalmar Kapha. Você pode beber até quatro xícaras por dia.
- Faça exercícios regularmente e, se possível, todos os dias. Esse é um dos melhores meios de evitar a estagnação e o acúmulo de toxinas no corpo. Como geralmente são fortes e musculosos, os Kapha são atletas inatos até a juventude, mas, quando assumem as responsabilidades da vida adulta, costumam ficar sedentários. Isso é uma pena, porque os exercícios são benéficos principalmente para as pessoas desse tipo, que deveriam continuar ativas durante a vida toda.
- Seja sincero consigo mesmo quando está doente e precisa se recuperar. Os Kapha têm excelente resistência, apreciam atividade física e aguentam dores e incômodos sem ficar de cama, a não ser que a doença seja muito grave. Se você é assim, lembre-se de que deve descansar de fato se estiver enfermo. Provavelmente seu estado é duas vezes pior do que o de outras pessoas doentes em repouso. Os Kapha ficam muito tristes se não recebem cuidados, portanto aceite as atenções especiais dos amigos e da família quando não está bem.

- A congestão em áreas da cabeça é um problema comum de Kapha e pode ser prevenido usando uma técnica simples: dissolva um quarto de colher de café de sal em meia xícara de água quente. Pare diante da pia e derrame um pouco da água salgada na mão em concha. Feche a narina esquerda, curve o corpo e inale algumas vezes pela direita até a água penetrar na cavidade nasal. Feche a narina direita e repita do outro lado. Não inale profundamente, ou a água pode entrar nos pulmões, nem force a passagem se as narinas estiverem entupidas. Você pode espirrar ou o nariz começar a escorrer, o que é bom. Repita duas ou três vezes, conforme a necessidade. Esse tratamento é mais eficiente depois de uma pequena ducha quente, que amacia as paredes dos seios nasais. Se está sentindo qualquer dor ou foi diagnosticada uma sinusite, pare o tratamento imediatamente. Ele é indicado para manter as passagens nasais saudáveis e não para curar uma moléstia já estabelecida.

COMO FAZER GARSHANA

Esta massagem seca deve ser feita pela manhã, três a quatro minutos antes de você tomar banho e se vestir. Usando luvas especiais de seda, friccione a pele rápida e vigorosamente com as duas mãos. Esfregue em movimentos ascendentes e descendentes os ossos longos dos braços e das pernas, mudando para circulares nas juntas: ombros, cotovelos, pulsos etc. Para começar, bastam dez a vinte movimentos de cada vez. Com o tempo, você pode chegar a quarenta.

1. Comece massageando a cabeça em movimentos estimulantes circulares, passando a mais longos no pescoço e sobre os ombros. Alterne quando chegar aos braços: movimentos circulares na junta do ombro, para cima e para baixo no braço, circulares no cotovelo, novamente longos no antebraço, circulares no pulso e nas juntas dos dedos.
2. Passando ao peito, massageie horizontalmente em movimentos longos, mas evite esfregar diretamente a área do coração e dos seios.
3. Faça dois movimentos horizontais sobre o estômago e dois diagonais. Prossiga alternando nesse ritmo e vá descendo até o baixo ventre, a região lombar e as nádegas, dando maior atenção às áreas em que há acúmulo de gordura. (Isso estimula a circulação nessas regiões, libertando as toxinas associadas ao excesso de Kapha e a gordura.)
4. Levante-se e massageie os quadris com movimentos circulares. Repita nas pernas o que fez nos braços: movimentos ascendentes e descendentes nos ossos longos e circulares nos joelhos e tornozelos, terminando novamente com longos no pé.

Garshana e exercícios de yoga, combinados, são muito eficientes no combate à celulite.

Parte II

O corpo humano mecânico quântico

6
Medicina quântica para um corpo quântico

Na viagem sem-fim do autoconhecimento os três doshas são marcos importantes. Eles nos levam ao mundo interior, ao único lugar em que é possível a mudança de todas as formas de inteligência: pensamentos, emoções, impulsos, instintos, desejos e crenças. Porém, os doshas são apenas pousadas no caminho. Além deles existem revelações mais profundas. Na segunda parte deste livro quero alcançar maior profundidade estudando o corpo mecânico quântico, nome dado pelo Ayurveda ao software invisível que molda, controla e cria o ser físico.

No Capítulo 1 defini alguns princípios básicos da estrutura do corpo quântico: é uma rede global de inteligência, o *know-how* coligido não apenas pelo cérebro como por outros 50 trilhões de células do organismo. Essa rede reage imediatamente aos menores pensamentos e emoções, formando o fluxo constante que é fundamental a nossa natureza. O corpo quântico não está localizado no espaço-tempo e é bem mais abrangente, estendendo-se em todas as direções como um campo de energia. Você não pode vê-lo, porque é feito inteiramente de leves vibrações em seu campo, mas pode ter consciência dele. Na verdade, seus sentidos são muito afinados ao corpo quântico, cuja atividade é mais fundamental que a matéria ou a energia. O fato de você perceber um nível da natureza 10 a 100 milhões de vezes mais sutil que o átomo é tão surpreendente que eu gostaria de discorrer mais sobre o assunto.

Explorar o mundo interior

Você já sabe que os doshas se assemelham a uma estação transformadora na qual os pensamentos viram matéria. No entanto, à primeira vista, isso parece impossível. A matéria é sólida e estável, por ser tocada, medida e pesada. Por outro lado, os pensamentos são transitórios, flexíveis e invisíveis, não podem ser vistos ou tocados, havendo apenas um meio grosseiro de medi-los, que é o eletroencefalograma. Como disse um médico competente, compreender o cérebro com o eletroencefalograma é como entender as regras do futebol colocando eletrodos do lado de fora do estádio e ouvindo o clamor da multidão.

A leitura de imagens cerebrais também é bem limitada. Graças a um aparelho desenvolvido pela mais moderna tecnologia, o PET (tomografia por emissão de pósitrons), já é possível captar uma única emoção ou percepção forte no momento em que a pessoa a experimenta. (O sistema envolve gráficos de traços feitos por radioisótopos enquanto o cérebro executa o processo de ter um pensamento). Todavia esses gráficos, mesmo reveladores, não nos informam qual o tipo do pensamento processado. Você não pode distinguir o amor do ódio, não nota a diferença entre uma mente sã e uma doentia, e muito menos é capaz de distinguir a incrível sutileza e a miraculosa variedade da união mente-corpo.

O único modo de penetrar nesse domínio é subjetivo, do interior do corpo mecânico quântico. É ali que realmente acontece a mágica transformação da mente em matéria. Se você tem medo de encontrar uma cobra na floresta, seu coração dispara, a garganta seca e seus joelhos amolecem como se fossem de borracha. Ao saltar para trás, atemorizado, acontece uma segunda transformação interna. Seu impulso mental, totalmente abstrato e imaterial, manifesta-se fisicamente como moléculas de adrenalina, totalmente concretas e materiais. A decisão que torna esse feito possível ocorre subjetivamente. Você resolve enviar uma ligeira intenção ao corpo mecânico quântico e ele obedece sem hesitar. Se você não tivesse temor de cobras, não surgiria a adrenalina. Em seu lugar, poderia produzir substâncias químicas que causam alegria, entusiasmo, a emoção da descoberta ou teria, até, uma reação mais comum.

Essa ideia nos conduz ao Ayurveda, que afirma que sua mente lhe dá o controle e a capacidade de ter *qualquer* reação que desejar. Infelizmente, alguns entre nós são programados segundo padrões muito rígidos, tendo apenas algumas reações em vez de uma quantidade infinita, e pagam um preço por isso. A ligação mente-corpo deixa de ser natural e sem esforço. O estresse começa a se acumular e os sinais negativos da mente começam a danificar as células. Um velho ditado indiano afirma: "Se você quer ver como foram seus pensamentos ontem, olhe seu corpo hoje. Se você quer ver como seu corpo será amanhã, olhe seus pensamentos hoje." A maioria das pessoas teria uma grande contrariedade se aplicasse esse teste. A verdadeira medicina de que nosso corpo necessita é a que nos dá o conhecimento de nós mesmos.

Medicina quântica

Agora que você já sabe que existe um corpo quântico análogo ao físico, muitas coisas que antes podiam ser consideradas um mistério passam a ter sentido. Aqui estão dois fatos surpreendentes sobre infartos: Fato 1: Ocorrem mais infartos às nove da manhã das segundas-feiras do que em qualquer outro horário da semana. Fato 2: As pessoas menos predispostas a um infarto fatal são as que demonstram maior satisfação com o trabalho.

Somando esses dois fatos, começamos a suspeitar de que existe um elemento de escolha em ação. Apesar dos infartos, supostamente, acontecerem ao acaso, pelo menos aparentemente podem ser controlados pelas pessoas vitimadas por eles. Sem dúvida, as pessoas que detestam o trabalho se livram dele na manhã de segunda-feira tendo um infarto, enquanto os que gostam do que fazem não o sofrem. (Não vamos discutir essa escolha dos que detestam o trabalho, pois poderiam encontrar um modo menos drástico de acabar com as frustrações). Na medicina convencional não há um mecanismo conhecido que possibilite provocar um ataque do coração com a força da mente. Todavia, na perspectiva ayurvédica, o coração é um *print-out* dos mesmos impulsos que armazena, inclusive desapontamentos, temores e frustrações. No nível mecânico quântico, mente e corpo são unidos; portanto, não é de surpreender que uma insatisfação profunda, que permanece ardendo na mente, possa expressar-se em um equivalente físico: um infarto.

Na verdade, qualquer insatisfação *precisa* expressar-se fisicamente, porque todos os nossos pensamentos se transformam em substâncias químicas. Quando você está feliz, essas substâncias de seu cérebro atravessam o corpo todo, anunciando a todas as células sua felicidade. Ao ouvirem a mensagem, as células também ficam "felizes", isto é, passam a funcionar melhor e alteram seus próprios processos químicos. Porém, quando você está deprimido, acontece o contrário. Sua tristeza é distribuída quimicamente a cada célula, causando, por exemplo, um infarto e enfraquecendo seu sistema imunológico. Tudo o que pensamos e fazemos se origina no interior do corpo mecânico quântico e depois atinge a superfície da vida.

Possivelmente você já ouviu falar de experiências com pessoas hipnotizadas que ficam com as mãos quentes, marcas na pele ou até provocam bolhas, apenas pelo poder da sugestão. Esse mecanismo não é exclusividade da hipnose. Fazemos a mesma coisa o tempo todo, só que normalmente não temos o controle da vontade. Uma vítima de infarto provavelmente ficaria chocada se descobrisse que o provocou. No entanto, se for além dessa conclusão sombria, você verá que a novidade realmente emocionante é que temos enormes poderes ainda não explorados. Em vez de inconscientemente criarmos doenças, poderíamos conscientemente criar saúde.

COMO TAMBÉM É MÉDICO, Gerald Rice conhece a gravidade de seu estado. Depois de ter exercido a medicina durante 25 anos em Boston, descobriu, aos 50, que tinha leucemia crônica, ou câncer nas células brancas do sangue. Gerald vivia em uma crescente sensação de pânico desde que recebera o diagnóstico, meses antes. Obcecado pela própria doença, ele acostumou-se a ler à noite as publicações especializadas em medicina, e os comentários sobre seu caso eram muito desalentadores. Os pacientes com esse tipo de moléstia, a leucemia mieloide crônica, têm expectativa de aproximadamente três anos de vida após o diagnóstico inicial.

Ainda na fase inicial, Gerald não sentia quase nenhum sintoma além de um cansaço incomum durante o dia, mas a contagem de glóbulos brancos estava acima de 40 mil, quatro vezes mais que o nível normal, de 4 a 11 mil. Um importante instituto de Nova York, especializado em câncer, o animou a tentar novas formas de terapia, mas ele se sentia apreensivo com a ideia de se expor aos efeitos colaterais do tratamento quando ainda não sentia os sintomas da doença. Ele decidiu esperar, apesar de assustar-se muito com a falta de tratamento. Muitos médicos lhe disseram a mesma coisa: se a contagem de células brancas ultrapassasse 50 mil, ele teria de tomar alguma providência. Gerald ficava acordado à noite e não conseguia afastar o número da cabeça. É a fronteira que ele tem horror de cruzar.

Recentemente, tendo lido a respeito de alguns casos de câncer que reagiram bem ao tratamento Ayurveda, ele veio nos procurar. Adotou uma atitude reservada, e as perguntas iniciais demonstravam a grande ansiedade por tentar algo que não conhecia.

– Qual é seu sistema de tratamento da leucemia crônica? – perguntou logo.

– Esta clínica não é especializada em tratamento de câncer – respondi. – Todos os nossos pacientes em estado grave começam, praticamente, com o mesmo tratamento.

Ele ficou chocado porque, na medicina, cada tipo de câncer recebe um tratamento específico e intensivo. No Ayurveda, nossa orientação obedece a uma lógica diferente. Nosso objetivo é alcançar o nível de equilíbrio perfeito de cada paciente, não importando a gravidade de sua doença. A experiência nesse nível promove a cura em si e por si, usando os próprios métodos do corpo.

– No momento, seu estado doentio está dominado por sentimentos de apreensão e pânico – expliquei. – Fica enviando violentos sinais de aflição ao sistema imunológico e você sabe, como médico, que a reação imunológica é extremamente sensível a esse tipo de mensagem.

Ele viu-se obrigado a admitir que era verdade.

– Nosso objetivo é reconduzir sua percepção a um nível mais saudável, a um ponto em que essa doença não é tão ameaçadora. Gostaríamos, enfim, que você pensasse que essa doença nem mesmo existe.

– Mas ela existe – ele redarguiu. – Ela é real. Você está me pedindo para ficar cego a esse fato? Estou apavorado porque a leucemia me deixa assim – protestou.

Ele ficou mais agitado. Vinha lutando para não perder o controle desde o devastador diagnóstico. Achava mais assustador pensar em uma mudança em sua atitude rígida do que na doença. Procurei animá-lo rapidamente. Ele teria sempre à disposição outros tipos de tratamento ocidentais, além do ayurvédico. Eu entraria em contato com o médico que o assistia e com os principais especialistas da região de Boston. No entanto, se ele não se voltasse a sua vida interior, eu não via grandes possibilidades de cura nos medicamentos externos baseados em drogas ou radiação.

No caso de uma doença grave que ameaça a vida, podem existir várias camadas de desequilíbrio ocultando a profundidade onde fica a cura. Cada camada é como uma máscara que esconde o ego de si mesmo. Alguém pode passar a vida toda sem suspeitar que o corpo quântico existe. A saúde perfeita é uma realidade no nível mais profundo e espera ser conduzida à superfície da vida. Explicamos a nossos pacientes que o princípio da perfeição é afastar a imperfeição. Para isso, a tradição ayurvédica nos legou várias técnicas físicas e mentais para uso médico.

– Se você for capaz de retirar a máscara da doença e entrar em contato com seu eu mais profundo, mesmo que seja durante poucos minutos por dia, dará um enorme avanço em direção à cura – prometi. – Ninguém pode garantir sua recuperação, mas esta visão da medicina também é válida e eficiente.

Gerald ouviu tudo com um misto de esperança e ceticismo. Conheço bem a vulnerabilidade dos pacientes que estão nessas condições. Eles ficam sujeitos a crises de ansiedade e de culpa. Imaginam secretamente se merecem a moléstia ou se a causaram, sem querer; culpam-se por não terem se alimentado melhor, não irem ao médico o suficiente ou não levarem uma vida mais saudável, de modo geral; praguejam contra o destino e ao mesmo tempo imploram perdão.

Toda essa angústia é desnecessária e, portanto, não é preciso combatê-la diretamente. A verdade pura e simples é que a ocorrência da moléstia provoca uma realidade doentia, e essa visão será mais distorcida quanto maior for sua gravidade. Qualquer um que esteja às portas de um mal realmente debilitante fica dominado pelo temor. Porém isso não é inevitável. O temor é o cenário que você vê através de uma realidade doentia. Se essa realidade que nasce em seu interior for mudada, o cenário também mudará.

– Amanhã você pode começar os tratamentos – eu disse a Gerald ao fim da primeira consulta: – Não precisa acreditar neles, basta que os faça.

– Tentarei qualquer coisa – respondeu baixinho.

Ele internou-se imediatamente no nosso centro médico. Considerando tudo o que tinha passado, o exame inicial de sangue feito naquela tarde não foi surpreendente. A contagem de glóbulos brancos atingiu 52 mil, bem acima do ponto que ele considerava sem volta.

Muitas coisas aconteceram a seguir. Desde a chegada à clínica, Gerald seguiu os métodos para readquirir o equilíbrio dos doshas que explicamos no capítulo 5. Recebeu o diagnóstico de que era do tipo Pitta e adotou uma dieta calmante desse dosha. Sua alimentação era rica em saladas, frutas, arroz, pão e pratos frios, com pouco sal e gordura. Também era rica em sabor doce, tendo tudo o que ajuda a aliviar Pitta.

Ele aprendeu a meditar na primeira manhã na clínica e passou a exercitar a meditação duas vezes ao dia, antes do café da manhã e do jantar. Como médico, Gerald surpreendeu-se com o ambiente. A clínica é cercada por uma atmosfera vibrante, cheia de vida. Nela não existe nada parecido às instalações médicas convencionais. O ambiente não é sombrio e não existem cheiros antissépticos ou as unidades de tratamento intensivo com seus monitores emitindo ruídos constantes.

O Ayurveda aconselha um ambiente natural para a recuperação e dá preferência às belas paisagens da natureza. Os cinco sentidos emitem sinais constantes ao corpo mecânico quântico e todos são metabolizados por você, entrando para seu depósito de visões, sons, cheiros etc. Se o que seus sentidos veem, tocam e cheiram lembra alguma doença, você absorve algo que não é saudável. Como será possível renovar sua realidade se você estiver recordando subjetivamente o estado anterior?

Gerald gostava de fazer grandes passeios pela manhã, mas continuava espantado.

– Não vejo nenhuma atividade médica por aqui – reclamava de tempos em tempos.

Eu o aconselhava, simplesmente, a continuar o tratamento.

A terapia mais eficiente aplicada em Gerald é a chamada "panchakarma" (em sânscrito, "as cinco ações" ou "os cinco tratamentos"). É uma longa rotina para purificar o corpo das toxinas que as doenças e os alimentos impróprios depositaram. Na medicina ocidental sabemos que cada célula do corpo forma constantemente detritos fibrosos e descoloridos. Esse detrito, resultado da oxidação causada por moléculas de radicais livres, parece ter um papel ativo nos erros cometidos pelo DNA (causa da maioria dos tipos de câncer); é quase certo que esse lixo impeça a função celular, levando a um envelhecimento mais rápido e, finalmente, à morte de nossas células. O que não se compreende exatamente é como esse lixo penetra nas células. O Ayurveda afirma que é o detrito que os doshas desequilibrados abandonam, a prova visível de que um processo invisível está errado.

Os sábios ayurvédicos chamavam todos esses resíduos tóxicos de ama, referindo-se a uma substância malcheirosa, pegajosa e nociva que precisa ser eliminada do corpo de forma tão completa quanto possível. Algumas medidas purificantes podem ser administradas em casa (como explicaremos depois), mas o panchakarma em grande escala é um tratamento médico que envolve um diagnóstico preciso, assim como os métodos de parto intensivo ensinados pelos vaidyas aos técnicos ayurvédicos.

O panchakarma não retira os resíduos físicos de nossas células, mas sim o excesso dos doshas e o de ama que "adere" a elas, usando para isso os canais naturais de eliminação do corpo (glândulas sudoríferas, trato urinário, intestinos etc.). Do ponto de vista do paciente, as massagens diárias e os banhos de óleo são muito agradáveis e relaxantes. Na perspectiva quântica, os canais que transmitem saúde a nossas células ficam limpos e restaurados. Panchakarma, repito, não é um tratamento do câncer. É ministrado a todos os pacientes para restaurar o equilíbrio do organismo.

Dentro de um ou dois dias, Gerald sentiu que seu corpo estava mais livre da fadiga acumulada, como se fossem retirados anos de exaustão. Tendo sido sempre uma pessoa impetuosa e determinada, ele descobriu que precisava desesperadamente de longas horas de sono e descanso. Quando falou nisso, expliquei que livrar-se da fadiga era o mesmo que se libertar do estresse. A fadiga é uma sombra formada por velhas sensações de estresse que se acumulam em nosso sistema nervoso. Gerald conhecia o estresse como médico, mas sua formação profissional o impedia de aceitar que ele pudesse causar leucemia.

Esclareci que suas células registram a memória do estresse e perdem, com o tempo, a capacidade de funcionar perfeitamente. Conexões da inteligência se perdem, como se fosse interrompido um circuito elétrico. A inteligência global das células enfraquece e o resultado final é a doença. Em seu caso foi uma leucemia, mas poderia ser um dos milhares de males diferentes. O ponto em questão é que a mesma cura se aplica a todos: restaurar a inteligência intrínseca do organismo.

Uma semana após sua chegada, Gerald estava pronto a voltar para casa, mas ainda não se convencera de que tinha recebido um tratamento médico. Na consulta final, ele observou o resultado do exame de sangue feito pela manhã.

– Segundo o informe do laboratório – declarei –, a contagem de suas células brancas caiu mais de quarenta por cento. De 52 mil, chegaram a 28 mil.

Ele espantou-se porque a melhora era impressionante. Se Gerald tivesse se submetido à terapia convencional, uma redução de 10 mil na contagem já seria considerada um sucesso.

Na clínica, ele não sofrera efeitos colaterais e estava mais saudável do que se sentira havia anos, bem antes de receber o diagnóstico de leucemia. Outro sintoma sério de sua doença que desapareceu completamente foi a abundância de células brancas imaturas produzidas pela medula óssea. A amostra de sangue do primeiro dia evidenciava muitas células anormais; depois daquele período, não havia nenhuma.

– Isso poderia ser apenas um golpe de sorte, não? – ele perguntou. – Talvez o exame de sangue esteja errado.

No entanto, ele sabia que esses exames de sangue rotineiros são muito precisos e confiava neles em sua prática médica diária.

O poder da percepção

Senti que o segredo do restabelecimento de Gerald estava ligado à mudança em sua percepção. Ele tinha aprendido que é preciso um maior autocontrole para deixar fluir do que para obrigar o corpo a obedecer. O período seguinte provou bem esse fato. Depois de deixar a clínica, Gerald entregou-se novamente ao trabalho, sujeitando-se ao pesado estresse habitual. Na visita seguinte, três meses depois, a contagem de suas células brancas tinha voltado a 45 mil. Ele caiu em depressão, mas os tratamentos ayurvédicos tornaram a baixar a contagem rapidamente. Muito grato e aliviado, ele voltou para casa e atirou-se mais furiosamente ao antigo tipo de vida. Nao era surpreendente que a contagem subisse pela terceira vez.

Quando voltou para mais uma semana de tratamento na clínica, fiz um comentário que ele não esperava.

– Você sente muita dor sempre que volta para casa, não é?

– O que está querendo dizer? – ele perguntou, desconfiado. – Na verdade, estou doente.

– Refiro-me a algo além da doença.

Ele não respondeu nada. Achei significativo diagnosticarem a leucemia apenas quatro meses depois que sua mulher morrera de infarto, com pouco mais de 50 anos. Gerald sentia muita falta dela. Além disso, à noite, quando voltava para casa, tinha atritos com a filha divorciada que passara a viver ali para cuidar dele.

Ele precisava reconhecer que sua doença dependia do estado de sua percepção, que a mente influenciava profundamente o corpo.

– Imagine que sua percepção é como uma corda de violino. Ela pode tocar qualquer nota, dependendo do ponto que seu dedo aperta. Neste momento você está tocando notas desafinadas. Não é apenas a contagem de células brancas que importa; pense nas mudanças de humor, nas tensões nervosas, em sua saudade, sua dor, em todas as notas que saem distorcidas.

Eu prossegui:

– Na medicina convencional só valem as notas. – Muito tempo é dispendido em matar as células brancas anormais. Porém bastaria você mudar a posição de seu dedo na corda. Com isso, não estaria destruindo nada e passaria a criar uma nova realidade com novas notas. Não é o que fazemos o tempo todo? Pense nisso.

Gerald admitiu que melhorava a cada dia enquanto estava na clínica, e piorava a cada dia que passava em casa.

– Você não está querendo dizer que se eu me sentir bem, a leucemia regride, não é? – perguntou.

– Se faz parte da cura você sentir-se bem, sim. É o que estou dizendo. Mas não é uma questão propriamente ligada ao humor. Naturalmente, ele muda durante uma doença grave. Você pode sentir-se feliz ou desapontado, esperançoso ou desanimado de um momento a outro.

Após uma pausa, continuei:

– Na base de todos esses estados imprevisíveis de humor está seu nível quântico de percepção, que ficou perturbado. As alterações nesse nível provocam as mudanças de humor. Se sua percepção profunda se altera, o humor a segue como a pá do moinho é levada pelo vento. Devemos também esperar indicações semelhantes em seu corpo, e a alteração das células brancas é um bom exemplo. A mudança na percepção é de enorme importância. Como médico, você vê apenas um lado do problema e sabe que as emoções perturbam o sistema imunológico. Contudo, também é verdade que os estados positivos de percepção ajudam em sua melhora.

Gerald achou meu argumento razoável. Para contrabalançar sua formação de médico, que o deixava profundamente cético a respeito de qualquer processo de cura da "mente sobre o corpo", ele passara a ter sua própria experiência, vivida e incontestável. Tivemos essa conversa vários meses atrás. Ele continua a receber os benefícios da orientação aqui delineada, mas com o tempo necessário para que abandone completamente os antigos padrões. No entanto, achamos que ele já ultrapassou o ponto crítico. Gerald está evidentemente dispendendo menor esforço. Uma de suas crenças mais arraigadas era a da necessidade da luta pela vida com cada átomo do corpo, sem parar. Agora ele começa a achar possível aceitar uma profunda verdade ayurvédica: se você livrar-se da imperfeição, a perfeição aparecerá por si mesma.

7
Abrir os canais da cura

O objetivo principal do Ayurveda é tornar a entrar em contato com o corpo mecânico quântico. Chamamos a esse processo "cura quântica". Como já é do conhecimento da medicina moderna, a capacidade de cura do corpo é quase infinita, mas a cura quântica é infinita. O fluxo de inteligência emitido pelo corpo mecânico quântico pode ser canalizado de inúmeras maneiras para conseguir qualquer resultado no corpo físico, inclusive a cura de doenças graves e ameaçadoras e a reversão do próprio processo de envelhecimento.

Isso tudo será explicado em detalhes nas próximas páginas, enquanto discorrermos sobre as técnicas principais de cura do Ayurveda. Todas elas são técnicas médicas usadas em nossas clínicas, mas têm, na maioria, versões domésticas que você aprenderá neste livro ou em poucas horas de ensinamento com um profissional especializado em Ayurveda. O termo "técnica de cura" deve ser entendido em seu sentido mais amplo, podendo ser aplicada a qualquer um que queira atingir uma saúde perfeita e não só aos doentes. As sete técnicas explicadas a seguir são:

- Panchakarma
- Meditação
- Som primordial
- Visualizações que curam
- Terapia Marma
- Aromaterapia
- Musicoterapia

Panchakarma – purificação do corpo

As impurezas físicas têm grande influência no processo de escondermos de nós mesmos a saúde perfeita, como a poeira encobre um espelho. Porém essas impurezas são bem mais profundas que o pó e causam mais que simples efeitos físicos, porque além do corpo elas afetam a condição psicológica da pessoa. O valor do panchakarma está em ser um tratamento sistemático que desaloja e retira as toxinas de cada célula, usando os mesmos órgãos de eliminação empregados naturalmente pelo organismo: glândulas sudoríparas, vasos sanguíneos, trato urinário e intestinos.

Os textos antigos consideram o panchakarma um tratamento sazonal para assegurar o equilíbrio orgânico durante o ano todo. Apesar do alto padrão de saúde dos americanos durante grande parte da existência, eles geralmente não escapam de doenças quando chegam a uma idade mais avançada. De fato, menos de um terço da população idosa não apresenta sinais de câncer, doenças do coração, artrite, diabetes, osteoporose e outros males degenerativos endêmicos na velhice. A todos eles falta uma causa específica; aos olhos de um médico ocidental, são doenças complexas que vão se acumulando durante a vida, assemelhando-se a uma bola de neve que vai se avolumando com finas camadas de flocos. Nenhum floco é a causa da formação da bola, mas ela cresce sempre. Em termos orgânicos, os flocos de neve são pequenas porções de ama, e não podemos pensar em equilíbrio perfeito sem sua remoção logo que se formam.

Etapas do panchakarma

Apesar da tradução literal significar "as cinco ações", o panchakarma envolve, na verdade, uma série de etapas adaptadas a cada tipo de corpo, que exigem supervisão médica durante o período aproximado de uma semana. Nos últimos cinco anos, essas práticas vêm sendo adaptadas ao uso no Ocidente.

Como acontece com outros aspectos do Ayurveda tradicional, a aceitação do panchakarma tem encontrado dificuldades pela confusão existente entre os sistemas adotados em toda a Índia. No Chopra Center o panchakarma tem as seguintes etapas:

Ingestão de Óleo (snehana). O paciente toma semente de gergelim ou ghee (manteiga purificada) durante várias manhãs seguidas para suavizar os doshas e minimizar a ação digestiva. (Em termos ayurvédicos, a pessoa está temporariamente expelindo agni, o fogo digestivo).

Laxante (virechana). Um laxante é ingerido para a expulsão dos resíduos do trato intestinal, acalmando Pitta e diminuindo o agni ainda mais.

Massagem de Óleo (abhyanga). Técnicos administram um abhyanga no corpo todo, semelhante ao da rotina diária, mas duas vezes mais prolongado e bem mais completo. O óleo é herborizado de acordo com o tipo de corpo. O objetivo principal é eliminar o excesso de doshas e dirigi-lo aos órgãos de eliminação. Existe um tratamento relacionado a este, chamado shirodhara, no qual um jato muito fino de óleo de gergelim herborizado e aquecido é despejado na testa para provocar um relaxamento profundo do sistema nervoso central e equilibrar Prana Vata, o subdosha de Vata que exerce o controle principal do cérebro.

Tratamentos Sudoríferos (swedana). Emprega-se o vapor herborizado para abrir os poros, iniciando-se a liberação das impurezas do corpo pelas glândulas sudoríferas.

Clister Medicinal (basti). Constam da lista do Ayurveda mais de uma centena de lavagens intestinais de caráter medicinal, usadas para vários objetivos específicos. Em geral, esse tratamento é usado para liberar os doshas acumulados para fora do trato intestinal.

Aplicações Nasais (nasya). Óleos medicinais e compostos de ervas são inalados, clareando as passagens das cavidades nasais, drenando o excesso de muco e diminuindo o acúmulo de Kapha, que tende a juntar na cabeça.

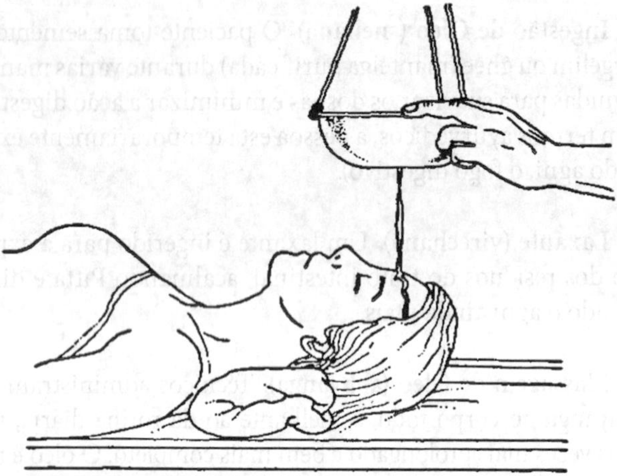

Shirodhara acalma profundamente o sistema nervoso.

Os dois casos apresentados a seguir oferecerão um melhor esclarecimento sobre como esses procedimentos podem ser eficazes:

Daniel Frazier, um empreiteiro de mais de 40 anos, começou a sentir dores nas costas, na região lombar, há dez anos. Como acontece frequentemente, os médicos não conseguiam descobrir a causa da dor. Mesmo sendo um martírio para ele, as radiografias não revelavam nenhum problema nessa área. Depois de consultar muitos especialistas, ele resignou-se a viver com as dores que desafiavam qualquer diagnóstico. Ficava acamado quando sofria uma crise e tomava relaxantes musculares até ela passar.

Quando um terapeuta Ayurveda examinou Daniel, informou-o de que a dor era devida ao desequilíbrio de Apana

Vata, o subdosha de Vata que controla a região lombar e o trato intestinal. Receitou-lhe uma rotina diária para pacificar Vata e uma semana de tratamento com panchakarma e yoga. No fim do tratamento, e pela primeira vez em uma década, a dor tinha desaparecido completamente. Desde então Daniel não tem sofrido quase nenhuma dor, e periodicamente submete-se ao panchakarma para prevenir a volta da enfermidade.

Cheryl De Luca teve um problema típico da adolescência quando ficou com acne aos 17 anos. No entanto, continuou sofrendo até os 31, o que a faz concluir que não se tratava de um caso comum. Felizmente, as espinhas não eram muito profundas e não deixaram marcas permanentes. Ainda assim, ela se envergonhava de sua acne crônica. Como quase sempre acontece, os remédios indicados nas farmácias fizeram pouco efeito; o corte do chocolate, de tomates, frituras e outros alimentos suspeitos também não deu grandes resultados.

Quando Cheryl estava com 20 e poucos anos, seu dermatologista receitou tetraciclina, um antibiótico muito usado para combater a acne na idade adulta. Ela sentiu alguns pequenos efeitos colaterais, especialmente no estômago e na sensibilidade à luz solar. O médico argumentou que era um pequeno preço a pagar pelo controle da doença. Mas Cheryl ficava contrariada com a ideia de tomar o antibiótico todos os dias, indefinidamente. Quando consultou nossa clínica, seu mal foi diagnosticado como desequilíbrio de Pitta. Um dos cinco subdoshas de Pitta, Bhrajaka Pitta, quando está equilibrado, deixa a pele brilhante, mas geralmente é responsável pelos problemas da pele quando está em desequilíbrio.

O tratamento foi muito simples. Cheryl recebeu uma dieta calmante de Pitta e as instruções para a rotina diária ayurvédica e passou uma semana na clínica para submeter-se ao panchakarma. A acne começou a diminuir e desapareceu completamente em seis meses. Ela está livre do mal e do tratamento há um ano.

O panchakarma hoje

Na Índia atual o tratamento sazonal do panchakarma é privilégio dos ricos e de poucos adeptos fervorosos da tradição ayurvédica. Porém os textos clássicos declaram que todos precisam do panchakarma. O ideal é realizá-lo três vezes ao ano, especialmente na chegada da primavera, do outono e do inverno. Também é recomendável fazê-lo com o paciente interno, pois assim o corpo descansa mais profundamente, evitando-se o trajeto diário de ida e volta da clínica. No entanto, o tratamento com o paciente externo também é muito eficiente. Se sua saúde é boa, você deve submeter-se a uma semana de tratamento por ano, no mínimo. Os pacientes enfermos só devem adotar o sistema externo a conselho de um médico ayurvédico. O panchakarma também não é recomendado a menores de 12 anos, a não ser por conselho médico.

Meditação: uma técnica para "transcender"

As impurezas físicas nas células têm seu equivalente na mente: temor, raiva, avidez, compulsividade, dúvida e outras emoções negativas. Operando no nível quântico, elas podem ser mais destrutivas do que qualquer toxina química. Como vimos, a ligação mente-corpo transforma atitudes negativas em toxinas químicas, os chamados "hormônios do estresse", que já foram relacionados a muitas doenças. O Ayurveda reúne todas essas tendências negativas dando-lhes o nome de "ama mental", que precisa sair da mente. Mas como retirá-lo?

Não é possível purificar a mente apenas pensando nesse objetivo. Se ela está enfurecida, não pode dominar a própria raiva. O temor não extingue o medo. Em vez disso, é necessária uma técnica que ultrapasse o domínio das emoções influenciadas pelo medo, pela raiva e outras formas de ama mental. Essa técnica é a meditação. Se for bem-ensinada e aplicada, ela permite que uma pessoa libere todos seus pensamentos e emoções do acúmulo de ama. Em nossas clínicas, aconselhamos a Meditação do Som Primordial como o meio natural de conseguir esse objetivo.

Como jovem médico nos anos 1970, fui atraído pela meditação por dois motivos, um de ordem pessoal e outro profissional. O motivo pessoal era a promessa de crescimento interior, a procura de atingir um estado de maior desenvolvimento mental e espiritual. O de ordem profissional era a grande quantidade de pesquisas sobre o tema que atestavam que a meditação era "real", isto é, produzia benefícios tangíveis.

Meditar não significa forçar a mente a ficar quieta – significa encontrar a quietude que já existe nela. De fato, quando examina a carga estática de preocupação, ressentimento, desejos, fantasias, esperanças não concretizadas e sonhos vagos em sua mente, torna-se claro que nosso diálogo interno literalmente nos controla. Todos somos vítimas da lembrança, assim, os mestres do Ayurveda diagnosticaram o problema há milhares de anos.

Por trás da cena do diálogo interno, há algo inteiramente diferente: o silêncio de uma mente que não está aprisionada pelo passado. Esse é o silêncio que queremos trazer à tona com a meditação. Por que isso é importante? Porque no silêncio nasce a felicidade. É nele que encontramos os lampejos de inspiração, os sentimentos ternos de compaixão e empatia, a noção de amor. Essas são emoções delicadas, e o ruído caótico do diálogo interno facilmente as dispersa. Porém, quando você descobre a quietude em sua mente, não tem mais de prestar atenção a todas aquelas imagens randômicas que despertam medo, raiva e dor.

Se pretende atingir plenamente os benefícios da meditação, recomendo que busque um professor qualificado cuja tradição espiritual você respeite. Ao mesmo tempo, porém, há técnicas meditativas para atingir seu silêncio interior que você pode aprender agora mesmo, porque são essencialmente psicológicas. Elas partem da quietude natural que existe em seu sistema corpo-mente quando está relaxado.

Quando estiver pronto para começar, sente-se quieto com as mãos leves ao lado do corpo ou no colo. Então, com os olhos fechados, comece a respirar levemente e devagar. Deixe que sua atenção acompanhe a respiração. Sinta o ar entrar pelas narinas e descer até os pulmões. Não inspire profundamente ou prenda a respiração, simplesmente respire de modo normal. Quando expirar, preste atenção no ar saindo dos pulmões e passando suavemente pelas narinas.

Nada é forçado. O ar se move de maneira fácil e suave, sua atenção o acompanha delicadamente como folhas oscilando nas copas das árvores. À medida que sua respiração fica mais relaxada, torne-a mais leve. Novamente, não faça força; quando sentir que sua respiração vai ficar mais superficial e leve, apenas deixe acontecer. Se começar a se sentir sem ar, não se preocupe. Isso significa que precisa de um pouco mais de ar e que as tensões mais profundas estão emergindo. Ou talvez você esteja forçando sua respiração a ser mais leve do que ela deseja. Volte para um ritmo de respiração confortável para seu corpo.

Quando estiver à vontade com esse processo sem esforço, pode incluir o mantra "so hum", mentalizando em silêncio a palavra "so" ao inspirar e "hum" ao expirar.

Prossiga com o exercício por dois ou cinco minutos, apenas com os olhos cerrados, a mente concentrada em respirar suave e naturalmente e repetindo em silêncio "so hum" em cada ciclo de inspiração e expiração.

O que acontece nesse exercício? Você provavelmente percebeu que simplesmente por prestar atenção à sua respiração mergulhou cada vez mais fundo no relaxamento, e, à medida que isso acontecia, sua mente naturalmente se quietava. Sentiu isso? Se sentiu, é provável que tenha experimentado alguns instantes de completo silêncio, que não notou porque não pedi que atentasse para isso. Se tivesse procurado o silêncio, ele não teria surgido. Imagino ainda que houve intervalos em que você tenha perdido a noção de tempo, o que é uma boa indicação de que estava chegando bem perto de seu objetivo. A maioria das pessoas experimenta mais pensamentos fugazes que em estado normal, o que também é bom sinal.

À medida que você ganha experiência em meditar, começa a sentir o ressurgimento da energia jovial e da vitalidade liberada de um nível mais profundo de seu sistema nervoso. Essa é uma mudança de grande intensidade, a verdadeira fonte da juventude.

Apesar de a meditação ter sido envolvida em uma aura de misticismo por muitos séculos, é em seu âmago um processo extremamente prático e nada místico para aquietar a mente. É o melhor caminho para abrir um canal de cura.

A mente cura a si mesma

A vida de Matt mudou profundamente no último ano da escola secundária, quando seus pais deram início ao processo de divórcio litigioso. Durante todo o período de estudos, ele demonstrara grande facilidade para aprender e recebia sempre as melhores notas com um mínimo de esforço. Chegou a ganhar uma bolsa de estudos para cursar a faculdade na MIT. Os pais o amavam muito. A decisão do divórcio foi difícil para a família toda, e Matt se lembra de que costumava ficar na cama ouvindo as violentas discussões dos pais no quarto ao lado.

Enquanto essas brigas prosseguiam, ele começou a sentir dores de cabeça. Em vez de continuar animado e atento o tempo todo, notou que caía em crises de depressão. Depois que foi para a faculdade, o afastamento de casa não melhorou os sintomas. As dores de cabeça eram tão violentas que chegavam a cegá-lo, causando tonturas e vômitos. A depressão tornou-se mais profunda, a ponto de, no fim do primeiro semestre, forçá-lo a abandonar os estudos. Ele encontrava dificuldades até em concentrar-se para ler o jornal ou ouvir música.

Matt foi morar com o pai, um advogado de renome que se desapontou amargamente com o fracasso do filho. Ele arranjou para Matt um emprego como funcionário de uma firma e o enviou a psiquiatras, que tentaram a terapia de análise e receitaram antidepressivos. Nada disso deu resultados satisfatórios ou prolongados. O tratamento médico para as dores de cabeça também não alcançou sucesso. Quando estava com 21 anos, Matt continuava tão deprimido que precisava lutar contra a ideia de suicídio.

Nessa época, um amigo lhe falou sobre a meditação. Seu médico achou que ela poderia ajudá-lo e aconselhou-o a tentar. Matt aprendeu que se trata de uma técnica puramente mecânica, que deve ser praticada por vinte minutos, pela manhã e à noite. A pessoa senta-se tranquilamente em uma cadeira com os olhos fechados, usando uma palavra especialmente indicada, um mantra, escolhido apenas pelo som e não pelo significado. O som atrai a mente e a leva, sem esforço e naturalmente, a níveis mais sutis do processo de pensar.

Como a percepção capta o som indo e vindo, começa a buscar níveis mais sutis até qualquer pensamento ficar para trás. Nesse ponto, dizemos que a mente transcendeu. Como não está mais presa a nenhum tipo de pensamento, fica exposta a sua natureza mais profunda, a pura percepção. O silêncio dessa percepção pura causa um enorme alívio à mente e ela aprende a não se prender aos padrões de pensamentos. Os hábitos rígidos de pensar e sentir começam a se diluir naturalmente. Quando isso acontece, a mente está realmente aprendendo a curar-se.

Nas primeiras vezes em que meditou, Matt notou, de fato, uma mudança bem-definida em seu estado mental. Começaram a surgir pequenas ilhas de claridade, quando ele sentia a atenção plena, ficando livre do embotamento ou da depressão e cheio de felicidade. Essas ilhas foram aumentando com o tempo, e Matt vivia à espera desses momentos. No entanto, continuavam restritos às meditações. Quando ele voltava a entrar em depressão, esta o invadia com toda a força. Depois de alguns meses, ele me fez uma consulta.

– Você está experimentando níveis diferentes de percepção – eu disse. – Sua depressão está em certo nível, as dores de cabeça em outro e as ilhas de claridade em um terceiro.

A meditação o leva a mergulhar mais profundamente em si mesmo, até alcançar uma área que a moléstia não atingiu. Esse é seu verdadeiro domínio interior. Continuando a se entregar à meditação, esses momentos de claridade se expandirão e acabarão se tornando seu estado normal. No momento, você está preso a certos padrões de percepção que seu corpo conhece. A depressão prendeu sua atenção e você acha difícil ou impossível focalizá-la em outras coisas. Contudo, pode se entregar, como já percebeu. A meditação é um tipo de entrega que permite, simplesmente, que você seja o que é. Quando deixar que isso aconteça, sua atenção voltará sempre ao nível silencioso, pacífico e imutável a que chamamos apenas o ser, o eu. O eu é a base da mente, e, voltando-se para ele, você preencherá o pensamento com paz e quietude.

Desenhei um diagrama simples:

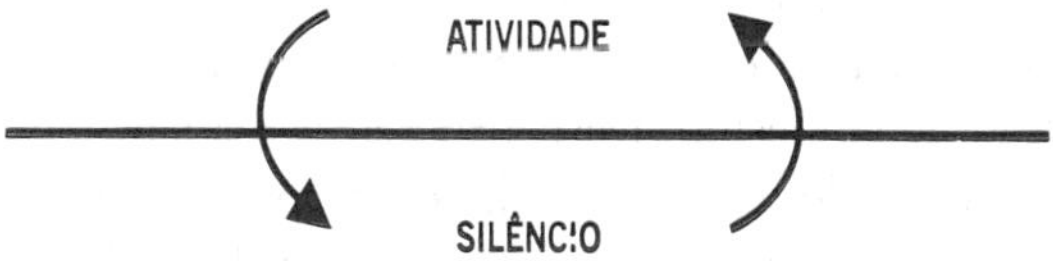

– A técnica da meditação leva a mente da atividade ao silêncio. Depois de alguns segundos ela volta naturalmente, como um mergulhador retorna à superfície. O que a traz de volta? Os mesmos impulsos que nos guiam a cada dia, nossos desejos. Um pequeno desejo causa uma ondulação de atividade no silêncio e à medida que nele se expande você tem um pensamento completo. Todavia esse pensamento já não é o mesmo. Recebe uma aura de felicidade e frescor, pois você o captou em seu nível mais profundo.

Matt comentou que um novo fenômeno tinha começado recentemente. Quando sentia um desses momentos de claridade, via subitamente as frases de um verso. Formavam um poema completo que ele não conseguia captar por cada palavra ou até mesmo pelo processo normal do pensamento. Simplesmente, aparecia.

– Esse é um bom sinal – falei. – À medida que você chega mais perto de seu âmago criador, todo seu modo de pensar está mudando. Em vez de surgirem aos poucos, as coisas vão aparecendo como um todo. Sem conflitos. O eu interior é uma paisagem diferente, um novo cenário que a mente absorve. Quando estiver nessa paisagem diferente, ela também mudará.

Em tom gentil, continuei: – O sofrimento intenso de sua mente é uma distração da realidade. A realidade é que você pode chegar a essas ilhas de paz quando quiser. Elas são parte de você. Se vivesse nelas constantemente, a depressão não poderia atingi-lo. O que a meditação ensina é que a realidade, em seu sentido global, tem uma atração poderosa. Tenta atraí-lo à sede do eu. Você já está começando a confiar nesse processo, não é?

Matt admitiu que sim, dizendo ainda que suas dores de cabeça tinham diminuído muito. Começava até a encarar a possibilidade de realizar seu grande sonho, ser um escritor.

– Essa confiança é outro bom sinal – comentei. – Está se lembrando de si mesmo. Descobrir seu verdadeiro eu é um processo profundo, interminável. Seu corpo já está ouvindo sinais mais saudáveis e, enquanto prosseguir levando a mente à fonte, os sinais ficarão cada vez mais saudáveis. Você fez uma conquista; a melhora é apenas uma questão de tempo.

A meditação como remédio

Essa é a história encorajadora de um paciente, mas a aplicação da meditação para o tratamento de doenças em larga escala também é muito promissora. Um dos melhores exemplos é no combate à pressão alta, ou hipertensão, a terrível "assassina silenciosa" que quase não provoca sintomas, mas está envolvida na maioria dos casos de infartos e derrames.

Cerca de um terço dos americanos adultos vive à beira da hipertensão; os médicos calculam que 30 milhões de pessoas foram avisadas do perigo e ainda não iniciaram tratamento. Nessa fase limítrofe, o paciente sujeito à hipertensão reage bem à meditação. Esse fato foi estabelecido pela primeira vez em 1974, por meio de um estudo da Escola de Medicina de Harvard. Vinte e dois pacientes hipertensos foram examinados 120 vezes, antes e depois de meditar. Durante um período que variou de um mês a cinco anos, a média de leitura da pressão caiu de 150/94 para 141/88. Foi o suficiente, portanto, para baixar o número inferior (pressão diastólica) a um nível aceitável, mas não baixou tanto o mais elevado (pressão sistólica) até chegar ao nível necessário, que nos Estados Unidos é considerado normal, de 120 a 130. Mas houve uma melhora marcante. Esses resultados se repetiram em outras pesquisas, sem qualquer relação com medicamentos para baixar a pressão arterial.

Você pode achar que não é um grande feito baixar uma hipertensão ligeira, mas essa leve variação é considerada muito perigosa com o passar do tempo. Metade das mortes associadas à hipertensão está nessa linha divisória. As companhias de seguro usam o exame da pressão arterial como melhor indicador da probabilidade de vida. A expectativa é de que um homem de meia-idade com pressão arterial normal (120/80) viva 16 anos mais que alguém que sofre de hipertensão moderada (150/100). Usando apenas a prática da meditação, a maioria das pessoas com menos de 40 anos pode baixar até o limite da hipertensão, que é 130/90.

A meditação também pode baixar um nível anormalmente elevado de colesterol. Esse é um fator predominante de risco de infartos, já que sua presença no sangue está diretamente ligada às placas de gordura depositadas que bloqueiam as artérias do coração. À primeira vista, é surpreendente que a mente consiga controlar o colesterol. Seu nível de colesterol é determinado por uma complexa interação de diversos fatores de ordem física, em que alimentação, idade, hereditariedade, eficiência digestiva e o desempenho do fígado têm importante papel. Há alguns anos, dois pesquisadores de Israel, M. J. Cooper e M. M. Aygen, selecionaram 23 pacientes com níveis elevados de colesterol: 12 aprenderam a técnica de meditação e passaram a praticá-la durante 11 meses e os outros 11, não.

No fim desse período, no grupo que meditava, o nível de colesterol baixou na média de 255 para 225 (a média entre adultos, nos Estados Unidos, é de 200). Os que não meditavam não demonstraram diminuição marcante. As pessoas selecionadas para a experiência foram escolhidas sem levar em conta fatores como idade, alimentação, peso e exercícios. Reduções semelhantes foram obtidas em outro estudo da mesma equipe, dessa vez demonstrando que o colesterol pode baixar nas pessoas que possuem o nível de colesterol mais normal.

Esses achados sugerem que todo o sistema mente-corpo pode ser influenciado por uma única técnica mental e, graças aos resultados encorajadores com a hipertensão e o colesterol, as pesquisas foram recentemente expandidas para abranger várias outras doenças. O Dr. David Orme-Johnson, um psicólogo pesquisador, examinou a saúde de 2 mil praticantes da técnica de meditação. Todas as pessoas examinadas por ele pertenciam a um seguro de saúde em grupo para adeptos de meditação. Para se qualificar, a pessoa assinava uma declaração de que praticava meditação regularmente e se submeteria a exames periódicos para confirmar que meditava corretamente. Esse seguro era coberto por uma seguradora de porte nacional, que também cobria outras centenas de grupos. Na cláusula não havia requisitos sobre alimentação ou estilo de vida.

Orme-Johnson queria estudar a diferença na média de consultas médicas entre os praticantes da meditação e as pessoas comuns. E chegou a uma conclusão espantosa. Os praticantes consultavam médicos:

46,8% menos se eram crianças (0 – 19 anos)
57,7% menos se eram adultos jovens (19 – 39 anos)
73,7% menos se eram adultos mais velhos (40 anos em diante)

Isso representa uma notável melhoria na saúde. Um adepto da meditação de meia-idade, por exemplo, fazia quatro vezes menos consultas que a pessoa comum. O fato de pessoas mais velhas receberem mais benefícios também é muito significativo. Observando as doenças, especificamente, o estudo constatou que o infarto e o câncer, as duas causas principais de morte nos Estados Unidos, foram reduzidos bem abaixo da média. Os praticantes de meditação tinham:

87,3% menos internações em hospitais por infarto
55,4% menos internações em hospitais por tumores benignos e malignos de todos os tipos

Ninguém observou diminuições como essas na aplicação das técnicas convencionais de prevenção. Se um medicamento para redução do colesterol fosse capaz de reduzir em 50 por cento o número de infartos, inspiraria manchetes pelo mundo todo (evidentemente, isso não aconteceu). Essa verdade é duplamente reforçada nos casos de câncer. Qualquer redução nesse campo seria uma grande descoberta. Depois de cinquenta anos de pesquisas muito bem-fundamentadas, a média de casos de câncer nos Estados Unidos continua inalterada e o tempo de sobrevivência dos pacientes após o diagnóstico não foi muito prolongado. (Esse dado se refere aos pacientes como um todo; naturalmente, certos indivíduos podem reagir melhor do que as estatísticas indicam e em certos tipos de câncer: com a leucemia infantil e o câncer de mama a medicina fez grandes progressos).

Para uma comparação justa, Orme-Johnson estudou 600 mil associados da mesma companhia de seguro. Ele examinou todas as queixas alegadas em um período de cinco anos, para garantir que não havia um desvio na média devido a um prazo reduzido. Na média total, abrangendo crianças, adultos e idosos, os praticantes de meditação procuravam os médicos com metade da frequência dos demais americanos.

Como se trata de uma técnica sutil e especializada, a meditação precisa ser orientada por um instrutor qualificado e não pode ser ensinada por meio de livros. Com o Chopra Center, já formamos mais de 500 instrutores de Meditação do Som Primordial. A orientação qualificada assegura que a técnica seja passada da maneira correta em todos os seus pormenores e que ela atenda as suas necessidades particulares.

Recomendo que comece com a técnica simples da meditação baseada na respiração consciente, que descrevi anteriormente. Uma vez experimentados os benefícios de aquietar a mente, procure um instrutor qualificado para se certificar de que estará praticando a meditação corretamente. O Apêndice A traz informações sobre como localizar professores formados em Meditação do Som Primordial.

Sons que curam – as vibrações mais refinadas da natureza

A natureza oferece grande variedade de vibrações que nos remetem à nossa essência primordial. Qualquer som que ajude a acalmar e expandir a consciência pode ser considerado um som que cura. De acordo com o Ayurveda, esses sons mais sutis não são incidentais: a natureza toda é feita deles. Na completa quietude do universo mecânico quântico, os sons primordiais nascem, formam padrões e, com o tempo, desenvolvem-se em matéria e energia, na gama infinita de coisas em que se transformam: estrelas, árvores, rochedos e seres humanos. O chamado dos pássaros selvagens, o zumbido das abelhas, o som das ondas estourando nos rochedos, o barulho das folhas com a brisa do verão: todos esses sons podem promover a cura. Dê importância a passar tempo algum em contato com a natureza e ouvir os sons curativos que o envolvem. Se mora em um ambiente estritamente urbano, onde não consegue acesso frequente aos sons da natureza, leve a natureza até você com gravações do som de florestas, ondas do mar ou cachoeiras. A teoria em que se baseia o Som Primordial é a de que a mente pode voltar ao nível quântico, introduzir nele certos sons que foram distorcidos em algum período da existência e ter, assim, uma profunda influência curativa no corpo. Conectar-se regularmente a esses sons que curam é um bom remédio.

Realidade quântica

Já que se trata de um conceito estranho para pessoas que vivenciam a realidade material, como todos nós, vamos fazer uma ligeira pausa para compreender melhor o que é o Som Primordial. Os físicos ocidentais sabem que no nível mais profundo do mundo natural encontra-se o campo quântico. Um *quantum* é definido como a menor unidade de luz, eletricidade ou qualquer energia que exista. (A palavra *quantum* vem do latim "quanto".) A realidade quântica desafia nossas noções de senso comum. Por exemplo, nela não existe a matéria sólida. Um átomo era considerado a menor partícula de matéria da criação. Na verdade, a palavra átomo é de origem grega e significa "o que não pode ser dividido". No entanto, em um exame detalhado, um átomo é composto de partículas menores de matéria que giram na velocidade de um raio em um enorme espaço vazio, comparável com o vácuo do espaço intergaláctico. A distância entre dois elétrons é proporcionalmente maior do que a que separa a Terra do Sol.

Se você aproximar ainda mais esses pedacinhos de matéria subatômica, verá que não são absolutamente matéria, mas apenas vibrações de energia que adquiriram a aparência de solidez. Essa descoberta, de que a matéria é uma flutuação da energia usando um disfarce diferente, impulsionou a revolução quântica liderada por Einstein e seus colegas no começo do século XX. Em vez de confiar nas partículas sólidas que se movem como bolas de bilhar sobre a mesa, os físicos se confrontaram com vibrações fantasmas que pareciam substanciais em um minuto e abstratas no seguinte.

A revolução quântica tornou inevitável a mudança de nossa visão do mundo. A física quântica provou que a infinita variedade de objetos que nos cerca, como estrelas, galáxias, montanhas, árvores, borboletas e amebas, é ligada por campos quânticos infinitos, constantes e eternos, um tipo de manta invisível que abriga toda a criação. Objetos que nos parecem separados e distintos estão, na realidade, presos nas malhas dessa manta vastíssima. As bordas de qualquer coisa, como uma cadeira ou uma mesa, não passam de uma ilusão imposta por nossa visão limitada. Se nossos olhos fossem adaptados ao mundo quântico, veríamos que essas bordas se diluem, dando lugar a campos quânticos ilimitados. A descoberta desse nível quântico da natureza teve aplicações práticas. Ela nos deu os raios X, os transistores, os supercondutores, o raio laser, coisas que eram inconcebíveis até a ciência ter se aprofundado mais na estrutura da criação.

Agora se acredita na existência de um supercampo, ou campo unificado, que é a realidade principal em que se fundamenta toda a natureza. Como uma árvore cujos brotos formam pequenos ramos, que formam galhos, que formam o tronco, toda a multiplicidade da natureza se agrega nesse campo que tudo abrange. Como também somos parte da natureza, fazemos parte desse campo unificado. Está em nós e a nossa volta o tempo todo.

E você pode perceber esse campo que tudo abrange em sua própria mente por meio da meditação. Um adepto da meditação descreve assim a experiência:

> Sinto os limites da mente se ampliando, como um círculo que aumenta sempre sua circunferência, até desaparecer e ficar apenas o infinito. É uma grande sensação de liberdade e de participação na natureza, bem mais verdadeira e natural do que estar confinado a um espaço reduzido.

Sem dúvida, trata-se de uma dramática mudança de percepção que leva a mente a alcançar uma nova e profunda verdade: o ser humano é mais que um simples pedaço de carne e sangue localizado no tempo e no espaço. Na verdade, temos dois lares, um local e outro infinito. Se você se voltar ao aspecto físico, descobrirá o mundo de nossos sentidos, os elétrons, os quarks e outras partículas elementares que também parecem localizadas no tempo e no espaço. No entanto, se chegar ao umbral quântico, cada partícula será o cume de uma onda que se expande em todas as direções através do espaço-tempo. Sendo assim, você não pode se ver claramente até perceber suas duas identidades.

A mesma pessoa continua a descrever sua meditação:

> Às vezes o sentido do infinito é tão forte que perco a sensação do corpo ou da matéria em uma percepção infindável, sem limites, um estado contínuo e imutável de consciência.

É bem improvável que essa descrição seja apenas uma ilusão subjetiva. Inúmeras outras, semelhantes, têm sido registradas em todas as tradições espirituais do homem, no Oriente e no Ocidente.

O som como remédio

Surge a pergunta óbvia: como estamos ligados a esse campo unificado? Por laços invisíveis de leves vibrações, chamadas pelo Ayurveda de Som Primordial. Do ponto de vista da física moderna, isso é plausível. Evidentemente, quando dois elétrons estão juntos em um átomo de hélio, apesar do imenso vácuo que os separa, existe um elo muito forte. Esse elo também deve ter em si um desígnio da criação, já que cada átomo do universo é perfeito e continua perfeito para sempre.

Os sábios do Ayurveda afirmavam que tinham captado esses elos que atuam como a cola do universo por meio dos sons. Conseguindo ouvir, podiam reproduzi-los e repeti-los aos outros. Um Som Primordial pode ser falado ou cantado, mas é ainda mais poderoso se for usado internamente, como um som mental. A prova de que esse Som Primordial existe está em sua aplicação. Se o corpo é fundamentalmente reunido por sons, como alegam os sábios, a presença de uma moléstia significa que alguns desafinaram.

ATÉ OS 75 ANOS Molly Sanders não tinha nenhum problema de coração. Passou a ter crises repetidas de dor no peito, diagnosticadas como angina pectoris. Molly não precisava fazer nenhum esforço, elas surgiam quando estava quieta, sentada, ou a acordavam no meio da noite.

Seu diário registra 15 desses episódios entre janeiro e maio, quando a angina começou a se manifestar — ou seja, uma média de três crises por mês. Algumas eram leves e passavam em dois ou três minutos, mas outras, mais graves, irradiavam dor a partir do centro de seu peito por até dez minutos, deixando-a com palpitações e meio desfalecida. - Não conseguiria ter vivido tanto se me preocupasse com meus problemas - dizia às amigas. Mas a experiência a assustava.

Quando procurou seu cardiologista, os exames de Molly não mostraram nenhuma obstrução grave nas artérias coronárias. Como acontece com a maioria das pessoas idosas, as artérias estavam um pouco enrijecidas, mas não havia depósito de grandes placas de gordura dificultando a chegada do oxigênio ao coração. No entanto, existe um segundo tipo de angina, provocada por espasmos dos vasos coronários, e esse era o problema de Molly. Suas artérias estavam tão estreitas que até a mais moderada e quase imperceptível tensão as comprimia o suficiente para provocar um ataque de angina.

– Ainda não sabemos muito sobre a situação – informou o médico. – O que você precisa fazer de agora em diante é maneirar.

– Quando se tem 75 anos – Molly rebateu –, tudo o que você faz é maneirar.

Apesar de ter começado a seguir a medicação indicada para estabilizar os vasos sanguíneos, ela queria fazer o possível para evitar tomar remédios por muito tempo. No início de junho, seguindo o conselho de seu filho, Molly se tornou nossa paciente. Depois de avaliar todo seu histórico médico, nós a orientamos a fazer meditação e a encorajamos a começar a perceber diariamente os sons da natureza.

Depois disso, ensinamos-lhe a entoar em voz alta o som associado ao centro do coração. De acordo com o Tantra, tradição espiritual intimamente ligada ao Ayurveda, cada um de nós tem sete centros de energia denominados chakras, que podem ser entendidos como pontos de contato entre a mente e a matéria.

O primeiro centro, na base da coluna, é associado às questões básicas de sobrevivência. O segundo centro, na região reprodutora, governa a criatividade. O terceiro, localizado no plexo solar, tem relação com o poder pessoal. O quarto centro, no coração, é importante nos relacionamentos. O quinto chakra, localizado na garganta, é responsável por nossa expressividade. O sexto fica entre os olhos (normalmente conhecido como o "terceiro olho") e é o centro da inspiração e da intuição. Finalmente, o sétimo se localiza no topo da cabeça e diz-se que ele se abre quando experimentamos estados elevados de consciência.

Cada chakra tem um mantra correspondente. Segundo o Tantra, executar o mantra com a atenção voltada para o respectivo chakra pode liberar energias que talvez estejam congestionadas naquela região.

Os mantras para cada um dos sete centros de energia são:

Chakra	Localização	Mantra
Primeiro	Base da coluna	Lam
Segundo	Genitália	Vam
Terceiro	Plexo solar	Ram
Quarto	Coração	Yum
Quinto	Garganta	Hum
Sexto	Terceiro olho	Sham
Sétimo	Coroa	Om

Incentivamos Molly a entoar o som do chakra do coração várias vezes ao dia. Dois meses depois, Molly me escreveu uma animada carta que começava com: "Não tenho mais dores!" As crises de angina cessaram definitivamente uma semana depois que ela começou a usar o mantra do chakra do coração: Sua carta transparecia alegria e alívio. Agora, ela se sente confortável em se movimentar. Muitos dos que sofrem de angina preocupam-se muito com os excessos, ainda que os mais comedidos. Neste verão ela deu um passo corajoso e matriculou-se num curso universitário de período integral. Contou-me com orgulho que é a mais velha graduanda da história de sua faculdade.

Como o Ayurveda explica os efeitos do uso do som para a cura? Conscientemente, não é possível analisar todas as vibrações que influenciam sua vida. A oscilação dos átomos que envolvem suas células, o batimento de seu coração, o ritmo dos planetas, tudo isso influencia sua vida de maneira sutil, mas profunda. Segundo o Ayurveda, as muitas vibrações diferentes que envolvem nossa vida às vezes "saem de sincronia". A desarmonia que surge disso alimenta a doença.

Nesse caso, o Ayurveda nos orienta a utilizar um som específico como molde que age nas células desordenadas alinhando-as de volta ao padrão, não no aspecto físico, mas no que se refere a corrigir a sequência de sons no coração de cada uma delas. No caso de um mal como a angina, sabemos que o cérebro envia determinados sinais que constringem as artérias por intermédio de moléculas mensageiras que estimulam as células nervosas e musculares nas camadas internas dos vasos sanguíneos. Os espasmos de Molly eram causados por um tipo de mensagem inapropriada. Alguns medicamentos utilizam esse processo inibindo os mensageiros químicos do cérebro a fim de que a mensagem nunca seja entregue. A verdadeira origem das moléculas, porém, é a mente. Se agirmos diretamente no processo de consciência e corrigirmos os impulsos cerebrais, o tratamento será mais eficiente e menos agressivo. Esse é o propósito dos sons de cura.

O grau de cura atingido pelo som varia conforme o indivíduo. Após vários anos prescrevendo sons, testemunhamos centenas de casos em que pacientes com doenças do coração, câncer, esclerose múltipla e até Aids reportaram alívio da dor, da ansiedade e de vários outros sintomas desagradáveis. Esses são dados aleatórios, o que significa que não foram analisados estatisticamente de acordo com os controles necessários à validação científica. Assim, não podem ser oferecidos como constatação de que o som seja uma técnica sutil de cura, de que seja eficaz conforme os padrões da medicina científica, e há um longo caminho a ser percorrido até que uma prova incontestável esteja disponível. Em contrapartida, a abordagem ayurvédica é fundamentada em milhões de anos de experiência e sua aplicação pode complementar os benefícios do tratamento médico tradicional.

Descobrir que o corpo humano é fundamentalmente uma rede sonora surge como uma revelação, e, na prática, a teoria rende resultados admiráveis. Em questão de horas a autoimagem de um indivíduo é completamente reformulada; as pessoas relatam imensas transformações em seu poder de percepção. Utilizar o som da cura ilustra perfeitamente o ditado ayurvédico "o mundo é como você". Quando sua percepção se abre internamente, o mundo se abre também.

Visualizações que curam – usar a atenção e a intenção

Concentrar sua atenção em uma parte do corpo que precisa de cura e mostrar uma intenção é uma poderosa técnica terapêutica. Segundo o Ayurveda, "Tudo em que depositamos nossa atenção se torna mais poderoso em nossa vida." Se você passa duas horas por dia na academia de ginástica trabalhando o corpo, seus músculos vão se desenvolver, mas as notas na escola podem cair. Se você passa as noites e os fins de semana no escritório, seus negócios talvez prosperem, mas suas relações familiares podem ser prejudicadas.

O Ayurveda afirma que você pode usar a intenção para ativar a cura em seu corpo. Pode transformar sua mente e seu corpo direcionando conscientemente sua vontade para o aspecto que acredita precisar de atenção.

Outro princípio do Ayurveda é o de que "A intenção tem um poder de organização infinito". Isso quer dizer que simplesmente ser claro sobre o objetivo desejado pode ter um efeito enorme sobre o fato de atingi-lo sem ter de necessariamente cuidar de todos os detalhes. Quando você quer lançar uma bola de beisebol, não precisa analisar a contração e o relaxamento de cada músculo em seu corpo, você apenas tem a intenção e sua inteligência interior coordena as milhões de atividades necessárias para que arremesse a bola. A liberação de açúcar pelo fígado, o metabolismo do açúcar em energia, as alterações na corrente sanguínea e seu padrão respiratório são gerenciados pela natureza sem seu controle consciente. Se tivesse de, conscientemente, atentar para os detalhes, nunca realizaria nada.

Você pode usar esses princípios para manifestar as forças de cura em seu corpo; mesmo que não tenha percebido, pode influenciá-las. Despertar seu poder curativo requer uma gama de procedimentos diferente daquela por meio da qual você realiza suas atividades normais. Quando quer levantar a mão, você envia um sinal do cérebro até a coluna vertebral que provoca a contração de certos músculos e o relaxamento de outros. Quando a intenção é diminuir a pressão sanguínea ou aumentar sua imunidade, precisa usar uma abordagem mais sutil que se baseia na sua atenção e intenção.

Experimente a visualização a seguir e veja se é capaz de intervir em funções de seu corpo que até agora imaginava que não seria possível influenciar.

Visualização de cura

Sente-se quieto e com os olhos fechados por alguns instantes. Concentre-se em seu coração e agradeça por tudo aquilo por que é grato.

Agora mentalize a vontade de extravasar qualquer sofrimento, arrependimento ou hostilidade que possa estar carregando em seu coração ou sua mente. Depois, se quiser, poderá devolver essas angústias à sua consciência, mas, no período da meditação, deixe-as ir.

Por um momento, repita silenciosamente a frase: "Que seja feito." Direcione-a para a sua ideia de consciência universal, seja ela Deus, Espírito ou o que for. Repita como um mantra: "Que seja feito."

Mentalize o desejo de aquietar seu diálogo interno e permita que sua atenção percorra seu corpo. Se identificar uma região tensa, mentalize que deseja relaxá-la.

Em seguida, concentre-se na respiração. De início, simplesmente observe-se respirando, depois, mentalize o desejo de diminuir o ritmo da respiração.

Mova-se conscientemente até o coração. Perceba seu batimento, o som e a sensação. Mentalize para que o ritmo do coração desacelere. Agora, foque a atenção em suas mãos. Sinta a pulsação e o calor que chegam do coração. Mentalize aumentar o fluxo de sangue e a temperatura das mãos.

Leve sua atenção aos olhos. Sinta o pulsar do coração em seus olhos e seu rosto.

Permita então que sua atenção se mova livremente pelo corpo. Sinta o calor, o latejar e as pulsações do batimento cardíaco onde quiser. Se encontrar uma parte do corpo que precise de cura, direcione o calor até ela. Se não tem consciência de uma área assim em seu corpo, volte-se para o coração. Leve o calor palpitante de seus batimentos até qualquer ponto que deseje nutrir e curar.

Consciente e mentalizando a área de cura em seu corpo, repita por alguns minutos essas duas palavras como um mantra: "cura e transformação".

Volte-se novamente para seu coração, agora sem mentalizar nada. Simplesmente perceba seus batimentos. Depois concentre-se em respirar. Passados alguns instantes, abra os olhos para encerrar a meditação de cura.

Essa meditação inicialmente aumenta a temperatura e a circulação sanguínea em partes do corpo que precisam ser nutridas, e, então, passa à intenção de curar. É uma meditação muito poderosa, e é importante lembrar-se de completar toda a sequência, incluindo a mentalização de agradecimento e liberação das angústias. Pratique a meditação de cura sempre que possível. Com o tempo, você vai conseguir sentir o calor e a pulsação onde escolher, e será capaz de ativar em seu corpo a energia de cura com a atenção e a intenção.

Terapia Marma – estimulando os pontos de encontro entre mente e corpo

Como em cada célula existe inteligência, a mente e o corpo se encontram em toda parte e não apenas no cérebro. De fato, se você retirar a máscara física, uma célula é realmente um ponto de junção entre a matéria e a consciência, um cruzamento onde o corpo mecânico quântico e o mundo exterior se encontram. Certos pontos de junção, no entanto, são mais vitais que outros. O Ayurveda usa certos pontos extremamente sensíveis localizados na pele. Existem 107 desses marmas, como são chamados. Apesar de invisíveis, os marmas são acessíveis por meio do tato, e considerados pontos críticos para a manutenção do equilíbrio geral do corpo. Uma técnica de massagem chamada Terapia Marma é a indicada para estimulá-los; depois de aprendê-la em nossas clínicas, o praticante pode fazê-la em casa.

Os antigos textos ayurvédicos sobre cirurgia previnem os médicos para que não façam incisões nos pontos em que estão os marmas, mapeados precisamente de acordo com seu local e função. Esse mapeamento parece com os meridianos da acupuntura chinesa, mas não é igual. A Terapia Marma antecedeu o estudo chinês e provavelmente foi sua ancestral direta. Uma sábia precaução é evitar danos aos marmas. Mesmo não interceptando vasos sanguíneos e nervos importantes, eles são igualmente vitais, porque marcam as áreas em que se move a inteligência interior, indicando os pontos de máxima sensibilidade e percepção.

Estimulando os marmas

A ligação entre a consciência e o organismo é reforçada com o estímulo dos marmas. Existem várias maneiras de ativar um marma. Uma é por meio dos suaves movimentos de yoga descritos na terceira parte do livro, dedicada aos exercícios. Quando você movimenta o corpo em uma posição de ioga, distende delicadamente determinados pontos marmas no meio da testa. O óleo na testa, usado no panchakarma (shirodhara), é profundamente calmante porque o líquido aquecido cai diretamente em um dos principais pontos marmas, no meio da testa. Do mesmo modo, a massagem de óleo usada na rotina diária (abhyanga) atinge todos os marmas da pele e esse contato é imediatamente registrado pelo sistema nervoso central. Os pontos marmas permitem que você "fale" diretamente com o dosha Vata e o mantenha em equilíbrio.

Como os marmas não são superficiais, mas penetram profundamente no sistema orgânico, podem ser estimulados mentalmente. A meditação estimula todos eles, principalmente os "três grandes marmas" (Mahamarma) situados na testa, no coração e no baixo abdome. Esses pontos não estão localizados na superfície da pele e precisam ser estimulados diretamente através do corpo mecânico quântico. Como exercem influência sobre todos os menores, são os pontos que devem ser mais estimulados.

Terapia clínica marma

O Chopra Center oferece uma terapia especial marma, que inclui as instruções para o tratamento doméstico. Os pontos marmas correspondem a cada um dos três doshas e são estimulados com uma mistura de óleos essenciais apropriada. Em primeiro lugar, o paciente é diagnosticado conforme seus desequilíbrios específicos. Digamos que uma dor de cabeça crônica foi associada com o desequilíbrio de Prana Vata, o subdosha de Vata localizado na cabeça. Técnicos treinados massageiam delicadamente os pontos marmas na ordem precisa que corresponde a Prana Vata, aplicando o óleo fitoterápico adequado. Os pacientes consideram o tratamento extremamente relaxante, e alguns reportaram alívio da dor e outros sintomas crônicos recorrentes.

Marmas em casa

Como os marmas precisam ser localizados por um olho treinado, já que variam um pouco de pessoa a pessoa, essa terapia clínica não pode ser ensinada em um livro. Contudo você pode estimulá-los de um modo mais generalizado. Na sola dos pés existem agrupamentos importantes. Uma massagem suave, de três a cinco minutos por dia com óleo de gergelim é recomendada para verificá-los. Um bom horário para aplicá-la

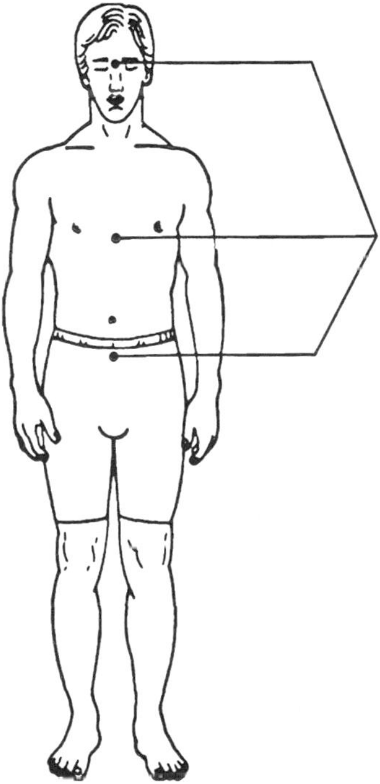

Três pontos marmas importantes para massagear em casa.

é à hora de dormir, pois o efeito calmante no sistema nervoso e no dosha Vata, em particular, faz da massagem um ótimo prelúdio para um bom sono.

Quando você faz seu abhyanga diário, também é um bom momento de dar atenção especial aos três marmas importantes, ilustrados a seguir.

Um está localizado entre as sobrancelhas e chega ao meio da testa. Massagear delicadamente essa área de olhos fechados é recomendável para combater preocupações, dores de cabeça, tensão e outros problemas do Vata superior. O que está localizado no coração (sua verdadeira posição é logo abaixo do esterno, onde termina a caixa torácica) é indicado para acalmar as emoções que criam tensão. O que fica no baixo abdome, quase dez centímetros abaixo do umbigo, é indicado para combater a prisão de ventre, gases e outros problemas relacionados com o Vata inferior. Faça leves movimentos circulares durante poucos minutos em cada um. O marma da testa pode ser escolhido para ajudar a adormecer, mas não o pressione com muita força ou apressadamente; isso poderia perturbar seu Vata em vez de acalmá-lo.

Acessar a bênção da natureza

Se você pensar em uma experiência feliz (como o nascimento de uma criança, um belo pôr do sol ou um lago alpino ao amanhecer) e transportar seu sentimento além desse momento fixo, chegará a um novo estado chamado "pura felicidade". O Ayurveda nos ensina que a felicidade pura é fundamental para a qualidade de vida. Em sânscrito, essa qualidade é chamada ananda, que geralmente é traduzida por bem-aventurança.

Com a popularidade que os ensinamentos orientais ganharam no Ocidente, as pessoas passaram a usar a palavra "bem-aventurança" para expressar vários tipos de emoções positivas. Para maior precisão, a "bem-aventurança" é um conceito abstrato demais para ser experimentado. Por analogia, como você tem a sensação de ser inteligente? A bem-aventurança, como a inteligência, é uma abstração. Reside no corpo mecânico quântico em forma pura e chega à superfície apenas nas condições exatas. Você não pode ver ou tocar em milhares de processos, no cérebro e no corpo, que precisam ser coordenados para criar a bem-aventurança. Contudo existe um sentimento definido, a pura felicidade, que pode ser sentido e prova que a bem-aventurança existe.

De acordo com os sábios ayurvédicos, todas as nossas alegrias se originam na felicidade pura. É a luz brilhante que não vemos diretamente e que apenas se reflete em menores alegrias.

Porém, essas luzes menores não existiriam sem a maior. Mesmo na sociedade ocidental, onde o dinheiro, a beleza física e o sucesso são igualados à felicidade, todos têm momentos inesperados em que a vida parece absolutamente perfeita e cheia de alegria. Se você pudesse viver em um estado de pura felicidade o tempo todo, teria a essência prática da saúde perfeita.

Entrar em sintonia com as dádivas da natureza

A natureza oferece uma rica fonte de energia e nutrição que tem efeitos curativos tanto no corpo como na mente. Receba os presentes da natureza por meio dos cinco sentidos:

- Caminhe descalço na terra por alguns minutos todos os dias. Concentre-se em seus pés e na terra, mentalizando o desejo de absorver o alimento do solo.
- Tenha contato com a água na natureza. Permita que sua influência renovadora e coerente inunde seu ser.
- Permita que a luz e o calor do sol o invadam. Agradeça a força energizadora do sol, fonte de toda a vida na Terra.
- Caminhe por lugares arborizados e inspire profundamente a brisa fresca. O horário ideal para receber a força vital das plantas é logo antes de amanhecer e assim que o sol se põe.
- Observe as estrelas à noite. Permita que sua consciência preencha os céus e o que Cosmo a preencha.

A naturalidade da bem-aventurança

Cada dosha expressa um sabor diferente de felicidade, e alguém que está em perfeito equilíbrio pode sentir todos eles:

Vata – estimulante, alegre, alerta, animado, otimista, flexível.

Pitta – satisfeito, feliz, nobre, amável, franco.

Kapha – constante, forte, bondoso, corajoso, generoso, afeiçoado, sereno.

Como na maioria dos casos, Vata é o líder dos outros doshas. Ele transmite alegria por meio do sistema nervoso central, causando mudanças nas células do corpo todo. No entanto, sem o equilíbrio entre os três doshas, seu organismo não suporta a pura felicidade por períodos prolongados. Um dos principais objetivos do Ayurveda é essa mudança, limpando as janelas da percepção interior. Nosso estado normal de consciência é geralmente mal-equipado para perceber toda felicidade existente em nosso interior.

Como a psicologia convencional se concentra mais nos estados anormais (como as neuroses e psicoses), tem esclarecido muito pouco os efeitos da felicidade, e a medicina comum, menos ainda. Sem dúvida, os momentos de êxtase têm sido elogiados por poetas, religiosos e pessoas comuns, porém sem nenhuma relação com estados mais saudáveis. Apenas surgiu essa ligação quando Abraham Maslow, nos anos 1950 e 1960, começou a estudar um grupo de pessoas altamente capacitadas em seus diversos campos de ação e que ele chamou de "autorrealizadas". Essas pessoas, segundo Maslow logo descobriu, levavam uma vida muito diversa e individualista. À primeira vista, não havia nenhuma semelhança entre um empresário bem-sucedido, um famoso romancista ou um grande maestro. Mas Maslow soube que, apesar dos diferentes estilos de vida, muitos deles tinham sentido o que ele chamou de "experiências de pico", momentos de intenso bem-estar e alegria.

Durante seus momentos de "pico", essas pessoas sentiam uma total transformação na personalidade. Os obstáculos, que pareciam enormes na vida comum, passavam a ser risíveis. Eram invadidos por uma avassaladora sensação de poder, sentindo-se muito calmos e perfeitamente afinados com a vida.

Os mais talentosos atletas e esportistas podem testemunhar momentos em que, sem esforço, excederam a própria capacidade. Como descreve Patsy Neal, a campeã de basquetebol feminino: "Existem momentos de glória que ultrapassam a expectativa humana, vão além da capacidade física e emocional do indivíduo. Algo *inexplicável* invade e instila vida na vida conhecida. A atleta ultrapassa a si mesma, transcende o natural, quase flutua em seu desempenho, atraindo forças que não sabia que existiam".

Maslow descobriu que a experiência de pico era extremamente terapêutica. Seus pacientes atribuíam as principais mudanças em sua vida à súbita compreensão captada nesses momentos: descoberta de nova confiança e criatividade, inesperadas soluções para graves dilemas, certeza de que nenhum medo poderia tocá-los... Em alguns casos, depressões prolongadas ou neuroses de ansiedade desapareceram da noite para o dia, e nunca mais voltaram.

Maslow ficou muito impressionado, e seu estudo pioneiro aumentou consideravelmente a variedade de experiências positivas que passaram a ser consideradas normais na psique humana. Porém ele não encontrou um meio de proporcionar essa experiência de pico a ninguém nem descobriu sua fonte. Sem uma técnica para transcender, ele só podia esperar por esses momentos ocasionais em que as cortinas se abrem e a psique ultrapassa o estado comum de vigília.

Superfluidez

Recentemente, médicos e psicólogos descobriram um estado em que as pessoas criativas geralmente entram sem esforço, chamado popularmente de fluir, ou "fluidez". Durante esses períodos, os projetos de trabalho parecem progredir por conta própria e até a maior concentração não requer esforço. Enquanto estão nesse fluir, as pessoas criativas, em qualquer campo, têm a prazerosa sensação de estar acima de sua capacidade normal. O problema é que a pessoa não pode ensiná-la aos outros ou desenvolvê-la. Menos de dez por cento dos indivíduos sentem esse fluir intermitente. Mesmo assim, isso representa um avanço, comparado ao grupo mínimo de pessoas autorrealizadas que Maslow calculou em menos de um décimo de 1 por cento da população em geral.

Somente depois que a ciência começou a investigar a meditação seriamente o aspecto ilusório desses fenômenos foi claramente explicado. A experiência de pico, ou sensação de fluir, indica um estado mais profundo e constante, que os pesquisadores chamaram de "superfluidez". A superfluidez é semelhante ao pico porque o esforço requerido pela atividade é reduzido ao mínimo. No estado superfluido, a ação passa a ser inteiramente automática. O empreendedor é absorvido em sua tarefa, o pensador em seus pensamentos, o artista em sua arte.

Eis, em primeira mão, a descrição de um adepto da meditação: "Uma suave mas poderosa sensação de bem-aventurança equilibrada permanece quase o tempo todo na mente e no corpo. Fisicamente, é sentida como uma disposição muito agradável em todo o organismo. Essa harmonia é tão profunda e estável que se mantém até em grande atividade. Ela protege contra qualquer ruptura e torna a atividade fácil e divertida."

O termo "superfluidez" vem de um tipo peculiar de materiais chamados superfluidos, descobertos pela física há mais de cinquenta anos. Por exemplo, quando o hélio líquido é resfriado até chegar ao zero absoluto, adquire a capacidade de fluir pelas paredes do vasilhame, atravessar orifícios mínimos e, se é posto em movimento, de fluir para sempre. A razão dessa mudança ilusória está no próprio efeito do resfriamento. Submetidos à baixa temperatura, os átomos de hélio param de dar voltas a esmo e ficam em ordem perfeita, como um exército entra em formação para uma parada. Os átomos de hélio super-resfriados são tão ordeiros que conseguem atingir um estado em que não há fricção, uma superfluidez. Uma propriedade semelhante à desses materiais submetidos a grande resfriamento é a supercondutividade, a capacidade de conduzir eletricidade sem fricção. A supercondutividade também parece desafiar as leis normais da natureza, mas na verdade é uma propriedade especial que aparece naturalmente quando certas condições são atingidas.

Do mesmo modo, a superfluidez da percepção surge quando a meditação "resfria" o processo do pensamento. A mente descobre maior ordem em níveis mais tranquilos do processo de pensar, até aproximar-se da ordem absoluta do puro silêncio, sem nele resvalar completamente. Nesse ponto exato, o limite quântico da mente, ainda é possível pensar e agir, mas de acordo com regras diferentes. A pessoa sente uma expansão sem esforço e um tipo de criatividade "sem fricção", que não descobre no estado normal de vigília.

Aromaterapia – equilíbrio pelo sentido do olfato

Nossos cinco sentidos são formados, cada um, por uma vibração diferente no corpo mecânico quântico. As vibrações de luz que incidem na retina provocam uma reação bem diferente das sensações que atingem nossos dedos pelo tato. Dessa forma, a "sopa de energia" do universo é organizada em diferentes aspectos, sons, cheiros etc. Os três doshas também estão perfeitamente afinados com a natureza e cada um prefere reagir a um ou mais dos cinco sentidos:

Vata – audição e tato.
Pitta – visão.
Kapha – paladar e olfato.

Essas preferências ficam bem evidentes nas pessoas com o tipo de corpo dominado por um dosha. Os Vata puros são extremamente sensíveis ao barulho e ao menor toque em sua pele. Os tipos Pitta, especialmente os loiros e com pele clara, não aguentam a luz do sol, mesmo por pouco tempo, e são muito sensíveis à beleza visual. Os Kapha, sendo do tipo mais telúrico, amam a atmosfera da Terra e de casa. Para eles, os sabores e aromas da cozinha sãc especialmente gratificantes.

Como nós todos possuímos Vata, Pitta e Kapha, essas preferências são relativas. Por exemplo, qualquer tipo de corpo pode reagir à terapia marma, que atua por intermédio do sentido do tato; ela não é restrita aos Vata. Os antigos textos ayurvédicos nos fornecem longas listas de estímulos sensoriais que ajudam a equilibrar os doshas, entre os quais observar a lua cheia e passear à beira da água (muito bom para Pitta) ou ouvir o ruído do vento no arvoredo (muito bom para Vata). Além desse conhecimento, foi desenvolvido um tratado especial sobre a aromaterapia, que nossos pacientes acham deliciosa.

O vocabulário dos aromas

Cada dosha pode ser equilibrado com os aromas que combinam com ele. Isso é feito pelos rasas, os sabores encontrados na alimentação. Darei amplos esclarecimentos sobre os rasas na terceira parte, quando me referir às dietas, mas por enquanto convém notar que existem no Ayurveda seis paladares. Além dos quatro comuns, doce, ácido, salgado e amargo, há ainda o adstringente (que pega na boca, associado aos feijões, à romã e ao açafrão) e o pungente (condimentado). Os alimentos doces equilibram Vata e Pitta, como o cheiro doce de uma rosa. Sabores ácidos irritam Pitta, e também os cheiros ácidos e o mau cheiro em geral. O cheiro de terra úmida amplia Kapha. Cheiros amargos e adstringentes irritam especialmente Vata.

A linguagem dos sabores, portanto, é limitada ao doce, ácido, salgado, amargo, adstringente e pungente. A do nariz, por outro lado, compreende um vasto vocabulário de odores diferentes, se você tiver o olfato bem-treinado. Os odores, para serem absorvidos pelo nariz, precisam primeiro ser dissolvidos na umidade das paredes nasais e passam, então, pelas células olfatórias especializadas, que os enviam diretamente ao hipotálamo, no cérebro. (Na verdade, essas células olfatórias são os únicos nervos expostos ao ar no corpo todo, protegidos por uma fina camada de muco. São também os únicos nervos que se regeneram, refazendo-se a cada três semanas.)

O fato de o aroma ir direto ao hipotálamo é muito importante, porque esse pequeno órgão tem a responsabilidade de regular dezenas de funções corporais, inclusive temperatura, sede, fome, nível de açúcar no sangue, crescimento, sono, vigília, excitação sexual e emoções como a raiva e a felicidade. Quando se cheira algo, uma mensagem é imediatamente enviada ao "cérebro do cérebro", e dali ao corpo todo.

Ao mesmo tempo, a mensagem do odor chega ao sistema límbico cerebral, que processa as emoções, e a uma área chamada hipocampo, a parte do cérebro responsável pela memória. É por isso que os cheiros despertam velhas lembranças tão vívidas. Os odores da cozinha, as flores e os perfumes nos dão a sensação do *déjà vu*. Os jardins em que você passeou passam a fazer parte de seu íntimo, graças à impressão bem-conservada de seus odores no cérebro.

Usando a aromaterapia

No Ayurveda, os aromas são usados para enviar sinais específicos que equilibram os três doshas. De maneira geral:

Vata é equilibrado por uma mistura de aromas quentes, doces e ácidos como manjericão, laranja, gerânio-rosa, cravo-da-índia e outros condimentos.

Pitta é equilibrado por uma mistura de aromas doces e frios como sândalo, rosa, menta, canela e jasmim.

Kapha, como Vata, é equilibrado por uma mistura de aromas quentes, mas com toques mais condimentados como zimbro, eucalipto, cânfora e manjerona.

Pingue cerca de dez gotas de óleo aromático em água fervendo e deixe o cheiro suave recender no ambiente durante meia hora, podendo prolongar esse período quanto desejar.

(Existem potes especiais de velas aromáticas, mas o uso de uma xícara de chá e um pequeno aquecedor é igualmente eficaz.) A hora de deitar é a mais indicada para inalar o aroma, já que as visões e os sons variados durante o dia podem encobrir os cheiros e bloquear seus efeitos. Muitas pessoas dormem melhor aspirando-o, e ele pode ficar no quarto a noite toda.

Também existe um aspecto medicinal na aromaterapia. Os pacientes que recebem o diagnóstico de desequilíbrio de um determinado dosha usam um óleo especial para sua harmonização. É possível, realmente, restaurar seu equilíbrio com o aroma, quando se sabe qual é o subdosha e qual o aroma apropriado.

Betsy Allen, em fevereiro, pegou um resfriado que lhe afetou o peito e a obrigou a ficar de cama durante uma semana. Depois que ela se levantou e voltou às atividades, continuou com tosse. Continuou com essa tosse intermitente durante um mês, depois dois, e, quando ia chegar ao terceiro, ela submeteu-se a um exame ayurvédico para avaliar seu estado.

No diagnóstico, foi considerada um tipo Vata-Pitta, com um desequilíbrio de Vata localizado nas paredes dos pulmões. O tratamento pode ser feito de várias maneiras e seu médico escolheu a aromaterapia, prescrevendo um óleo específico para esse dosha. Ela devia inalar à noite. Betsy foi para casa sem saber o que esperar do tratamento.

– Não esperei até a hora de dormir porque a curiosidade foi mais forte – recorda. – Fervi uma xícara de água e pinguei algumas gotas desse óleo de perfume adocicado. Depois comecei a cheirar. Meu corpo reagiu de maneira inesperada, como se cada célula ficasse mais viva, desde o topo da cabeça à ponta dos pés. Continuei aspirando sempre e nunca achava que tinha cheirado o suficiente!

Ela prosseguiu:

– Naquela noite, usei o aroma do modo correto, deitada, e senti a mesma energia pecorrendo meu corpo. Minha mente considerava absurda aquela reação a um cheiro, mas meu corpo estava respondendo.

Betsy parou logo de tossir e adormeceu facilmente, como não conseguia havia meses.

Sem um diagnóstico acurado, a aromaterapia tem efeito muito generalizado. É possível que acalme um sintoma ou seja apenas um agradável relaxante. Às vezes nos surpreendemos com a boa reação em casos que resistiam a outros tratamentos, como enxaquecas, dores nas costas, erupções na pele e insônia, confirmando a verdade do princípio ayurvédico de que qualquer coisa pode ser usada como remédio, se conhecemos bem o paciente.

Como aprender a aromaterapia

Essa técnica não requer instruções, a não ser o óleo que deve ser usado. As pessoas que não podem comparecer a uma avaliação médica devem seguir apenas a indicação do dosha dominante, que é, em geral, o que se quer acalmar.

Musicoterapia – melodias para equilibrar a natureza

Quando criança, você provavelmente experimentou a influência da música em seu corpo e sua mente. A canção de ninar que sua mãe cantava o ajudava a adormecer. As músicas na colônia de férias ou na escola conectava-o com tradições de antigas gerações. Fazer parte de um coral no Natal o faz sentir a força divina.

O Ayurveda reconhece que a música pode ser usada de forma terapêutica para equilibrar o corpo e a mente. Os pacientes em nosso centro reservam algumas horas todos os dias para ouvir o tipo de música que equilibra seus doshas. A musicoterapia é um método sofisticado para alterar o organismo. A música é mais do que "reconfortante" ou "estimulante". Por que nós a ouvimos? Porque nos dá prazer, é claro, e todos os prazeres alteram o corpo de alguma forma. Nós não aferimos a pressão sanguínea para verificar se Bach ou Mozart estão afetando-a, mas se você quiser diminuir sua pressão, ouvir música clássica é considerado um bom remédio.

Música como medicamento

O fato de que a música pode ser uma terapia chegou a meu conhecimento em Nova Délhi, durante uma conferência para médicos sobre os usos clínicos da música. Nessa ocasião, uma médica ayurvédica levantou-se e anunciou que, em vez de discorrer sobre o assunto, daria uma demonstração.

Ela nos convidou a ouvir seu canto durante alguns minutos para equilibrar o dosha Vata. Fechamos os olhos e sua voz soou em um refrão rítmico e exótico, muito inebriante. A seguir, a cantora nos pediu para tomarmos o pulso da pessoa ao lado. Todos informaram que a média normal de 80 pulsações tinha baixado. Depois ela cantou uma melodia mais rápida, baseada em uma sequência diferente de sons, ou raga. Ouvimos novamente durante alguns minutos e tomamos o pulso do vizinho. De modo uniforme, os pulsos tinham se acelerado mais que o normal. Com efeito, nossa médica conseguia manipular nosso corpo na direção que desejava. Essa técnica básica, com dezenas de variações usando diferentes partes do corpo, constitui o conhecimento médico de musicoterapia. Ela é fundamentada no conceito do som equilibrado, nas vibrações que acalmam os doshas.

Como os sabores, as cores e os aromas, um dosha é equilibrado por certos sons e perturbado por outros. Ritmos mais apressados ou lentos, instrumentos afinados em tom agudo ou grave, complicados padrões rítmicos são técnicas usadas para mudar a reação do ouvinte. Os textos sobre música védica especificam quais ragas são aconselháveis para se ouvir pela manhã, ao meio-dia, à tarde e em outros horários. Por exemplo, quando Vata se eleva ao pico com o trabalho, às quatro horas da tarde, a música ajuda a transição para o funcionamento mais calmo no início da noite. Quando executadas apropriadamente, as melodias têm fama de causar efeitos universais. Nosso corpo reage a mudanças que espelham os ritmos variáveis da natureza. Afinal, não é apenas nosso pulso que se acalma à noite; também cada planta ou cada animal reage de acordo com seu próprio ciclo noturno. A música védica reúne as vibrações fundamentais que pulsam pela natureza a cada momento.

Usando a musicoterapia

A musicoterapia é parte integrante dos programas do Chopra Center. Para uso doméstico, uma coleção de fitas e CDs podem ser reproduzidos em sessões ao longo do dia. Se você está com dificuldade de se energizar pela manhã, pode ouvir música revigorante. Se tem problemas para diminuir a atividade mental à noite, sons suaves podem ajudá-lo. Descobrimos que música indiana clássica e adaptações contemporâneas são de grande ajuda para restaurar o equilíbrio do corpo.

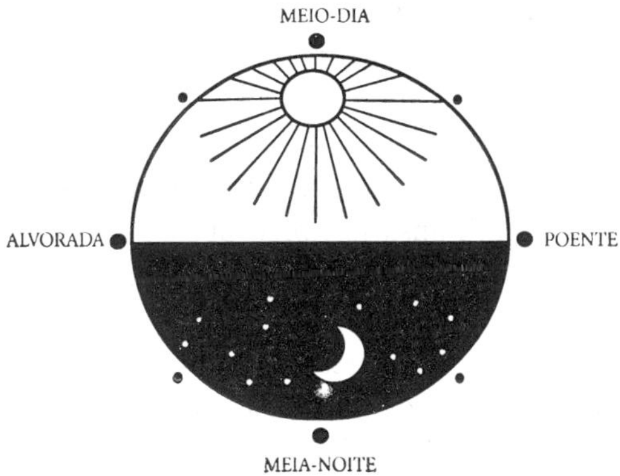

Assim como as mudanças de estações deixam seus doshas especialmente vulneráveis ao desequilíbrio (causando as gripes de primavera e as alergias do fim do verão), seu corpo também é sensível aos diferentes períodos do dia. Todas as funções do organismo têm picos em certas horas do dia e caem em outras. A musicoterapia as equilibra em um fluxo contínuo de aumento e baixa da atividade, eliminando as variações extremas e mudanças radicais. Se você tenta dormir mas não consegue porque sua mente ainda está processando assuntos inacabados do dia, é testemunha da ausência de uma transição suave. A musicoterapia pode resolver isso.

Dez minutos de musicoterapia podem lhe beneficiar:

- Como um suave despertador pela manhã
- Depois de uma refeição, para melhorar a digestão
- Logo antes de se deitar, como uma ajuda para dormir
- Durante a convalescência, quando está doente

A melhor maneira de ouvir é se sentar quieto e de olhos fechados. Deixe que sua atenção se foque na melodia. Se sua mente vagar, chame-a gentilmente de volta à música. Quando estiver pronto para se levantar, desligue o som e fique em silêncio por um ou dois minutos.

Se estiver tentando perder peso, escutar cinco minutos de música para o equilíbrio do Kapha algumas vezes ao dia vai ajudar a acelerar seu metabolismo. Se tem problemas de irritabilidade ou azia, procure ouvir música para acalmar o Pitta. Sempre que se sentir ansioso e preocupado, permitir que sua atenção se concentre em música para equilibrar o Vatta ajuda a ajustar esse dosha turbulento.

Identifique músicas que ressoem com sua natureza. Pode ser música clássica ocidental, ragas indianos tradicionais, ritmos aborígenes da Austrália ou música instrumental contemporânea. Encontre as vibrações que lhe sejam mais inspiradoras e sintonize-se com os efeitos dos sons em seu corpo. Se se sentir agradavelmente renovado, leve e alerta, a música está funcionando.

8
Libertar-se dos vícios

Observada de maneira geral, nossa sociedade está ficando mais viciada a cada ano. A alta tecnologia na medicina, as campanhas publicitárias como *Just Say No* nos Estados Unidos e a indústria multibilionária da reabilitação não conseguiram resolver esse cruciante problema social. Para cada tendência encorajadora parece haver um aspecto desencorajador. A média geral de fumantes de cigarro diminuiu 15 por cento do máximo atingido em 1960; mesmo assim, mais de 50 milhões de americanos continuam a fumar. Determinados grupos, especialmente as adolescentes e os homens em idade produtiva, estão atingindo novos recordes (resultando no crescimento dos casos de câncer no pulmão em mulheres). A estimativa é de que 70 por cento das pessoas que começam a fumar na adolescência continuam com o hábito durante quarenta anos.

O consumo de cerveja e de vinho passou a ser maior que o de bebidas mais fortes, mas o alcoolismo infiltrou-se entre a população mais jovem. Muitas escolas secundárias foram forçadas a fazer campanhas contra o álcool. Os tratamentos de combate ao alcoolismo e às drogas têm redobrado esforços para manter os participantes afastados dos hábitos nocivos, mas raramente são bem-sucedidos. Causa alarme o modo como drogas mais fortes têm proliferado e é sempre marcante sua relação com crimes violentos. Também neste caso os jovens são os mais envolvidos com a venda do crack (fumo de cocaína sintética), uma tendência perturbadora.

A essência da cura quântica está no fato de que a memória da perfeição não pode ser perdida, apenas encoberta. Observando alguém habituado ao consumo de álcool, cigarros ou drogas, a perda do equilíbrio é evidente, o que distorce ou até elimina as mensagens claras e saudáveis do corpo mecânico quântico. O que o Ayurveda pode fazer para melhorar essa situação? Em primeiro lugar, podemos explicar os hábitos nocivos de outro modo, como uma distorção da inteligência existente a um nível mais profundo da pessoa.

Em vez de discutir se esse impulso ao hábito é de caráter físico ou mental, adquirido ou herdado, salientamos que todas essas influências se misturam no nível quântico. O que o Ayurveda chama smriti, ou memória, controla todas as escolhas que fazemos como organismos biológicos. Para que uma célula mude, precisamos consultar o molde interno, onde são armazenadas todas as memórias, funções e tendências. Se esse molde está distorcido, o resultado é uma célula distorcida.

Uma das minhas lembranças mais vívidas remete a Walter, um rapaz negro que cresceu em um bairro pobre do sul de Boston, vivendo quase o tempo todo nas ruas. Abandonou os estudos aos 16 anos e entrou no exército quando completou 18, embarcando logo para o Vietnã. Esteve na frente de combate e não sofreu ferimentos, mas quando voltou para casa, dois anos depois, estava viciado em heroína, usada pelos soldados para tornar a guerra menos traumática. Ao contrário de muitos deles, Walter não teve um bom motivo para abandonar o hábito quando voltou e acabou sendo preso pela polícia. Por sentença judicial, ele passou a ser meu cliente no hospital local para veteranos.

No início, a principal preocupação dos médicos com Walter era de desintoxicá-lo, simplesmente. Ele normalmente teria recebido pouca atenção, mas comecei a visitá-lo na instituição, como médico da equipe, durante o período em que estava se recuperando. Percebi claramente que ele era um caso incomum. Apesar da situação de desespero, conservava a esperança e procurava lutar corajosamente contra sua dependência à droga. Walter reagiu logo ao tratamento e um ano depois da desintoxicação tinha um emprego estável e falava animadamente sobre seus sonhos e planos para o futuro.

Esse futuro, porém, nunca se materializou. Um dia, o carro de Walter quebrou, e ele foi obrigado a tomar condução para trabalhar, algo que não fazia já havia alguns meses. Tomou o velho e antiquado trem para Dorchester e ficou incomodado com o barulho, que não conseguiu ignorar. Além disso, era um dia muito quente de verão e o ventilador estava quebrado. Depois de alguns minutos fechado no vagão, Walter não aguentava mais e ficou extremamente agitado. Na hora de descer do trem, tinha perdido completamente o controle. No dia seguinte, quando foi levado de volta ao hospital, estava mais viciado em heroína do que antes. Depois disso, ele nunca mais se recuperou.

Anotei em minha ficha: "O que aconteceu com esse homem? A explicação química para o incidente no trem não é suficiente. Continuei pensando nele com seu terno risca de giz, pronto para o mundo dos negócios, confiante na nova vida, mas foi obrigado a voltar ao vagão que usava quando era dependente da droga. A memória o traiu, o passado voltou e, com ele, sua necessidade. Onde essa dependência se escondera durante um ano? As células do corpo se formam e desaparecem, mas isso não é suficiente para quebrar o encanto que prende o dependente à influência do hábito. De algum modo, que a medicina apenas agora começa a perceber, a memória de uma célula consegue sobreviver a ela."

Se isso é verdade, a pessoa precisa mudar o molde na memória para se livrar de um hábito nocivo. Para isso não basta a simples remoção das toxinas das células ou a orientação para novos padrões de comportamento. São passos que devem ser dados, mas o hábito tem suas raízes na memória e de lá terá de ser arrancado.

Uma cura sem interferência

Na fase atual, os programas que visam ao tratamento de pessoas dependentes empregam táticas de confronto, enfatizando a necessidade de vigilância constante para evitar a volta ao hábito nocivo. "O macaco está em suas costas e vai ficar aí o resto da vida", dizem aos que estão se reabilitando. O raciocínio que leva a essa insistência é de que quem tem um hábito compulsivo nunca se cura, até que se transforme em um abstêmio compulsivo.

No Ayurveda enfatizamos exatamente o oposto. O alicerce de nosso programa para hábitos nocivos é que o dependente desistirá automaticamente do hábito quando lhe oferecerem uma fonte de maior satisfação. O álcool, o cigarro e as drogas causam danos incalculáveis, mas os usuários encontram neles algum tipo de prazer ou, pelo menos, o alívio do grande estresse que de outro modo sofreriam. Os dependentes conservam seus hábitos, apesar de desejarem uma saída. Pouco ajudam as crises de culpa, vergonha, remorso e autoacusação.

Contudo, quando suas mentes se confrontam com uma fonte de maior satisfação, a tendência natural é se afastarem do mau hábito pela nova atração. Há quase vinte anos esse ponto de vista tem recebido apoio. Há alguns anos, estudos repetidos nos Estados Unidos e na Europa demonstraram que, quando os dependentes aprendem a meditar, baixa o nível de ansiedade e com ele o consumo de álcool, cigarros e drogas. Se o hábito é combatido no estágio inicial, muitos abandonam as substâncias nocivas. Esse ponto é importante porque a maioria das curas tem maior possibilidade de sucesso na fase inicial.

Ao remover a distração do estresse, a meditação renova a memória do equilíbrio do sistema nervoso. A meditação repetida diariamente estimula cada vez mais a memória até as células voltarem ao estado normal, trocando seus receptores anormais por um padrão correto. Como as vias da inteligência estão reparadas, as células passam automaticamente a selecionar sinais saudáveis como antes recebiam os distorcidos. O ciclo rompido pelo hábito nocivo foi refeito.

Vários estudos sobre meditação e hábitos nocivos levaram às seguintes descobertas:

- Em 1972, o fisiologista Robert Keith Wallace e seus colegas estudaram 1.860 adeptos da meditação, principalmente estudantes universitários, tendo como assunto o uso de todos os tipos de drogas. O número de usuários diminuiu muito depois que eles passaram a meditar, e isso atingia todas as categorias (maconha, narcóticos, barbitúricos, alucinógenos e anfetaminas). À medida que a prática de meditação prosseguia, a dependência dos estudantes diminuía, até a maioria ter abandonado completamente, depois de 21 meses. A maconha ainda era usada por 12 por cento do grupo; nas outras categorias havia uma variação de 1 a 4 por cento.
- Em estudo efetuado em 1974 sobre a maconha, pessoas que meditavam foram comparadas com outras que não meditavam. Depois de um a três meses de prática da meditação, cerca da metade de seus adeptos tinha diminuído ou abandonado o uso de drogas; por comparação, menos de um sexto dos que não meditavam tinha diminuído ou abandonado o hábito. Esses resultados aumentavam drasticamente de acordo com o tempo da prática de meditação. Entre os que meditavam havia dois anos, 92 por cento diminuíram o uso da maconha e 77 por cento a abandonaram inteiramente. Um estudo similar chegou aos mesmos resultados sobre o álcool.

- Em estudo efetuado com alunos do curso secundário e universitário, foram questionados os hábitos de 150 adeptos da meditação e de 110 estudantes que não meditavam. Constataram-se diminuições importantes no consumo de maconha, vinho, cerveja e bebidas mais fortes entre os que meditavam, enquanto não houve mudança entre os que não meditavam.

Todas essas descobertas se basearam em pessoas que não tinham participado de nenhum programa de reabilitação. Ninguém pediu que abandonassem o hábito, acompanhou os progressos ou premiou sua abstenção. E, principalmente, nenhum participante foi escolhido porque queria abandonar o hábito. Na verdade, no ambiente de estudantes de nível secundário e superior a pressão existe em sentido contrário, valorizando os que abusam do álcool, dos cigarros e das drogas. As diminuições em todo o ambiente estudado sugere que a redução do estresse e da ansiedade com a elevação do nível de satisfação interior pode motivar os dependentes a abandonar o hábito.

Um teste de campo mais restrito sobre esse princípio ocorre nas prisões. Vários estudos focalizaram a atuação da meditação entre prisioneiros que não têm motivação para abandonar suas dependências. Uma avaliação de cinco estudos desse tipo concluiu que os resultados tinham suficiente importância para merecer uma autorização oficial, tornando a meditação um dos tratamentos principais contra o abuso de drogas. Um estudo feito na Alemanha examinou 66 dependentes que participavam de programa de reabilitação. Depois de 12 meses de meditação, eles diminuíram o consumo de todos os tipos de drogas, inclusive heroína, barbitúricos e anfetaminas, considerados os hábitos mais difíceis de abandonar.

Os estudos estatísticos, por sua própria natureza, tendem a ser inexpressivos. Eu gostaria de voltar aos casos individuais, como o que um veterano profissional de reabilitação me contou em Nova York. Ele estava orientando uma adolescente que tinha começado a beber aos 12 anos e aos 15 era alcoólatra. Ela demonstrava grande resistência à reabilitação convencional e, por fim, depois de meses de frustração, o orientador admitiu sua derrota. Quando ele liberou-a do programa, deu um último conselho:

– Por que você não tenta a meditação?

Ela pareceu interessada, mas ele não teve oportunidade de acompanhar o caso.

Alguns anos mais tarde, quando estava em um shopping center, ele reparou em uma moça atraente. Com espanto, reconheceu a adolescente naquela jovem radiante e feliz, com sua filhinha de dois anos, e foi cumprimentá-la.

– O que aconteceu com você? – ele perguntou.

Descobriu que a moça começara a praticar a meditação logo depois de largar o programa de reabilitação e tinha parado de beber em poucos meses. Ela elogiou a meditação, que ainda praticava, por ter ficado livre da dependência e até por salvar sua vida. O orientador, desde então, incorporou a meditação a seu trabalho, iniciando muitos outros dependentes no mesmo caminho.

A dependência e os doshas

Tudo isso indica que existe um mecanismo interno de autocorreção no dependente, que pode ser acionado simplesmente pelo contato da mente. Você também pode observar esse mecanismo atuando nos doshas. As pessoas que fumam ou bebem excessivamente, ou as que usam drogas, condicionam o corpo a afastar-se do desejo natural de equilíbrio. No início, a capacidade de controlar seus impulsos pode não parecer enfraquecida; nessa fase, os dependentes acreditam que ainda controlam seus hábitos.

A seguir, vem um período de meses ou anos, em que os três doshas passam a sofrer um desequilíbrio crônico. Cada hábito nocivo desencadeia sintomas característicos. Normalmente, entre os dependentes crônicos, sempre é Pitta que encontramos mais irritado, provocando demonstrações irracionais de violência, pele congestionada, muita sede e transpiração anormal, problemas digestivos e outros males.

O dosha Vata tem importância crucial, já que seu desequilíbrio é responsável pelo comportamento compulsivo. Quando Vata está muito irritado, qualquer impulso de beber, fumar ou tomar drogas tem de ser obedecido. Como o controle dos impulsos começa a se deteriorar, aumenta muito a sensação de culpa e o dependente a identifica com sua falta de controle. Sem saber que está obedecendo ao comando de Vata (como todos nós fazemos de modo mais saudável), o dependente vê apenas que sua resolução de abandonar o hábito falha miseravelmente.

Em essência, o próprio dosha Vata é o dependente. Os estágios para chegar à dependência lembram um enfraquecimento do sistema nervoso central. É por isso que o tremor nas mãos (devido à falta de sono, ao mal de Parkinson, às doenças mentais ou ao alcoolismo) parece o mesmo aos olhos de um leigo. Vata geralmente atravessa as seguintes fases de declínio:

Desequilíbrio leve: inquietude, pensamentos dispersivos, aumento das preocupações, maior propensão a sustos, perda de memória e concentração, ausência de entusiasmo.

Desequilíbrio médio: insônia, perda de coordenação física, tremor nas mãos, ansiedade, nervosismo, diminuição do apetite, pensamentos desconexos, sensações passageiras de fraqueza e vazio.

Desequilíbrio grave: insônia crônica, percepção afetada (as coisas parecem distantes e irreais), tremor descontrolado da cabeça e das mãos, falta de apetite, apatia, perda de todos os desejos, ilusões e alucinações.

Na etapa final de uma dependência de álcool ou drogas, Vata geralmente está tão fora de controle que é quase impossível distinguir esses sintomas dos de uma doença mental. Um alcoólatra terminal nos espasmos do *delirium tremens* e um esquizofrênico são exemplos iguais de um Vata levado ao limite extremo do desequilíbrio.

No estágio inicial ou médio do hábito nocivo a cura ainda é possível, pois o corpo ainda tem a capacidade de readquirir o equilíbrio. O grande problema de todas as dependências é que os mesmos sintomas desagradáveis causados pelo hábito ocorrem durante seu abandono. Isso é inteiramente compreensível, se você observar o dosha Vata já acostumado com a presença da droga. Logo que a nicotina é retirada, ou o álcool, Vata tenta afastar o treinamento nocivo e voltar ao normal. No entanto, para voltar ao equilíbrio, o corpo precisa diminuir o excesso de Vata, já que está com mais Vata que nunca. Disso decorre o tremor, a insônia e a ansiedade que acompanham o abandono do mau hábito.

Quando o sistema nervoso fica desequilibrado, Vata não encontra nenhum apoio, nada como o ritmo normal diário de sono e atividade que estabiliza centenas de outros ritmos do corpo, tornando a pessoa saudável quando estão coordenados. A meditação feita regularmente propicia a estabilidade do descanso profundo alternada com a atividade. É por essa razão que as pessoas ainda nos primeiros estágios do consumo de cigarros e drogas descobrem que podem abandonar o hábito sem nenhum esforço.

Largando o cigarro

No caso do fumo, é mais razoável tentar persuadir o corpo a abandonar a dependência do que forçá-lo a isso. Há pessoas que realmente conseguem abandonar o cigarro de um momento para o outro, mas o corte súbito da nicotina provoca um grande estresse. Conta-se que Sigmund Freud fumava vinte cigarros por dia durante muitos anos, até começar a sentir palpitações como resultado disso. A conselho médico tentou largar o cigarro, mas as palpitações aumentaram quando parou. Freud voltou ao velho hábito e disse a seu biógrafo que tentar não fumar era uma "tortura além do que a capacidade humana pode suportar".

No Ayurveda aconselhamos os fumantes a continuar enviando sinais de que querem abandonar o hábito ao corpo mecânico quântico. Esses sinais podem ser enviados de várias maneiras. Uma forma é não fumar durante o dia inteiro. Muitas ou quase todas as pessoas que conseguiram abandonar o hábito haviam tentado anteriormente 12 ou mais vezes. Uma mensagem mais poderosa é enviada ao corpo mecânico quântico com a meditação. Mesmo sendo um fumante inveterado, talvez isso seja tudo do que você está precisando. Um estudo retrospectivo sobre 5 mil praticantes da meditação demonstrou que apenas 1 por cento dos homens e 4 por centro das mulheres fumavam. Antes de começar a meditação, cerca de 34 por cento tinham declarado que fumavam, ao menos ocasionalmente.

Existem formas adicionais de ajudá-lo a abandonar o hábito. Quando nossos pacientes procuram as clínicas Ayurveda e perguntam qual é o modo menos doloroso de parar de fumar, eis o que aconselhamos primeiramente, em três regras:

1. Não tente parar de uma vez. -- A teimosia na determinação o induzirá ao fracasso. A nicotina vicia, assim como o hábito de pegar um cigarro. Para acabar com esses impulsos você precisa refreá-los tão inconscientemente como foram criados.

2. Conserve cigarros com você. – A estratégia de jogar fora seus cigarros parece fazer sentido, mas cria apenas situações de pânico e embaraços, obrigando-o a pedir outros a amigos ou estranhos.
3. Repare nas sugestões que o levam a pegar um cigarro e procure dissociar-se delas.

O terceiro item é o mais importante e merece uma explicação. Todos os fumantes acendem o cigarro automaticamente, obedecendo a uma sugestão. Para alguns essa sugestão é falar ao telefone; para outros, ligar a televisão, iniciar uma conversa ou terminar uma refeição. Você provavelmente conhece o que sugere seu hábito, mas se não souber, observe-se durante um dia inteiro. Essas sugestões são os sinais a Vata de que você está agindo por impulso. Você não percebe que está pegando um cigarro porque naquele momento há um branco em sua mente, Vata tomou conta.

Você precisa desligar o piloto automático. Há um meio surpreendentemente simples de fazer isso: fume conscientemente e preste atenção ao ato de fumar. O melhor método para ajudar nossos pacientes a largar o fumo em pouco tempo foi o seguinte:

- Quando você perceber que está acendendo um cigarro, pare um segundo e pergunte a si mesmo se está, realmente, com vontade de fumá-lo.
- Se está, vá para fora e sente-se sozinho. Fume o cigarro sem outras distrações.
- Enquanto está fumando, preste atenção em seu corpo. Sinta a fumaça nos pulmões, repare nas sensações na boca, no nariz, na garganta, estômago etc.
- Faça uma lista ou um pequeno diário e anote imediatamente o que sentiu e o horário que fumou. Mantenha o registro de cada cigarro, anotando se fumou consciente ou automaticamente, e o que sentiu.

Não se preocupe com a quantidade de cigarros que você está fumando. Apenas anote cada cigarro, mesmo que não saiba explicar como apareceram três restos amassados no cinzeiro quando acabou de falar ao telefone. Se proceder assim, religiosamente, deixará de ser uma máquina de fumar e se transformará em um fumante consciente. Descobrimos que muitos de nossos pacientes abandonam os dois maços por dia e passam apenas a quatro ou cinco cigarros diários, o que reflete sua verdadeira vontade de fumar. Diminuir aos poucos é quase tão importante quanto abandonar totalmente; prepara o caminho e também reduz o risco direto para a saúde provocado pelo hábito.

Curando uma dependência em casa

No passado, muitas pessoas dependentes preferiam viver com seu problema, por mais que se atormentassem, do que revelá-lo a estranhos. É um sentimento perfeitamente compreensível e ainda sinto que deve ser respeitado se, ao mesmo tempo, houver algum avanço produtivo para abandonar o hábito. Um sistema completo de tratamento em casa deveria incluir:

- Aprender a meditar.
- Desintoxicar o organismo, em casa ou sob cuidados médicos.
- Fazer dieta alimentar segundo o tipo de corpo (começando com os alimentos que acalmam Vata até os sinais de desequilíbrio desse dosha terem desaparecido).
- Praticar regularmente exercícios ayurvédicos.
- Seguir a rotina diária de massagem com óleo (abhyanga) para acalmar Vata.

Para começar, recomendo que você aprenda meditação com instrutores, no local mais fácil, e, a seguir, procure um médico do Ayurveda para fazer um exame completo e o diagnóstico de seus desequilíbrios. Diga-lhe com franqueza que quer abandonar seu hábito nocivo. Ele indicará o que fazer para desintoxicar seu corpo e equilibrar seus doshas por meio da dieta e da rotina diária. É aconselhável continuar fazendo consultas semanais, pois o período inicial é o que causa mais estresse ao organismo. Todavia trata-se, na essência, de uma autocura. Ninguém irá coagi-lo a seguir o programa, não haverá confronto ou pressão de qualquer tipo.

Você também deve reservar, pela manhã, o tempo suficiente para fazer o abhyanga completo, no corpo todo; uma massagem mais rápida à noite na cabeça, nos ombros e nos pés também é recomendada. No entanto, lembre-se de que a regra para abandonar qualquer hábito é a regularidade. Quanto mais as atividades do dia forem regulares, melhor e mais rapidamente Vata voltará ao normal. Você não deve forçar o equilíbrio de Vata porque isso é impossível; deve induzi-lo suavemente, procurando acalmá-lo. O período mais tranquilo de sua vida deve ser o que está dedicando a readquirir o equilíbrio orgânico.

Além disso, alguns tratamentos podem oferecer uma ajuda suplementar:

- Musicoterapia.
- Aromaterapia.
- Suplementação alimentar com ervas (conhecido no Ayurveda como rasayana).

A música ajuda muito a acalmar o sistema nervoso central quando você está purificando seu corpo. Recomenda-se uma sessão de 15 minutos pela manhã e outra à noite, na hora de deitar. O quarto cheio do aroma que pacifica os doshas o ajuda a relaxar completamente enquanto dorme. O uso de ervas rejuvenescedoras como suplementação alimentar reforça a ligação mente-corpo no nível das células e fortifica os tecidos danificados pelas drogas.

Achamos que nenhum tratamento de dependências pode ter sucesso prolongado se a pessoa não encontrar compaixão e compreensão. Caso você ache que deve procurar orientação, escolha essas qualidades em um psicólogo, sacerdote, médico ou simplesmente um bom amigo. Um sério problema que dificulta a reabilitação convencional é a vigilância constante. "O macaco nunca sai de suas costas." Em vez disso, achamos que os dependentes precisam aprender a confiar em si mesmos e a sentir conforto no tipo de vida que levam. Qualquer aumento no temor e na ansiedade seria muito contraproducente, apesar da suposição de que o estresse ajudaria a combater o mau hábito. O aspecto racional de nosso modo de encarar o problema é que a natureza é confiável. O corpo de um dependente, se for tratado da forma correta, voltará ao equilíbrio.

Se você está muito habituado ao consumo de álcool ou drogas, pode achar que arruinou completamente sua vida: quase todos os dependentes causam sofrimento à família e a si mesmos. O ponto vital é compreender que *essa negatividade não é sua.* É o resultado do depósito físico e mental de ama, acumulado com o tempo. Você deve assumir a mesma atitude que adota com a sujeira em sua pele: lavá-la e esquecê-la. Se os outros querem lembrar quanto você era destrutivo no passado, receba as críticas o mais calmamente possível. Passado é passado. Você não pode vivê-lo novamente e deve se lembrar disso.

É muito importante que você procure o maior convívio possível com pessoas normais e saudáveis. Também deve resolver se vai participar de um grupo de reabilitação, o que muitas pessoas consideram um aspecto importante de sua volta à vida normal. Porém procure encontrar a orientação de alguém que seja compassivo e positivo. Para seu próprio bem, evite qualquer pessoa que encare o problema com fanatismo ou assuma uma atitude de confronto.

Finalmente, algumas recaídas são normais na fase de recuperação. É claro que você ficará desapontado, mas tente compreender que não se trata de um fracasso pessoal. O corpo precisa de algum tempo para voltar ao normal. Se você sente a necessidade de mais um drinque, um cigarro ou uma pílula, está sendo forçado pelos doshas. Eles são muito poderosos, mas você é ainda mais. Sua essência pessoal não chega a ser tocada pela dependência. Ela é feliz, livre, está acima de todos os problemas e em paz. Quando você tornar a entrar em contato com seu eu verdadeiro, tudo vai funcionar satisfatoriamente. Seja paciente e permita que seu eu essencial alcance a liberdade.

Seu sucesso não pode ser medido pelo número de dias que você passa sem uma recaída. Em vez disso, procure os sinais de autoaceitação, felicidade, momentos de alegria e prazer; a volta do bom apetite e do interesse pelos alimentos; melhor sono, sonhos mais tranquilos; falta de maus odores na boca e na pele, menos transpiração; aumento da força e da resistência física e funcionamento regular do organismo, digestão, respiração, coordenação motora etc.

Tudo isso virá com o tempo. A limpeza dá grande alegria porque o corpo gosta de senti-la. Eu, pessoalmente, não aprovo nem mesmo a palavra reabilitação. O que você faz é limpar-se por dentro e por fora, um processo natural que traz maiores resultados com o correr do tempo. Recaídas temporárias não passam de obstáculos mínimos, desde que você esteja disposto a recomeçar. Um mundo belo e saudável está à espera e se aproxima a cada passo.

9
Envelhecer é um engano

Apesar de todos serem vítimas do envelhecimento, ninguém provou até hoje que ele é necessário. A grande vantagem do corpo mecânico quântico é que ele não envelhece, uma qualidade que pertence a todo nível quântico da natureza. Os prótons e nêutrons não envelhecem, nem a eletricidade ou a gravidade. A vida, que consiste nessas partículas e forças fundamentais, é extremamente duradoura. Seu DNA tem permanecido quase o mesmo há pelo menos 600 milhões de anos. Um caranguejo se arrastando pela lama exposta na maré baixa não tem nenhuma semelhança com um dinossauro e nem este se parece com um gorila, mas do ponto de vista do DNA, mais vantajoso, não passam de pequenas variações de um tema interminável.

No que se refere a seus elos químicos, o DNA não é colado com mais firmeza que uma folha ou uma partícula de pólen. Você poderia pensar que esse punhado de átomos meio soltos se desfaria com o tempo, como uma tapeçaria antiga. Sem dúvida, as forças que se opõem à sobrevivência do DNA são imensas: o cansaço e o desgaste físico, mutações casuais destrutivas, a invasão de micróbios concorrentes e, acima de tudo, a entropia, tendência natural do universo físico a diminuir a atividade até parar, como um relógio sem corda.

Todavia o DNA tem sobrevivido a todas elas. Altas montanhas se transformaram em pequenos morros durante a existência do DNA e, ainda assim, ele não se desgastou nem um milésimo de milímetro. A cola que agrega o corpo mecânico quântico é excessivamente forte. Se a inteligência intrínseca do DNA é tão poderosa, desafiando o tempo e os elementos há tantas eras, o envelhecimento não parece, de forma alguma, ser uma coisa natural. O Ayurveda aceita esse princípio. Considerando que todos envelhecem, passamos à questão que realmente importa: "Precisamos envelhecer?". Os sábios antigos, famosos por sua longevidade, consideravam o envelhecimento um "erro do intelecto" (em sânscrito, pragya aparadh).

Esse erro consiste em alguém se identificar apenas com o corpo físico. Para prolongar a vida e corrigir o erro do intelecto é necessário, em vez disso, identificar-se com o corpo mecânico quântico. Se você aprofundar sua mente até o nível em que ela funciona além da idade, seu corpo entrará em contato com essa mesma qualidade. Ele envelhecerá mais vagarosamente, pois a mente o orientará do nível mais profundo. Vendo-se como alguém livre do envelhecimento, você vai ficar livre de fato. Esse é um princípio espantosamente simples, mas ainda não é reconhecido pela principal corrente da medicina ocidental. No entanto, é válido, como vamos descobrir.

Envelhecimento *versus* cura

O envelhecimento parece tão complicado que é até difícil defini-lo exatamente. Uma célula típica do fígado executa quinhentas funções diferentes, tendo quinhentas oportunidades, portanto, de se enganar. Todas essas possibilidades constituem as formas de envelhecer. Por outro lado, a noção de que o envelhecimento é complexo pode ser errônea. Apesar de milhares de ondas, a maré oceânica é um fenômeno único, provocado por uma única força. Esse mesmo princípio também é verdadeiro ao tratarmos do envelhecimento humano, apesar de podermos observá-lo como centenas de ondas: dores diversas, novas rugas ao redor dos olhos e marcas de riso mais profundas nos cantos da boca, um aumento ligeiro, mas inexorável, da pressão arterial, uma pequena perda da visão e da audição, assim como outras inconveniências de menor importância.

O Ayurveda nos ensina a não ficarmos impressionados com esse espetáculo triste e complexo. O envelhecimento *é apenas uma coisa:* a perda da inteligência. Como vimos, a cura é a capacidade da mente de se reparar. O envelhecimento é o oposto, o esquecimento gradual do modo certo de fazer as coisas depois que estão erradas.

Observe as células de um bebê recém-nascido, cheias de vigor e não afetadas pelo tempo. Se você compará-las em microscópio com as células de um adulto idoso, o contraste será espantoso. O tecido velho é muito feio, as células parecem gastas e esgotadas. Afinal, trata-se da visão microscópica de um organismo idoso. Exibe manchas escuras esparsas e detritos acumulados onde o tecido macio tornou-se fibroso.

Essa mudança drástica parece provocada pelo uso e pelo desgaste, mas o DNA que controla as funções das células é praticamente invulnerável, como acabamos de ver. Portanto, somos levados a concluir que está ocorrendo algum dano invisível. Por exemplo, uma artéria começa a vida com aparência perfeitamente lisa, branca e brilhante, como um pedaço de tubo cirúrgico de borracha ao sair da fábrica. Mas esse tubo é, na verdade, uma comunidade de células que se reuniram com a tarefa comum de formar uma artéria, conhecendo precisamente quais as sequências necessárias. Antes de se reunirem nesse objetivo especializado, cada célula poderia ter acabado como parte do cérebro, do coração ou do estômago; todas as possibilidades existiam, já que cada célula contém o mesmo DNA.

No entanto, a evolução determinou que essas células executassem apenas uma tarefa, ser uma artéria. Apesar de ser um trabalho especializado, não é simples. O tubo de borracha fica estendido passivamente e deixa o líquido fluir em seu interior. Suas artérias, ao contrário, reagem de maneira ativa e inteligente a tudo que acontece a você. Aprendemos nos compêndios de biologia que as células se dividem repetidamente (cerca de cinquenta vezes) até seu fim. Mas essa visão é drasticamente simplificada e até falsa. Uma célula tem experiências e recorda o que lhe acontece. Pode perder sua capacidade se os elos com o conhecimento inato forem danificados ou destruídos. Do mesmo modo, uma célula poderia manter-se sempre jovem sem sofrer nenhuma decadência se seu estoque completo de inteligência fosse preservado. Para uma célula, a diferença entre a vida e a morte está em sua memória, ou smriti. Se você mantiver a distância necessária, verá que a memória perfeita tornaria a célula imortal, porque não pode haver morte enquanto a renovação prossegue sem falhas ou enganos.

A ciência nunca provou que o DNA é limitado em sua capacidade de manter uma célula em bom funcionamento. Cada artéria de seu corpo contém o mesmo DNA que formou os seres humanos da Idade da Pedra, há cinquenta mil anos. Se o DNA consegue fazer artérias perfeitas há quinhentos séculos, cada uma com milhões de células perfeitas operando, não existe uma razão intrínseca para que seu DNA trabalhe mal depois de sessenta anos.

Mas o defeito aparece e em bem menos tempo. Aos 12 anos suas artérias sofrem uma mudança bem-definida. Começam a surgir irregularidades na forma de pequenas faixas de gordura amarela. Em nível microscópico, descobrimos que essas faixas se formam por causa de mínimas rachaduras, quase invisíveis, nas paredes internas da artéria. Um biólogo especializado pode examinar uma célula dessa artéria e reconhecer os sinais indiscutíveis de envelhecimento. Durante as cinco décadas seguintes os sinais se tornam óbvios até para um leigo. Se você assistisse a uma cirurgia do tórax e tocasse em algum ponto de uma artéria aorta envelhecida, que é a principal via de acesso do sangue ao coração, sentiria que é rija (frequentemente tão dura quanto um osso, se a arteriosclerose está avançada). Por dentro, está cheia de bolsões de gordura, as chamadas placas. Não será difícil perceber que ocorreu um erro terrível.

Como é possível diminuir a distância entre a realidade da imortalidade do DNA e a realidade da vida breve do ser humano? De fato, as duas estão muito próximas. Não existe nenhuma distância física entre nós e nosso DNA. A única distância existe em um plano que não é físico, o do conhecimento.

Como já demonstrei claramente, o Ayurveda afasta a ideia da célula como um aglomerado físico de moléculas e adota, em vez disso, a de que ela é um aglomerado de conhecimento ou saber. Como indica a ilustração a seguir, o conhecimento é dinâmico. Não é um conjunto inerte, mas assume forma viva, com a constante interação dos três elementos.

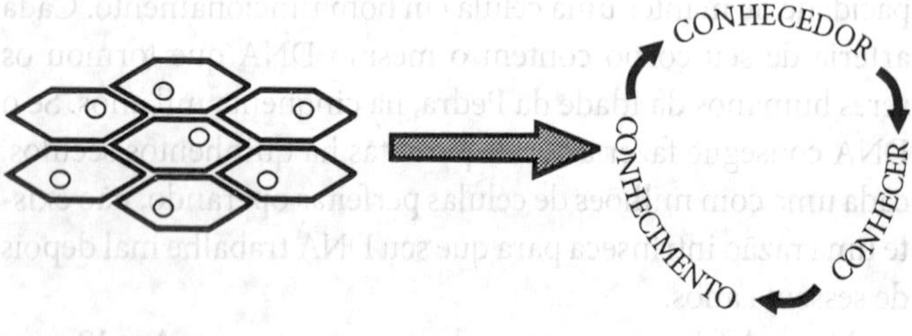

Para que o conhecimento seja vivo, é necessário um agente conhecedor, um objeto do saber e o processo de conhecer que une os dois. As palavras védicas para essa trindade básica são: rishi (conhecedor), devata (processo de conhecer) e chhandas (conhecimento). Juntas, formam a totalidade do saber, ou sambita, o estado individualizado da percepção pura. A mente humana, portanto, é uma criação tríplice em uma só. O corpo humano requer os mesmos ingredientes que se repetem em diferentes níveis da fisiologia. Você é um conhecedor, seu corpo é o objeto que é formado por seu conhecimento, e as funções celulares, que ocorrem aos milhares em seu organismo, são o processo de adquirir saber. O DNA também é um conhecedor, mas em escala diferente, parcelando seu conhecimento em forma bioquímica. Em outra escala, um glóbulo vermelho do sangue é um conhecedor, sabendo como ligar-se aos átomos de oxigênio para ser transportado a outras células do corpo.

Esse triplo modelo de conhecimento nos permite observar como uma coisa, no caso nossa inteligência interior, se diversifica em incontáveis combinações de outras. Seus 50 trilhões de células, reunidos em uma comunidade por centenas de enzimas, proteínas, peptídeos, aminoácidos etc., representam uma demonstração incrível do um se transformando em muitos. No entanto, há o perigo de perder-se nessa transformação. O "erro do intelecto" ocorre quando a mente esquece sua verdadeira fonte, a inteligência única fluindo em cada célula, e fica irremediavelmente perdida nas inúmeras outras. Para provar que esse ponto de vista não é apenas filosófico, vamos relembrar algumas experiências renovadoras que apresentam uma solução espantosamente simples do processo de envelhecimento.

No processo de envelhecimento, a idade cronológica é apenas uma das medidas e não muito acurada, porque as pessoas sofrem mudanças variadas com o passar do tempo. Os médicos, portanto, costumam recorrer a uma segunda medida, a chamada idade biológica, que mede o verdadeiro índice de envelhecimento das células de alguém. Dois moços saudáveis de 20 anos parecem quase idênticos se compararmos apenas o coração, o fígado, a pele, a visão de cada um. Porém, depois da maturidade, duas pessoas não envelhecem do mesmo modo. Aos 60 anos, apresentam diferenças drásticas, uma sofrendo de artrite e a outra do coração, uma sendo míope e a outra não, e assim por diante. Isso significa que o envelhecimento biológico, mesmo que em teoria seja uma medida acurada, é muito difícil de ser definido sem o exame de cada órgão do corpo. Felizmente, existem atalhos aceitos e empregados pelos fisiologistas. Wallace usou três medidas de envelhecimento que mudam de maneira muito uniforme na população em geral: visão mais próxima, acuidade auditiva e pressão sanguínea sistólica (dos vasos sanguíneos quando o coração pulsa). Esses três processos são conhecidos pela deterioração uniforme com o tempo, sendo confiáveis para dar a idade biológica aproximada em determinada idade cronológica.

Há muitos anos, uma equipe de pesquisadores chegou à notável descoberta de que a meditação retarda o processo do envelhecimento. O estudo foi dirigido pelo fisiologista Keith Wallace. Ele estudou 84 praticantes de meditação que estavam com 53 anos, dividindo-os em dois grupos, de acordo com sua regularidade. Um grupo meditava havia mais de cinco anos e o outro, menos.

Wallace descobriu que a meditação tornara as pessoas biologicamente mais jovens, sendo considerável a diferença: as que tinham menos tempo de meditação estavam cinco anos mais moças e as que tinham mais chegavam a ter 12 anos menos que sua idade cronológica. Em outras palavras, uma senhora de 60 anos que praticara meditação durante cinco, pelo menos, tinha um organismo típico de 48 anos, biologicamente (não incluindo mudanças na pele e no cabelo, apesar de muitas pessoas terem uma marcante *aparência de menos idade*). Esses resultados não dependeram de nenhum outro fator; houve seleção de acordo com dieta, exercícios e outros hábitos. Uma revelação interessante do estudo foi a relação existente entre os que eram um pouco mais jovens biologicamente e não comiam carne vermelha, corroborando com vários outros achados sobre a maior longevidade dos vegetarianos.

Na época, as descobertas de Wallace foram sem precedentes. Seguiram-se outros estudos na Inglaterra que confirmaram a pesquisa. Em um grupo, os adeptos da meditação eram sete anos mais moços na idade biológica. Quando as mesmas pessoas foram novamente examinadas um ano e meio depois, tinham rejuvenescido um ano e meio, o que demonstrou que cada ano de meditação diminui um na idade biológica.

Mais recentemente, o Dr. Jay Glaser, médico com longa prática em meditação, decidiu estudar uma das ocorrências químicas naturais em nosso organismo que podem ter alguma ligação com a longevidade. Ele começou a medir o nível de um hormônio esteroide chamado DHEA *(deidroepian drosterona)* nos adeptos de meditação. Apesar de as moléculas de DHEA serem comuns na corrente sanguínca, sendo centenas de vezes mais frequentes que os hormônios masculino e feminino, sua função ainda é misteriosa. Uma pesquisa recente verificou, no entanto, que o DHEA atinge o nível mais elevado aproximadamente na idade de 25 anos e declina constantemente até os 70 anos, quando se verifica a existência de apenas 5 por cento desse hormônio. O entusiasmo sobre esse hormônio cresceu quando foi injetado em altas doses em ratos de laboratório e mostrou notáveis propriedades contra o envelhecimento. Os ratos velhos ficaram com vigor renovado, apresentaram aumento nas taxas de imunidade e boa memória.

Glaser descobriu que os níveis de DHEA eram significantemente mais altos em meditadores de todas as idades quando comparados a um grupo equivalente de não meditadores. Isso se revelou ser verdadeiro tanto para homens quanto para mulheres, e as maiores diferenças apareceram nos voluntários de mais idade. Por exemplo, Glaser descobriu que os meditadores mais velhos têm o mesmo nível de DHEA dos não meditadores cinco a dez anos mais novos. Ele interpretou essas descobertas, sugerindo que a meditação de alguma forma aumenta a produção natural desse interessante hormônio.

Pesquisadores estudaram os efeitos de oferecer DHEA às pessoas, e os resultados foram diversos. Apesar de experiências com DHEA revelarem que há mudanças nos níveis hormonais e melhorarem o humor de uma pessoa, ainda não foram vistos os mesmos benefícios convincentes em relação à memória ou à vitalidade nos seres humanos como nos animais. Mesmo assim, é interessante como uma simples técnica mental de meditação pode induzir mudanças em um hormônio que parece fazer parte do processo de envelhecimento. Essa pista bioquímica gera fundamentos para o fato de pessoas que meditam quase sempre dizerem que se sentem mais jovens física e mentalmente.

Rasayanas – ervas da longevidade

Ainda não falamos das ervas, que ocupam uma parte muito ampla da medicina ayurvédica. Milhares de ervas medicinais são receitadas no Ayurveda, e médicos ayurvédicos experientes sempre as indicam ao paciente como parte da rotina de tratamento. A razão é que as ervas diferem das drogas, tendo efeito mais suave e generalizado. Umas das maneiras de classificá-las é pelo sabor, também com seis rasas: doce, ácido, salgado, amargo, pungente e adstringente, como fazemos com os alimentos.

No entanto, as ervas são muito mais potentes e eficientes em sua ação. Uma erva amarga como o quinino pode acalmar Pitta imediatamente, sendo útil para reduzir a febre e a inflamação. Um chili pungente pode drenar instantaneamente o excesso de muco e acalmar Kapha. Um condimento adstringente como o açafrão pode secar o catarro em uma dor de garganta em questão de minutos. Na seção sobre dietas, na terceira parte, darei os nomes de algumas ervas de uso doméstico que podem servir para equilibrar os doshas. Um sistema seguro é combiná-las com a alimentação.

Para o tratamento de moléstias, as ervas devem ser empregadas com supervisão médica. Em nossas clínicas, temos várias ervas indicadas para cada doença. É importante esclarecer que as ervas ayurvédicas são retiradas de toda a planta, o que reduz a possibilidade de efeitos colaterais. O princípio, neste caso, é de que o ingrediente ativo da erva fica armazenado na planta com outras substâncias químicas que a suavizam, afastando possíveis efeitos indesejáveis. Em outras palavras, o Ayurveda considera que a planta toda faz parte da farmácia da natureza, enquanto na medicina ocidental apenas o ingrediente ativo é considerado útil.

Como as ervas ayurvédicas atuam

Tratando da longevidade, os textos ayurvédicos apresentam uma lista de ervas especiais com o nome rasayana, que podem ser usadas uma a uma ou combinadas. A palavra rasayana pode ser traduzida livremente como "introduzir a essência da vida". Não se trata de uma poção da juventude, mas de corretivos para a perda de memória das células. Cada erva forma um conjunto de vibrações que combina com uma existente no corpo mecânico quântico.

O fígado, por exemplo, é feito de uma sequência específica de vibrações em nível quântico. No caso de mau funcionamento, há alguma falha da sequência apropriada dessas vibrações. De acordo com o Ayurveda, existe uma erva com a mesma sequência exata e, quando aplicada, ela restaura a função do fígado.

O princípio atuante neste caso é o da *complementação*. Segundo ele, "a natureza pensa igualmente em toda parte", um ditado védico que significa que ela emprega os mesmos materiais quando faz plantas, minerais, mantras e corpos humanos. Não são apenas moléculas similares (apesar de ser o mesmo carbono no carvão, nos diamantes, no açúcar e no sangue). Ainda mais fundamentais são as vibrações sutis que ligam as moléculas, os verdadeiros alicerces da natureza, como afirmaram os sábios ayurvédicos. Elas são tão universais que coisas que parecem não ter a menor relação entre si, como uma palavra em sânscrito e uma folha de louro, podem ser consideradas semelhantes, se você examinar com a necessária profundidade. Como essa semelhança existe em toda parte na natureza, um médico ayurvédico procura ervas, sons primordiais, pedras, cores, aromas e alimentos que sirvam igualmente como remédio. As ervas, como são usadas no Ayurveda, não têm o efeito grosseiro que os medicamentos ocidentais provocam no corpo. As drogas comuns tiram a dor, relaxam os músculos, corrigem a insuficiência de insulina ou do hormônio da tireoide etc. A rasayana introduz um sinal sutil no organismo, porque "fala" com os doshas e influencia diretamente o fluxo interno da inteligência.

Sendo muito associadas à alimentação indiana, as rasayanas são vendidas nos Estados Unidos como um complemento alimentar de ervas, e não como remédio. Algumas frutas doces, como a groselha indiana (amla ou amalaki), são consideradas ótimas rasayanas. (Na verdade, essa fruta, em especial, é a base da maioria dos tônicos para a saúde fabricados na Índia desde tempos remotos, como o ginseng na China.) Para qualquer pessoa que se interesse por ervas medicinais, o conhecimento popular e tradicional das rasayanas é fascinante, mas ao mesmo tempo muito complexo. Dúzias de plantas são conhecidas por sua propriedade de rejuvenescer o corpo. Algumas são também usadas no ervanário ocidental:

- Gotu Kola e alho são específicos para Vata.
- Babosa e açafrão são específicos para Pitta.
- Elecampana e mel são específicos para Kapha (apesar de não ser uma erva, o mel é considerado shukra, ou essência pura do mundo vegetal).

Essa lista, porém, não inclui as rasayanas mais poderosas que possuem apenas nomes indianos, entre as quais amla, guggul e ashwaghanda.

O que torna as rasayanas complexas não é sua dependência de frutas e ervas. Para obter o efeito desejado de um ingrediente, é necessário saber quando colhê-lo, o tempo e o método de cozimento, e em que proporção combiná-lo com outras ervas. Uma simples rasayana pode ter cinquenta ingredientes cuidadosamente combinados.

Ervas rejuvenescedoras

Depois de vários anos de investigações e tentativas, sentimos que a rasayana é um campo valioso. Nele incluem-se algumas receitas recriadas das mais antigas.

Apesar de as rasayanas serem usadas há milhares de anos por médicos ayurvédicos para melhorar a energia e a imunidade, estamos apenas começando a realizar pesquisas científicas sobre os supostos benefícios à saúde desses compostos herbáceos. O regulamento acerca das ervas nos Estados Unidos permite que rasayanas sejam distribuídas apenas como um complemento à dieta; assim como nós as recomendamos para o uso geral. Elas não são consideradas por terem efeitos medicinais nem podem ser usadas como remédio. (Se você foi diagnosticado com uma doença específica, não ingira rasayanas nem nenhum outro tipo de erva sem antes consultar um médico especializado em Ayurveda.)

Entre as rasayanas mais conhecidas está a Chavanprash, que tem como base a fruta indiana gooseberry. Essa fruta, que é uma das maiores fontes naturais de vitamina C, é conhecida como Amla ou Dhatri em sânscrito, o que significa “ter qualidades de cura de uma enfermeira ou de mãe”. É tipicamente usada como rejuvenescedor para o sangue, o coração, o pulmão e os tecidos reprodutivos. Nós criamos uma fórmula de uma versão moderna da Chavanprash conhecida como Biochavan.

Outra rasayana clássica importante da Ayurveda é a Brahmi Rasayana, que tem como base a erva gotu kola. É tradicionalmente usada como um revigorante para o cérebro e para o sistema nervoso. Dizem que ela acalma os inquietos e aumenta a consciência.

Intrigados pela vasta literatura ayurvédica clássica sobre rasayanas, pesquisadores realizam estudos nos Estados Unidos e na Europa para determinar que ações farmacológicas essas misturas podem ter. Os ingredientes contidos nas rasayanas parecem ter efeitos antioxidantes potentes e também podem inibir a cascata de coágulos sanguíneos que está associada à liberação de hormônios do estresse.

Apesar de estar cedo demais para generalizar esses estudos em animais e seres humanos, é animador ver que esses antigos compostos herbáceos naturais estejam agora recebendo uma atenção científica séria. Pesquisas recentes vão ajudar a esclarecer o papel que essas fórmulas têm mantendo a saúde e revertendo doenças.

As explicações oferecidas sobre os benefícios sugeridos por estudos preliminares apontam possíveis elementos de radicais livres presentes em uma grande quantidade de doenças. Radicais livres são peróxidos indesejáveis que há muito tempo implicam a aceleração do processo de envelhecimento – um dos maiores motivos pela popularidade das vitaminas E, C e do betacaroteno como complementos antienvelhecimento é a capacidade que têm de destruir radicais livres antes que causem danos aos tecidos do corpo. Com sorte, a melhor compreensão do mecanismo e da ação das rasayanas ajudará a fundamentar as antigas afirmações em relação aos benefícios de aumentar a vitalidade desses tônicos naturais.

No Chopra Center for Well Being em La Jolla, Califórnia, nós usamos misturas de rasayanas para aumentar a energia e a vitalidade dos pacientes. Temos fórmulas específicas para homens e mulheres, além de usarmos os relatórios subjetivos dos pacientes como base. Mais informações sobre como ter acesso a essas fórmulas podem ser encontradas no Apêndice A.

Teste: como estou envelhecendo?

Não existe no Ayurveda um programa especial de "prolongamento da vida" por uma razão muito simples: todos os seus métodos de dietas, exercícios, rotinas diária e sazonal, meditação e outras técnicas de cura objetivam aumentar a longevidade. Considerando que hoje nossos pacientes têm melhor saúde, esperamos ter contribuído com uma descoberta a respeito do envelhecimento. Os textos clássicos ayurvédicos definem cem anos como um prazo normal de existência sem males e enfermidades, portanto pretendemos pelo menos alcançá-lo.

Você pode provar a si mesmo que está ficando mais jovem por seguir este programa? Simples como parece, uma boa medida é sentir-se feliz e saudável; ter um coração jovem é um bom sinal de longa vida. Os pesquisadores da Duke University fizeram uma lista mais objetiva de fatores da saúde relacionados à longevidade. Em termos de estatística, as pessoas que atingem maior número de pontos têm maior probabilidade de vida mais longa que a média.

O teste que apresentamos a seguir é baseado nessa relação da Duke University. O modo mais correto de aplicá-lo seria após um exame completo, mas uma simples avaliação pessoal também pode dizer muito. Procure ser honesto e objetivo e responda a cada pergunta, calculando para si mesmo os seguintes pontos:

10 para Excelente
5 para Médio
0 para Abaixo da Média

Somando o total, siga as instruções do Ayurveda durante seis meses e repita o teste. Há boa probabilidade de você notar uma grande melhora, que provavelmente ocorrerá antes dos seis meses.

Os fatores seguintes serão apresentados pela ordem de importância:

a. *Doença cardiovascular*

Quantos pais ou avós sofreram infarto ou derrame prematuro (antes dos 60 anos)?

Nenhum	10 pontos	
Um ou dois	5 pontos	
Três ou mais	0 ponto	______

Meu último exame de colesterol foi:

Excelente (menos de 200 mg)	10 pontos	
Médio (220 mg)	5 pontos	
Fraco (mais de 240 mg)	0 ponto	______

Minha última pressão arterial foi:

Excelente (120/70)	10 pontos	
Média (130/90)	5 pontos	
Fraca (140/95)	0 ponto	______

(Para ser precisa, a pressão arterial deve ser aferida três vezes ao dia, em períodos diferentes)

b. *Satisfação no trabalho*

Quando vou trabalhar pela manhã sinto:

Entusiasmo por novos desafios	10 pontos	
Disposto, mas sem entusiasmo	5 pontos	
Desinteressado, considerando apenas obrigação	0 ponto	______

c. *Consumo de cigarro*

Nos últimos cinco anos:

Nunca fumei	10 pontos	
Fumei ocasionalmente	5 pontos	
Fumei regularmente	0 ponto	______

d. *Funcionamento físico*

Essa categoria inclui grande variedade de indicadores, como coordenação motora, capacidade respiratória, rapidez nas reações, boa circulação do sangue etc. Para avaliar-se, compare seu estado físico atual com o que seu organismo era há dez anos.

Sinto-me quase o mesmo	10 pontos	
Noto que algo não vai bem	5 pontos	
Estou tratando uma doença	0 ponto	________

e. *Felicidade*

Considerada em geral, minha vida atual tem sido:

Muito feliz	10 pontos	
Muito boa, quase sempre	5 pontos	
Tão boa quanto a de qualquer um	0 ponto	________

f. *Avaliação da própria saúde*

Este ano minha saúde em geral tem sido:

Excelente	10 pontos	
Boa	5 pontos	
Média ou Má	0 ponto	________

g. *Inteligência geral*

Nos testes de QI atingi:

Acima da média (120 ou mais)	10 pontos	
Média (100-120)	5 pontos	
Abaixo da média (90 ou menos)	0 ponto	________
	Pontuação final	________

Para avaliar-se: Um total perfeito (90 pontos) indica que você tem probabilidade de viver mais, talvez bem mais que a média americana (aproximadamente 78 anos para mulheres e 72 anos para homens). Um total acima da média (entre 65 e 90 pontos) sugere que sua expectativa de vida é de pelo menos três anos a mais que a média ou ainda mais, se você já atingiu a meia-idade. Um total médio (45 – 65) indica a média de vida normal. Um total abaixo da média (abaixo de 40) indica que você precisa dar mais atenção à saúde. Não há razão para pânico, porque, ao seguir os programas do Ayurveda, notará uma melhora rápida.

Para ter uma ideia mais acurada de sua posição, avalie melhor seu desempenho com alguns outros fatores:

> *Idade:* O alto número de pontos tem maior significação se você é mais idoso. Se já passou dos 50 anos, 75 a 90 pontos indicam maior probabilidade de uma vida longa; o mesmo resultado não seria tão importante se você tivesse apenas 30 anos.

> *Hábitos e estilo do vida:* Em condições semelhantes, os hábitos regulares estão relacionados com a vida longa; neles incluem-se três refeições diárias, oito horas de sono por noite, deitar-se sempre no mesmo horário etc. A vida de casado também propicia mais longevidade que a de solteiro. O consumo de álcool deve ser mínimo ou nenhum; é sabido que o alcoolismo reduz a expectativa de vida.

> *Peso:* Manter um peso ideal é o melhor, apesar de cinco ou seis quilos a mais não causarem danos. A probabilidade de vida diminuirá se você for obeso (com 15 por cento ou mais além de seu peso ideal) ou se seu peso tem variado muito há anos.

Como melhorar sua contagem de pontos

Após tantas pesquisas realizadas sobre meditação, podemos afirmar que ficou reconhecida a melhora de todos os fatores de longevidade da Duke University.

Se analisarmos esses resultados no contexto do Ayurveda, eles se tornam ainda mais significativos.

- As pesquisas com rasayanas sugerem sua capacidade de afastar aspectos deletérios do envelhecimento, como um efeito benéfico na coagulação do sangue e redução da suscetibilidade a substâncias carcinógenas. Estudos preliminares sugerem ainda que as rasayanas são eficazes no combate aos radicais livres que aceleram o processo de envelhecimento.
- Um estudo piloto sobre os efeitos do panchakarma sugere que esse processo de purificação aumenta muito o efeito da meditação (dez praticantes rejuvenesceram seis anos em média, biologicamente, no período de um ano, enquanto se submetiam ao panchakarma, o que levaria um ano e meio apenas com a meditação).

A conclusão, portanto, é que um programa completo do Ayurveda deve ser mais eficiente do que apenas a meditação, podendo vir a propiciar todos os poderosos efeitos rejuvenescedores prometidos nos textos antigos. Um programa básico deveria incluir a meditação, uma dieta ayurvédica apropriada para o tipo de corpo, suplementação alimentar de Maharishi Amrit Kalash, prática regular dos exercícios, pelo menos um tratamento panchakarma anual e os pontos principais descritos na rotina diária, ou dinacharya.

Parte III

Viver em sintonia com a natureza

10
O impulso de evoluir

A frase "viver em sintonia com a natureza" tem no Ayurveda um significado muito preciso: sentir desejos sadios que combinam com suas verdadeiras necessidades. A natureza o criou de modo a não haver conflito entre o que você precisa e o que deseja. Assim acontece porque o desejo é originado no nível quântico, onde é sempre equilibrada a interação dinâmica das vibrações sutis. Se o corpo ou a mente perturbam esse equilíbrio, o corpo quântico envia um impulso para corrigir o desvio e você o capta como desejo por alguma coisa.

Neste momento, milhões de impulsos estão sendo enviados através de seu sistema nervoso, transformando-se em todas as ações que você executa diariamente. O desejo de beber água, por exemplo, satisfaz a necessidade individual de cada célula dos 50 trilhões que formam seu corpo. Cada uma envia sua mensagem captada por receptores especiais no hipotálamo. Este, por sua vez, liga mente e corpo, fabricando neurotransmissores específicos ou moléculas mensageiras que o levam a pensar "estou com sede".

Qualquer desejo natural segue esse caminho. Um desejo surge em qualquer ponto do corpo mecânico quântico, realiza-se uma ligação mente-corpo no cérebro e você sente um impulso de agir. Enquanto a necessidade e o desejo combinam, você vive em sintonia com a natureza; o caminho do desejo não está bloqueado. O ideal seria você achar delicioso cada bocado que come, satisfazendo, ao mesmo tempo, a necessidade de determinados nutrientes. Sua pele pode pedir uma quantidade maior de vitamina C para corrigir um dano maior causado pelo sol; um osso do quadril, muito tensionado, pode pedir uma dose maior de cálcio; um músculo flexionado excessivamente no braço, mais potássio.

Infelizmente, é muito fácil interferir nesse caminho e com o bloqueio perdemos a sintonia com a natureza. Em vez de confiarmos na orientação do corpo bem-equilibrado sobre os nutrientes de que precisamos, quase sempre exageramos no consumo de vitaminas, na quantidade de alimentos e comemos doces e produtos tóxicos em demasia. A moda atual de procurar "prolongar a vida" é baseada na desconfiança que temos do corpo. Procuramos adivinhar suas fraquezas dando-lhe doses enormes de vitamina E, betacaroteno, selênio ou qualquer nova panaceia que apareça.

Nunca ficou provado que a suplementação de vitaminas e minerais ajuda a prolongar a vida. Ao contrário, vários estudos feitos no sul da Califórnia demonstraram que pessoas idosas que ingerem obsessivamente vitaminas e só comem "alimentos saudáveis" não vivem mais que a média, enquanto as que têm hábitos equilibrados de vida (dormem no mesmo horário, fazem três refeições por dia, bebem álcool moderadamente etc.) vivem em média 11 anos a mais.

Você não precisa chegar ao extremo de tirar o máximo de seu corpo. Ele é inteligente no nível quântico, sabendo exatamente do que precisa, até o último átomo e molécula de alimento, o mínimo de ar aspirado e a menor ação. Nos capítulos seguintes, darei uma orientação sobre os diversos tipos de alimentos, exercícios, rotinas diárias e sazonais que o Ayurveda considera em sintonia com a natureza. Mesmo sendo orientações específicas, não são regras rígidas, apenas indicações para você entrar em contato com seu corpo mecânico quântico. Quando esse contato for novamente estabelecido, suas ações serão mais suaves, as escolhas certas mais automáticas e os erros menos frequentes.

No entanto, antes de entrar em detalhes, gostaria de dar maiores esclarecimentos sobre o melhor caminho, em si, de evolução.

Para continuar evoluindo e progredindo na vida você precisa fazer dia a dia, minuto a minuto, as escolhas certas. Elas são intermináveis porque os desafios da vida também não têm fim. Portanto, parece impossível evitar escolhas erradas, mas o Ayurveda afirma que, na realidade, é fácil: basta você começar a ouvir sua natureza mais profunda.

Para cada decisão tomada, seja importante ou não, seu corpo mecânico quântico vê apenas a escolha certa, mesmo que sua mente encontre várias. Essa confusão cria um conflito interno. Por que um fumante pega um cigarro após outro, mesmo sabendo do mal que eles podem causar? Por que alguém que come compulsivamente torna a servir-se, mesmo sem fome? É inútil entrarmos em choque com esses conflitos porque nossas ações são baseadas em inúmeros processos independentes que mudam o tempo todo. Derrotar os vírus e as bactérias letais é simples brinquedo de criança comparado ao esforço necessário para derrotar um hábito destrutivo. Por exemplo, sabemos de pessoas que sofrem de excesso de peso crônico e que já procuraram todo tipo de cura possível: com drogas, psiquiatria, modificação de comportamento e até cirurgia, mas não obtiveram o menor sucesso.

No Ayurveda propomos uma solução mais simples. Em vez de entrar em luta com as escolhas erradas que foram geradas por desejos pouco saudáveis, colocamos nossos pacientes em contato direto com a fonte de seus desejos. Onde nascem, todos os desejos são saudáveis. Em sânscrito damos-lhe o nome de sattva, palavra geralmente traduzida por pureza. Uma definição melhor desse termo é "o impulso de evoluir", e vou explicar o motivo.

No Ayurveda existem três impulsos naturais que atuam em determinadas situações. Um é sattva, o impulso de evoluir, avançar, progredir. Outro é tamas, o impulso exatamente oposto de continuar ou regredir. Entre esses dois impulsos fica rajas, um terceiro, mais neutro, que dita a ação por si mesma. Eis um diagrama dos três:

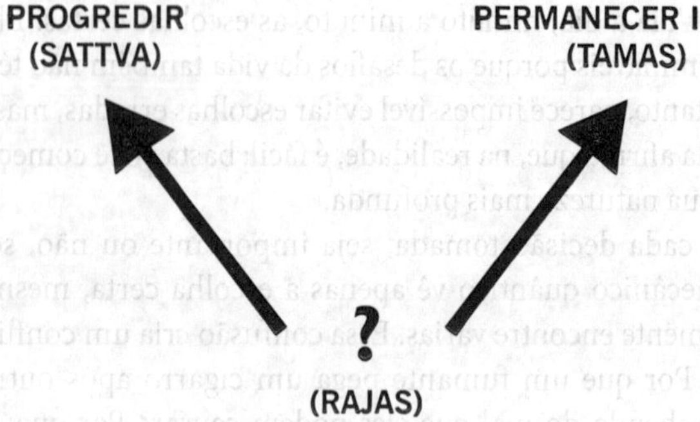

Como você vê, rajas sugere a seguinte pergunta: "Como devo agir nesta situação?". Sattva favorece a escolha evolucionária e tamas a estável. Todos esses três impulsos são necessárias à vida. Se você está assistindo a um filme à noite pela televisão, um impulso ordena que vá se deitar e outro, oposto, o leva a continuar sentado. Isso acontece porque sattva e tamas estão em conflito, enquanto rajas o impulsiona a escolher.

A natureza fez nossa mente operar instintivamente, de acordo com essas três tendências ou gunas (que também se conhece pelo nome de "doshas mentais"). As pessoas podem ser qualificadas de acordo com o domínio de cada guna.

As *pessoas rajásicas gostam de agir*. Sua mente trabalha constantemente e elas demonstram tendência à impaciência, impulsividade e cargas cinéticas de todos os tipos.

As pessoas sáttvicas gostam de progredir. Sua mente não se prende à ação por si mesma, mas apenas se ela é criativa e promove a vida e a saúde.

As pessoas tamásicas gostam de ficar como estão. Sua mente não aprecia a ação e elas preferem a rotina e o *status quo* estabelecidos.

Esses tipos nunca são tão definidos, pois somos todos influenciados pelos três gunas. Mas todos conhecem algum tipo rajásico puro: alguém extrovertido, sempre enérgico e que se aventura além do que parece possível. E o puro tamásico: lento, resistente a novidades, tradicionalista de coração, achando que o melhor ficou no passado. (Os médicos ayurvédicos que visitam os Estados Unidos acham o povo muito rajásico, precisando da influência mais suave e purificadora de sattva na ambição e na criatividade.) Apesar de a natureza ter nos dotado desses elementos, devemos procurar ampliar sattva porque esse elemento torna a pessoa mais criativa, saudável e feliz.

O segredo das pessoas sáttvicas é ter desejos naturalmente saudáveis. Qualquer um pode ter um desejo menos saudável devido à influência de ama mental. Lembre-se de que "ama mental" é o termo usado para as tendências impuras ou negativas da mente. Sattva é a força da pureza para combatê-las. Os sábios ayurvédicos afirmam que a produção de ama mental surge de:

- Emoções negativas – raiva, medo, autocrítica, ressentimentos, ganância.
- Estresse psicológico – problemas com a família, tensão no trabalho, perda de dinheiro ou emprego, divórcio, morte na família.
- Letargia, inércia mental.
- Ambiente de vida pouco saudável.
- Convivência com pessoas negativas.
- Leituras chocantes e violentas, assim como outras formas de distração.

O debate sobre o direito moral de mostrar cenas violentas na televisão não chega, segundo o Ayurveda, a discutir o ponto mais importante. Trata-se de um problema de saúde. A visão da violência libera substâncias químicas pouco saudáveis em nosso organismo, levando ao acúmulo de ama em nossos pensamentos e em nossas células. Todos têm o direito, se desejarem, de se expor a qualquer tipo de influência, mas o papel do médico é avisar que elas podem ser nocivas ao bem-estar. Ao evitarmos o acúmulo de ama mental, tomamos uma medida preventiva contra desequilíbrios que podem vir a se transformar em moléstias.

Você não pode forçar seu corpo a fazer as escolhas que promovem a evolução. Se come alimentos errados, fuma sem parar, bebe excessivamente ou faz escolhas pouco saudáveis em sua vida diária, existe algum bloqueio no caminho de seus desejos. Alguma impureza o mantém afastado de seu eu quântico. Já expliquei várias técnicas para remover esse bloqueio. Todas elas, desde panchakarma e meditação à técnica da bem-aventurança, removem, cada vez que se pratica, grandes quantidades de impurezas.

Depois que estiver aplicando as técnicas ayurvédicas há algum tempo, você verá aflorar seu lado sáttvico, não importa quantos bloqueios existam no início. Quando isso acontecer, você estará se aproximando do lugar chamado saúde perfeita. Sattva fica perto do coração da natureza, já que tudo nela se expande, evolui e cresce. Sattva existe em nosso interior como instinto de equilíbrio, de atitudes que promovem a vida, nossa dignidade inata, respeito pelos outros e nosso amor. À medida que sattva aumenta, você vive na pureza sem se esforçar e avança na direção de uma evolução mais elevada. Só então a frase "em sintonia com a natureza" assume seu verdadeiro sentido.

Como ampliar sattva

O Ayurveda declara que influências variadas podem ampliar sattva e, ao mesmo tempo, manter uma quantidade mínima de ama. Algumas recomendações parecem familiares a todos nós: consumir alimentos puros e água pura, evitar toxinas, assim como os pesticidas, e dormir a noite toda. O descanso adequado é necessário para que aflore o lado claro e feliz da mente.

Passar algum tempo ao ar livre, em contato com a natureza, caminhar em florestas, montanhas ou à beira do oceano, de lagos e rios; ouvir o som do vento, o ruído das copas das árvores e o canto dos pássaros, tudo isso purifica os sentidos e nos atrai à fonte, à natureza. Sáttvica, segundo o Ayurveda, é qualquer coisa que promova a vida. Portanto, é questão vital cultivar emoções positivas e manter relacionamentos seguros. A ausência de amor e carinho em sua vida é muito mais nociva a sattva do que uma alimentação inadequada.

Além disso, outras orientações mais específicas, incluídas nos textos ayurvédicos há milhares de anos e conservadas nas mais puras tradições de cada cultura, servem como um guia testado pelo tempo para ampliar a influência de sattva na vida diária:

- Seja amável e tolerante com os outros.
- Aja depois de refletir, não por impulso.
- Refreie a irritação ou a crítica, mesmo que ache justificáveis (as pessoas sáttvicas não apontam defeitos de outras "para seu próprio bem").
- Reserve algum tempo diário para se distrair e relaxar em boa companhia.
- Caminhe ao sol pela manhã, observe o poente e passeie ocasionalmente ao luar, especialmente na fase da lua cheia.
- Faça refeições leves, com alimentos naturais, leite, açafrão e ghee (manteiga purificada). Uma lista completa de alimentos sáttvicos é dada na página 298, junto com uma análise mais profunda de uma dieta pura.
- Seja generoso com os outros de todas as maneiras. Presenteie e cumprimente todos os que o cercam, salientando as melhores qualidades de cada um e deixando que o elogiem em vez de fazê-lo você mesmo. Para uma pessoa sáttvica, todas as relações devem ser, em princípio, uma oportunidade de dar. A natureza complementa essa atitude básica provendo sempre nossas necessidades. Quando floresce esse tipo de generosidade e confiança, a pessoa sáttvica não tem, realmente, nada a temer da vida e tem tudo a receber dela; e pode deixar que a vida aconteça sem nenhum esforço.

11
Rotina diária – viajando nas ondas da natureza

A cada dia, entre o nascer e o pôr do sol, acontecem centenas de coisas. A natureza é organizada com tamanha beleza que não importa quão diferentes essas coisas sejam, elas se ajustam em um só ritmo. Na realidade, muitos ritmos se interligam como rodas de engrenagens que acionam outras. A medicina moderna tem descoberto os ciclos mais evidentes do corpo, como as batidas do coração a cada três quartos de segundo e as 14 inalações dos pulmões por minuto. Porém, muitas mudanças que ocorrem em nosso corpo continuam misteriosas. Por que, às sete horas da noite, o peso de uma pessoa é maior, como a ciência descobriu? Por que nossas mãos são mais quentes às duas da madrugada?

O Ayurveda responde que existem em nosso organismo "ciclos principais" governados pelo corpo mecânico quântico. Todos os dias ocorrem duas ondas de mudanças, com seus ciclos Kapha, Pitta e, por fim, Vata. Essas três fases acontecem do nascer ao pôr do sol e, depois, se repetem até o amanhecer. O horário aproximado é o seguinte:

Primeiro ciclo	*Segundo ciclo*
6 a 10h – Kapha	18 a 22h – Kapha
10 a 14h – Pitta	22 a 2h – Pitta
14 a 18h – Vata	2 a 6h – Vata

Um dos aspectos fundamentais para viver em sintonia com a natureza é respeitarmos esses ciclos principais que mantêm nossa existência física. Somos feitos para seguir as ondas da natureza e não para lutar contra elas. De fato, nosso corpo segue essas ondas ou procura fazer o melhor que pode quando nossos hábitos as contrariam.

Na alvorada, o dia começa com um período Kapha. É fácil compreender por que o início da manhã é considerado Kapha. Ao acordar, nosso corpo é vagaroso, pesado, relaxado e calmo, com todas as qualidades de seu dosha. O período de maior atividade física e apetite é ao meio-dia, bem no meio do período de Pitta. Ele tem a responsabilidade pelo metabolismo do alimento, pela distribuição da energia e pelas funções físicas em geral. Por essa razão, o trabalho nas fábricas é mais eficiente ao meio-dia. Esse primeiro ciclo termina com o período Vata, que começa às 14 horas. Vata controla o sistema nervoso e, realmente, os pesquisadores descobriram que as pessoas conseguem melhores resultados nos testes mentais à tarde. Nesse período Vata estão também os momentos em que você faz cálculos mais rapidamente (15 horas) e demonstra maior destreza manual (16 horas).

O segundo ciclo do dia repete a mesma sequência Kapha, Pitta e Vata, mas em aspectos diferentes. Ao chegar a noite, como no período matinal, o corpo fica mais relaxado e vagaroso, mas de um modo mais estável e tranquilo. Kapha, no ocaso, conduz o organismo à inércia. Pitta torna a abrir o apetite, mas não tanto quanto ao meio-dia. Pitta digere o jantar depois que você vai se deitar, mas, como seu corpo está adormecido, o combustível é gasto para mantê-lo aquecido e reconstruir os tecidos, o que acontece principalmente durante a noite. O período Vata, nas primeiras horas da manhã, expressa-se por intermédio do sistema nervoso; porém, em vez de pensar rapidamente como à tarde, você entra em um período ativo de sono (chamado de "rápido movimento ocular"). É a fase da noite em que os impulsos do cérebro estão mais ativos. E assim completa-se o ciclo diário.

Um dia no ritmo perfeito

Se você aprender a seguir essas grandes ondas de Vata, Pitta e Kapha, seu corpo entrará instintivamente em sintonia com os subciclos, seguidos por outras mudanças menores, como engrenagens que acionassem outras engrenagens internas. O Ayurveda oferece um planejamento ideal, chamado dinacharya ou rotina diária, que mostra como podemos descobri-lo.

Dinacharya: a rotina diária

Quatro horários básicos estabelecem o ritmo de toda a rotina diária:

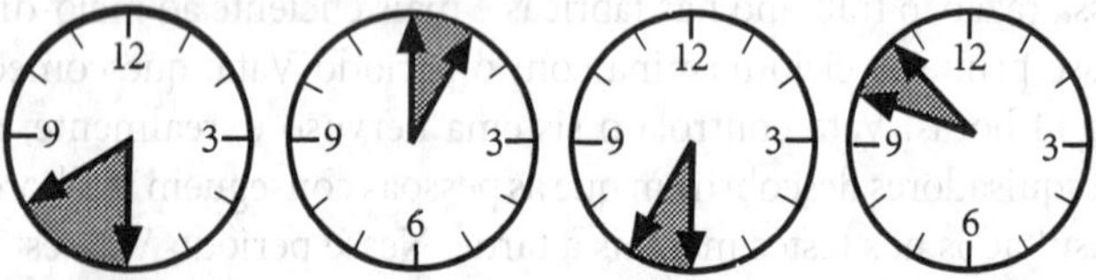

Esses são os horários ideais para iniciar-se uma atividade. A manhã começa entre 6 e 8 horas, o almoço fica entre meio-dia e 13 horas etc. Esses horários são aproximados e mudam de acordo com as estações. O Ayurveda o aconselharia a levantar-se todos os dias pelo menos uma hora antes da aurora, para seguir o sol durante o ano todo. Levantando-se durante o período Vata, você captaria suas qualidades que são a leveza, a alegria e a animação. Elas impregnariam seu corpo antes de o sol nascer e permaneceriam por todo o dia.

Quanto mais se demorar a acordar durante o período Kapha, mais mole, pesado e lento você vai sentir-se (6 às 10 horas). Essas qualidades também permanecerão o dia todo; na verdade, se você se habituar a acordar tarde ano após ano treinará seus doshas a receber constantemente essas qualidades e sentirá uma crônica sensação de sonolência.

Se você fizesse um mapa do dia ideal, deveria organizar-se naturalmente levando em conta os quatro pontos principais:

Levantar: 6 – 8 horas

- Acordar sem despertador.
- Beber um copo de água morna (para encorajar o funcionamento regular do intestino pela manhã).
- Urinar e esperar que o intestino funcione.
- Escovar os dentes.
- Raspar a língua se estiver esbranquiçada.
- Massagear o corpo com óleo de gergelim (abhyanga).
- Tomar banho (água morna, nem quente nem fria).
- Fazer exercícios: saudação ao Sol (página 317).
- Posições de yoga (página 326)
- Respiração polarizada (Pranayama, página 345).
- Meditar.
- Tomar café da manhã.
- Fazer passeio matinal (meia hora).

Almoçar: Meio-dia – 13 horas

- Almoçar cedo (deve ser a maior refeição do dia).
- Depois da refeição, ficar sentado tranquilamente por cinco minutos.
- Andar para ajudar a digestão (cinco a 15 minutos).
- Meditar no fim da tarde.

Jantar: 18 – 19 horas

- Jantar moderadamente.
- Depois de comer, ficar sentado tranquilamente por cinco minutos.
- Andar para ajudar a digestão (cinco a 15 minutos).

Deitar: 21h30 – 22h30

- Ocupar-se em alguma atividade ligeira à noite.
- Deitar cedo, mas pelo menos três horas depois do jantar.
- Não ler, comer ou ver televisão na cama.

Naturalmente, esse planejamento é muito severo. Mas apresso-me a esclarecer que centenas de nossos pacientes (e nossas famílias) praticam dinacharya e têm tempo de sobra para dedicar-se a outras atividades. Se você hesita em mudar seus hábitos diários, tenha certeza de que pode ser tão ocupado quanto um médico se souber seguir as ondas da natureza. O motivo principal para organizar seu dia é que suas atividades serão mais saudáveis, divertidas e eficientes. Você acabará ganhando tempo em vez de perdê-lo, o que é a grande vantagem desse mudança em sua vida.

Repare que os principais exercícios são passear a pé e algumas posições suaves de yoga, combinadas com a meditação. Os quatro pontos principais do dia são evidentes. Gostaria apenas de dar mais esclarecimentos sobre cada período.

Levantar: 6 – 8 horas

A manhã é especial no Ayurveda porque é quando a natureza envia suas mensagens mais sutis e você é mais sensível para captá-las. Seu sistema nervoso foi criado de tal maneira que a visão do nascer do sol, o ar brando em sua pele, os sons suaves dos pássaros e dos animais que acordam estabelecem essa fase de renovação. Estando alerta à menor influência, o corpo se mantém em silêncio e delicado equilíbrio.

Ao acordar, você deve sentir-se alerta, com a cabeça fresca e sem preocupações do dia anterior, indicando que seu sistema nervoso está apto e renovado. É um mal causar uma perturbação ou ignorar essa oportunidade única de tornar a criar-se naturalmente. A escritora Joan Mils expressou com grande beleza esse momento especial: "As coisas simples da alvorada despertam momentos profundos além da explicação e poderosos além do sentimento. Há manhãs em que uma pequena alegria isolada é mais cheia de convicção que um mês de reverência."

Do ponto de vista médico, o corpo sabe dosar precisamente o equilíbrio químico correto para um dia cheio de atividades. Também é o momento de livrar o organismo das sobras do dia anterior e por isso a eliminação matinal é tão valiosa antes de se iniciar um novo ciclo diário. Você deve encorajar seu intestino a funcionar nessa hora, bebendo um copo de água morna e permanecendo uns cinco minutos no banheiro. Não se preocupe se não acontecer nada. Com o tempo, prosseguindo nessa prática regularmente, quase todos descobrem que surge o instinto de eliminação matinal.

Quando você escova os dentes, Ayurveda aconselha ainda a examinar a língua, que pode estar coberta por uma camada branca. É um resíduo de ama da última refeição do dia anterior ou de um desequilíbrio mais profundo, que pode ser eliminado com o uso de raspadeiras indianas de prata. Trata-se de um cuidado opcional, já que nem todos acordam com essa camada na língua. À medida que sua alimentação melhorar e você ficar mais equilibrado, essa camada deverá desaparecer.

A rotina diária, ou dinacharya, estipula 11 tarefas diferentes a fazer pela manhã. Todas elas exigem disciplina, e a rotina da manhã deve demorar cerca de uma hora, o que é uma grande mudança em seus hábitos. Mas a recompensa também será grande. Quando nossos pacientes fazem a rotina completa, comentam que sentem saúde, alegria, não se comparando com os que são mais descuidados e inconstantes.

Procure introduzir as novidades em seus hábitos matinais aos poucos e veja se passa a sentir-se melhor. Pela ordem, as práticas mais importantes são:

1. Acordar cedo (um pouco antes do nascer do sol).
2. Meditação.
3. Exercícios do Ayurveda: saudação ao Sol e posição de yoga.
4. Massagem com óleo.

A meditação foi discutida antes, e os exercícios ayurvédicos serão apresentados em outra seção. Faltam esclarecimentos sobre a massagem com óleo de gergelim (abhyanga), uma das partes mais agradáveis da rotina matinal e um meio importante de equilibrar o dosha Vata.

Massageando levemente todo o corpo com uma fina camada de óleo de gergelim, antes do banho, sua pele fica aquecida e sedosa, em perfeito equilíbrio para o frio seco de Vata. Nossos pacientes do tipo Vata contam que sofrem menos ansiedade e não ficam tão dispersivos durante o dia quando se massageiam regularmente. De fato, o equilíbrio de Vata logo no início da manhã dá uma grande sensação de harmonia a todos. A pele contém centenas de nervos cutâneos ligados a todas as partes do corpo. A ciência também reconhece que a pele é um grande produtor de hormônios endócrinos.

Em termos científicos, sua massagem matinal tem ação calmante sobre dois sistemas principais do corpo, o nervoso e o endócrino. Não é de admirar que, na Antiguidade, Charaka tenha elogiado tanto a prática de abhyanga, afirmando que rejuvenesce a pele, tonifica os músculos, elimina as impurezas e ajuda a conservar a juventude. Massagear-se também é uma ótima maneira de começar o dia com calma, o que o Ayurveda considera muito importante. As pessoas que desde cedo começam a corrida contra o tempo não têm a menor possibilidade de manter um perfeito equilíbrio.

COMO FAZER UMA MASSAGEM COM ÓLEO DE GERGELIM (ABHYANGA)

Como é uma massagem muito leve, basta um quarto de xícara de óleo morno. O óleo de gergelim aconselhado é do tipo refinado comum, vendido como alimento. As pessoas do tipo Vata podem se massagear com óleo de gergelim ou de amêndoas, enquanto os Pitta preferem óleo de oliva ou coco. Já os Kapha são beneficiados por óleos leves e mornos, como os de girassol e de gergelim.

Para aquecer o óleo: ponha três a quatro colheres de sopa de óleo em um copo de plástico transparente ou um vidro de boca larga e coloque-o em uma panela com água bem quente. Espere um minuto ou dois até o óleo atingir a temperatura da pele. Você também pode aquecer o óleo em uma xícara de vidro no micro-ondas, durante dez a quinze segundos, *tendo o cuidado de não aquecê-lo demais.*

Tecnicamente, é melhor usar óleo que tenha sido submetido a alta temperatura durante pouco tempo. Você pode aquecê-lo com cuidado até atingir 100°C, evitando que se inflame.

O melhor lugar para fazer a massagem é o banheiro. Apesar de fazer muito bem ao corpo, abhyanga causa certa confusão. Por mais cuidado que se tenha, o óleo pode pingar em volta. Para evitar esse problema, forre o piso ou ponha um banquinho de plástico no meio da banheira para se massagear. A minimassagem descrita no fim desta seção causa menos problemas.

MASSAGEM NO CORPO TODO (5 - 10 MINUTOS)

Comece pela cabeça: ponha uma colher de sopa de óleo sobre o couro cabeludo e use a palma das mãos e os dedos em uma massagem vigorosa. Cubra a cabeça toda com movimentos circulares, como se estivesse passando xampu. Esfregue o óleo mais delicadamente no rosto e nas orelhas. A massagem suave nas têmporas e atrás das orelhas é especialmente aconselhada para acalmar o dosha Vata.

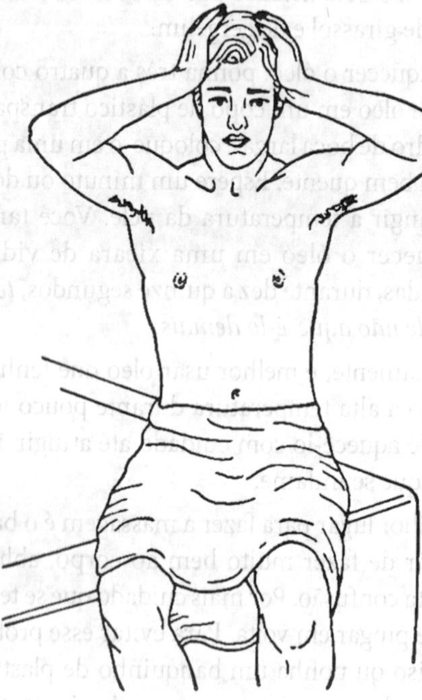

Abhyanga começa com uma vigorosa massagem no couro cabeludo, usando a palma das mãos.

Aplique um pouco de óleo nas mãos e massageie o pescoço na frente e atrás, depois os ombros, usando as palmas das mãos e os dedos.

Massageie vigorosamente os braços usando movimentos circulares nos ombros e cotovelos, com movimentos para cima e para baixo nas partes longas.

É importante não massagear com muita força o tronco. Faça largos movimentos circulares no peito, no estômago e no abdome. (Tradicionalmente, o Ayurveda aconselha a fazer os movimentos no sentido horário.) Um movimento para cima e para baixo deve ser feito no esterno.

Aplique um pouco de óleo na mão e massageie as costas e a coluna dorsal, procurando fazer movimentos para cima e para baixo, ou os que conseguir.

Massageie vigorosamente as pernas, como fez com os braços, com movimentos circulares nos joelhos e tornozelos e para cima e para baixo nas partes longas.

Com o resto do óleo, massageie vigorosamente seus pés e dedos dos pés.

Banho para tirar o óleo: considera-se muito benéfico manter no corpo uma fina camada de óleo de gergelim, quase invisível, para tonificar a pele, equilibrar Vata e manter os músculos quentes durante o dia todo. Portanto, banhe-se com água morna, não quente, e use um sabonete neutro. Se você fica bem de cabelo oleoso, deixe um pouco de óleo na cabeça, mas muitas pessoas preferem usar xampu.

MINIMASSAGEM (1 - 2 MINUTOS)

Praticar abhyanga pode ser um processo demorado para quem tem muitas atividades pela manhã, portanto aconselhamos uma pequena massagem, que é melhor do que não fazer nenhuma. As partes principais que devem ser massageadas são a cabeça e os pés.

Você pode fazê-la sentado na beira da banheira durante um minuto pela manhã. Bastam duas colheres de sopa de óleo de gergelim para essa minimassagem

Pegue uma colher de óleo morno e esfregue no couro cabeludo, usando os movimentos circulares menores, descritos anteriormente. Use as palmas das mãos e a ponta dos dedos.

Massageie a testa de lado a lado, depois as têmporas delicadamente, em movimentos circulares.

Faça movimentos suaves ao esfregar atrás das orelhas.

Massageie o pescoço, na frente e atrás.

Pegando a segunda colher de óleo, massageie os pés usando sempre as palmas das mãos, em movimentos bruscos e vigorosos, para frente e para trás. Passe o óleo nos artelhos com os dedos. Fique sentado tranquilamente durante alguns segundos para descansar e deixar que o óleo penetre, depois se banhe normalmente.

Almoço: meio-dia – 13 horas

Para aproveitar o máximo da influência de Pitta no dia é conveniente almoçar cedo, ao meio-dia ou pouco antes. Pitta atiça agni, o fogo digestivo, que brilha mais nesse momento; sendo assim, o Ayurveda recomenda que o almoço seja a maior refeição do dia. Como a maioria das pessoas não costuma fazer um grande esforço físico, essa refeição não deve ser muito consistente e pesada. Coma apenas a quantidade que seria normal no jantar.

Para evitar a sonolência à tarde, não beba bebidas alcoólicas no almoço; a água morna é a melhor bebida para ajudar a digestão. Em qualquer caso, evite bebidas geladas, como água, chá ou refrigerantes. Elas apagam agni e tornam a digestão mais difícil.

Para que seu corpo se lembre do ritmo diário, tome mais duas precauções. A primeira é permanecer sentado à mesa durante cinco minutos depois que acabar de comer, ficando preferivelmente em silêncio. A segunda é dar um pequeno passeio ao ar livre ou deitar-se durante cinco minutos depois da refeição. Esses hábitos estabilizam o sistema digestivo e ajudam o início do processo.

Jantar: 18 – 19 horas

Pouco depois de chegar em casa do trabalho é o momento de você fazer a meditação da tarde. Prepare-se com uma série de posições de yoga e cinco minutos de respiração balanceada, como pela manhã. Deitar-se durante alguns minutos também ajuda a descansar e proporciona uma meditação mais profunda.

Como o almoço, o jantar deve acompanhar o momento indicado do dia, portanto alimente-se mais cedo. O início do período Kapha é às 18 horas, quando o corpo quer descansar. Não é aconselhável sobrecarregar o organismo de combustível nesse horário porque Pitta acompanhará a digestão a partir das 22 horas, quando você já deve estar na cama. Seu organismo tem mais energia para digerir no início da tarde, após o almoço, e mais tempo para completar o processo; à noite, no caso do jantar, tem menos. O Ayurveda é muito veemente ao afirmar que a digestão deve se completar, já que os alimentos mal digeridos provocam o acúmulo de ama.

O jantar, portanto, deve ser uma refeição mais leve que o almoço. Para muitas pessoas, a refeição adequada é um prato quente de cereais com torradas, um chá de ervas e frutas frescas. Sem dúvida, você nunca experimentou um jantar assim, mas faça uma vez para variar. Ficará surpreendido com a sensação agradável por não ter de digerir uma grande refeição à noite. O Ayurveda aconselha a evitar à noite alimentos fermentados como queijo, coalhada e iogurte, mas principalmente a carne vermelha, que é de digestão mais difícil.

A bebida mais aconselhada para acompanhar o jantar é água morna ou chá de ervas. O Ayurveda é veemente ao considerar o álcool uma toxina que não tem lugar em uma vida saudável, mas reconheço que muitas pessoas gostam de um drinque depois do trabalho. A regra básica é não beber apenas pelo prazer em si, nem se a bebida estiver gelada. Mas o ideal é eliminar a hora do coquetel e jantar mais cedo. O consumo de álcool durante a refeição deve ser muito ligeiro, bastando um copo de vinho, por exemplo, ou uma cerveja.

Um pequeno passeio depois do jantar ajuda a digestão e prepara o organismo para a pessoa ler à noite, ouvir música ou conversar com os amigos e a família. Evite filmes de muita ação e não assista à televisão até tarde para não ter muito estímulo antes de dormir.

Hora de deitar: 21h30 – 22h30

Para levantar-se de madrugada você deve se deitar cedo. Os tipos Kapha, sintonizados com esse dosha, preferem ir dormir às 22 horas. Esse é o ideal ayurvédico para todos. Ele permite que os ritmos do corpo fiquem naturalmente mais lentos, proporcionando um sono mais profundo e tranquilizador; também dá o tempo necessário para o corpo criar novos tecidos, o que acontece principalmente durante a noite. (Já mencionei que uma boa noite de sono foi relacionada à maior longevidade).

Se você passar muito das 22 horas até se deitar, o período seguinte, Pitta, vai torná-lo ativo novamente. Por essa razão, as pessoas sentem certa sonolência no início da noite e estão cheias de energia à meia-noite, no auge do período Pitta. Uma proposição básica no que se refere aos ritmos do corpo é ir para a cama cedo. Portanto, é aconselhável seguir o horário ayurvédico. Uma semana de autodisciplina pode ser uma revelação em sua sensação de bem-estar pela manhã. Para usufruir de um dia de ritmo perfeito, você precisa de uma noite de sono perfeito.

12
Alimentação ayurvédica – comer para o equilíbrio perfeito

A dieta balanceada, no Ayurveda, não está relacionada a gorduras, carboidratos e proteínas, nem se dá uma atenção especial a calorias, vitaminas e minerais. Conhecemos esses nutrientes intelectualmente e não de forma direta. Você não percebe a vitamina C em seu suco de laranja e muito menos a diferença entre ela e a vitamina A. O conhecimento ocidental sobre nutrição vem, na maior parte, do laboratório de análises. O conhecimento ayurvédico sobre nutrição vem da natureza. Quando suas papilas gustativas saboreiam um bocado de alimento, muitas informações são enviadas aos doshas. Utilizando apenas essas informações, o Ayurveda nos orienta a seguir uma dieta naturalmente balanceada e baseada em nossos instintos, sem transformar a nutrição em uma preocupação intelectual.

Quando a comida fala a nossos doshas, informa muitas coisas. Diferentes atributos, ou gunas, estão presentes, como leve ou pesado, seco ou oleoso, quente ou frio... Porém a informação básica está contida em nosso paladar. O Ayurveda reconhece seis rasas, ou sabores: doce, ácido, salgado, amargo, que já conhecemos, pungente e adstringente. Todos os pratos muito temperados são pungentes. O sabor adstringente é o que contrai a boca. O chá de tanino é adstringente, assim como o gosto seco e farinhoso do feijão.

A dieta balanceada ayurvédica contém os seis paladares diferentes, ou seis rasas, em cada refeição. Eis um cardápio equilibrado:

Salada de alface (amarga, adstringente);
Frango grelhado com arroz de jasmin (salgado, ácido, pungente);
Sorvete de baunilha (doce).

Mesmo que você elimine o sorvete da sobremesa, a refeição continuará a ser balanceada, pois ainda terá os seis paladares. Se em vez de grelhado, o frango fosse ao forno, faltariam os sabores pungente e ácido; poderiam ser repostos em alguns pedaços de tomate (doce e ácido) e rabanetes (pungente) na salada.

Não é necessário sobrecarregar cada gosto na refeição. Um pequeno toque de ervas e condimentos pode dar à comida o sabor pungente e o amargo que faltam. Não é bom deixar que os mesmos gostos dominem os pratos diariamente. A norma básica é, apenas, dar ao corpo todos os sabores em cada refeição para que ele reaja inteiramente aos alimentos.

Satisfazendo os doshas

O paladar também pode ser usado para equilibrar um dosha, já que cada um procura os sabores que o acalmam.

Vata é equilibrado pelo sabor *salgado*, ácido e doce.
Pitta é equilibrado pelo sabor *amargo*, doce e adstringente.
Kapha é equilibrado pelo sabor *pungente*, amargo e adstringente.

(Os sabores que estão em destaque são os que produzem efeito mais calmante no dosha.)

Essa informação básica abre as portas de um vasto conhecimento sobre o que seu tipo de corpo deve comer. Nas próximas seções vamos expor esse assunto em detalhes.

Dietas para os tipos de corpo

Dietas para os tipos de corpo

O guia principal do que você deve comer é seu tipo de corpo. Se você é Vata, esse dosha quer ser equilibrado com sabores diferentes dos preferidos por Pitta ou Kapha. Digamos que duas pessoas estão almoçando em um café ao ar livre e pedem uma salada, chá gelado e sorvete de limão. Se uma é Pitta, esse almoço é excelente, porque a comida doce e fria ajuda a equilibrar esse dosha. Mas se a outra pessoa é Vata, a refeição não serve, de forma alguma. A verdura crua é especialmente amarga e fria, faltando um alimento mais sólido e nutritivo, o que desequilibra Vata. Quando o almoço termina, as duas pessoas se afastam com sensações diversas, apesar de terem comido a mesma refeição. A do tipo Pitta sente-se leve e reanimada, mas a de Vata está insatisfeita e sem energia.

Isso demonstra como é importante adequar a dieta a sua natureza, ou prakruti. Apresento a seguir uma tabela das qualidades dos alimentos que afetam os doshas.

EQUILIBRA VATA		IRRITA VATA	
Doce	Pesado	Pungente	Leve
Ácido	Oleoso	Amargo	Seco
Salgado	Quente	Adstringente	Frio
EQUILIBRA PITTA		IRRITA PITTA	
Doce	Frio	Pungente	Quente
Amargo	Pesado	Ácido	Leve
Adstringente	Seco	Salgado	Oleoso
EQUILIBRA KAPHA		IRRITA KAPHA	
Pungente	Leve	Doce	Pesado
Amargo	Seco	Ácido	Oleoso
Adstringente	Quente	Salgado	Frio

Como você pode notar, cada divisão contém três sabores e três gunas, ou qualidades. Os sabores você já conhece: doce, ácido, salgado, amargo, pungente e adstringente. Seis gunas formam três pares:

- Pesado ou leve – trigo é pesado, cevada é leve, carne de boi é pesada, de galinha é leve, queijo é pesado, creme de leite é leve.
- Oleoso ou seco – leite é oleoso, mel é seco, soja é oleosa, lentilha é seca, coco é oleoso, repolho é seco.
- Quente ou frio – (que esquenta ou esfria o corpo) pimenta é quente, hortelã é fria, mel é quente, açúcar é frio, ovo é quente, leite é frio.

Essas qualidades falam diretamente à língua e ao estômago. O princípio que rege esse efeito é de que o semelhante fala ao semelhante. Se você quer equilibrar Pitta, evite alimentos com suas qualidades. Uma pimenta, que é pungente, quente e oleosa, naturalmente irritará esse dosha.

Você não precisa guardar na memória essas qualidades. Apesar de os textos ayurvédicos oferecerem longas listas de alimentos que combinam sabores e gunas, o corpo já tem esse conhecimento. Se você está equilibrado, tem vontade de comer alimentos quentes quando está com frio e comida leve quando se sente pesado. O mesmo acontece quanto ao sabor. Se você é do tipo Kapha, o gosto por saladas cruas demonstra que está equilibrado, porque as verduras geralmente são amargas e adstringentes (dois sabores benéficos a seu tipo).

Em resumo, o verdadeiro significado de estar em sintonia com a natureza é gostar de comer o que seu corpo precisa para manter o equilíbrio. Por outro lado, se você é o mesmo tipo Kapha e adora batatas fritas (salgadas), sorvete (doce) e queijo (ácido), seus instintos e esse dosha não estão equilibrados. O remédio mais simples, de início, é voltar a comer os seis sabores novamente, mudando aos poucos o gosto atual. Com essa medida voltará o equilíbrio e a ter os instintos normais. Você não será obrigado a abandonar o sorvete e as batatas fritas, mas uma salada também poderá satisfazê-lo, porque satisfaz seu dosha dominante.

Como escolher a dieta adequada a seu tipo de corpo

Agora que você já conhece os princípios gerais de uma dieta ayurvédica equilibrada, pode procurar os alimentos indicados a cada tipo de corpo. É fácil escolher a dieta adequada.

1. *Escolha a dieta que equilibra seu dosha dominante.* Se você é um puro Vata, por exemplo, deve seguir, em geral, a dieta que acalma Vata. O mesmo deve ser feito se você for Vata-Pitta, mesmo que mude um pouco para a dieta Pitta quando precisar (por exemplo, durante o calor ou quando demonstra sinais de irritação de Pitta).

Se você está indeciso sobre qual dosha deve acalmar, pense nos alimentos que favorecem naturalmente a sensação de saúde e equilíbrio. Eles geralmente indicam a direção para uma dieta adequada. Se você é uma das raras pessoas com o tipo de três doshas dominantes, pode comer normalmente qualquer dieta ayurvédica e continuará equilibrado; mas repito que deve deixar-se guiar pelos instintos, pela estação do ano e por seu estado de saúde.

2. Se um médico do Ayurveda indicou o equilíbrio de um dosha, siga essa dieta.
3. Siga a estação do ano ao escolher a dieta. As mudanças de estação exigem certas modificações na alimentação básica; por exemplo, no inverno você não deve beber chá gelado, mesmo sendo do tipo Pitta. (As mudanças sazonais serão abordadas no Capítulo 14, "Rotina sazonal".)

Dieta para acalmar Vata

Prefira:

Alimentos quentes com textura relativamente pesada.
Adicione manteiga e gordura.
Sabores salgado, ácido e doce.
Alimentos suavizantes e substanciais.

Vata é um dosha frio e seco, portanto os alimentos quentes e nutritivos que associamos com o inverno, como cozidos de carne, sopas, pão fresco e tortas de frutas, fornecem uma boa dieta para acalmar esse dosha. Por outro lado, a comida que preferimos no verão não combina com ele, como as saladas frias, bebidas geladas, vegetais e verduras cruas. As pessoas do tipo Vata costumam ter digestão tão leve e irregular que os alimentos bem cozidos são mais facilmente digeridos. O dosha Vata também é muito sensível ao ambiente da refeição.

A melhor comida do mundo não é boa se a tensão na mesa afeta o estômago. Tudo o que acalma o ambiente e torna esses momentos tranquilos ajuda a pacificar Vata.

A DIETA AQUI INDICADA é a primeira escolha para todos os tipos Vata, a não ser que um médico ayurvédico indique outra. Poucos dias depois de iniciá-la, você notará nitidamente que o nível de sua energia se estabilizará e você se sentirá mais calmo, equilibrado e feliz. Se está com ligeiros sintomas de desequilíbrio de Vata, como insônia, nervosismo ou preocupação, essa dieta é a escolha natural. Procure segui-la durante duas semanas e veja como seus sintomas são aliviados.

Para iniciar a dieta de Vata, achamos que os seguintes conselhos ajudam:

- Todos os alimentos suaves, em geral, são bons para acalmar Vata: leite (preferivelmente morno), creme, manteiga, sopas quentes e cozidos, cereais quentes, pão fresco. Todos contêm açúcar, o sabor que mais acalma o corpo; quase todos são mornos e pesados.
- O café da manhã deve ser uma refeição bem nutritiva e substancial para beneficiar Vata o dia todo. Creme de arroz ou de trigo são os melhores cereais quentes para o tipo Vata, mas qualquer coisa leitosa, morna e doce é benéfica.
- Muitas pessoas do tipo Vata sentem uma drástica queda de energia no fim da tarde. Uma boa ideia é tomar um chá quente com biscoitos ou algum doce. Lembre-se do chá inglês, nesse horário. O chá de ervas é mais calmante que o comum, que tem muita cafeína e pode perturbar Vata. Se encontrar, experimente o chá de gotu kola. Essa erva indiana é excelente para acalmar os nervos. Se você reservar cinco minutos para tomar seu chá em um lugar tranquilo antes de ir para casa ao fim do trabalho, sentirá menos cansaço depois de alguns dias.

- O sabor pungente não é um dos preferidos de Vata, mas os alimentos picantes satisfazem esse tipo porque a maior parte desse tipo de comida – como mexicana ou a indiana é quente e contém muito óleo. O gengibre é o melhor condimento pungente para Vata e é muito usado para facilitar sua digestão (veja na página 292). O uso de temperos doces também é indicado, como canela, erva-doce e cardamomo, que ajudam a abrir o apetite, geralmente fraco no tipo Vata.
- Os alimentos quentes e úmidos são bem calmantes para Vata. Os cereais e os grãos, neste caso, são a melhor escolha. Se você ficar nervoso, preocupado ou sofrer alguma pressão, vai sentir-se melhor com um mingau de aveia ou uma sopa-creme de cereais, em vez de comer um doce ou tomar alguma bebida.
- Apesar de o sabor doce ser indicado para Vata, o açúcar, em si, fornece uma rápida descarga de energia e as pessoas desse tipo ficam inquietas. Leite morno é um alimento doce e muito indicado para Vata, principalmente com um pouquinho de açúcar ou mel. Os alimentos adoçados com açúcar devem ser ingeridos com outros mais nutritivos como o leite.
- Os salgadinhos secos não são aconselháveis para Vata, a não ser nozes salgadas, que são mais pesadas e oleosas, qualidades que acalmam esse dosha. Mas as amêndoas são a melhor escolha. O Ayurveda recomenda descascá-las antes de comer, tendo deixado uma dúzia na água durante a noite. Comê-las pela manhã é muito bom para equilibrar Vata. Como as nozes e sementes em geral são difíceis de digerir, as pessoas de Vata devem consumi-las em pequenas quantidades, preferivelmente trituradas na manteiga. Tahini (pasta de gergelim) é uma fonte excelente desse óleo e um dos melhores alimentos para aquecer e equilibrar Vata.
- Todas as frutas são benéficas para Vata, mas as uvas verdes e as mangas são as mais indicadas. Frutas adstringen-

tes como as maçãs e as peras devem ser cozidas. Devem ser evitadas as frutas ainda verdes, principalmente as bananas, porque são muito adstringentes.

- Qualquer alimento frio, leve e com baixo teor de calorias irrita Vata, causando insatisfação. Se você gosta de verduras, coma quando estiverem na temperatura ambiente e com bastante óleo para equilibrar seu efeito. Faça o mesmo com vegetais crus e não coma se estiverem gelados. Em vez de cozinhar seus vegetais apenas na água, é aconselhável adicionar um pouco de óleo. Isso torna muitos vegetais "errados" mais aceitáveis para o tipo Vata.
- Quando jantar fora, peça um pouco de água em temperatura ambiente em vez da gelada e tome sopa no lugar da salada. Coma livremente pão com manteiga e sobremesa (prefira do tipo quente, como torta de maçã, em vez de sorvete, que dificulta, com o frio, a digestão de Vata).
- Um cereal quente como o da manhã, mesmo sendo incomum ao jantar, agrada a quem sofre uma crise de Vata. O arroz com lentilhas também é muito indicado, assim como uma sopa do tipo minestrone. Todas as massas são calmantes. O leite morno antes de dormir é uma boa sugestão, se não for tomado muito tarde. Nesse caso, poderá ajudá-lo a pegar no sono, mas fará seu corpo sentir-se pior pela manhã.
- Lassi é uma tradicional bebida indiana, muito indicada para retirar do corpo o excesso de Vata. Para prepará-la, bata meia xícara de iogurte natural e meia de água, tempere com uma pitada de gengibre em pó, sal ou cominho. Para preparar lassi doce de manga, adicione partes iguais de iogurte e de polpa de fruta (fresca ou em lata). Tem sabor delicioso e também acalma Vata. Para fazer uma bebida mais leve, misture lassi a uma xícara e meia de água. Um modo eficiente e instantâneo de suavizar Vata é salpicar em seu prato um pó especial, churna Vata, quando estiver na mesa.

Alimentos que acalmam Vata

VEGETAIS

Prefira:		*Reduza ou evite:*	
Aspargo	Nabo	Abobrinha	Couve-flor
Batata-doce	Pepino	Aipo	Ervilha
Beterraba	Quiabo	Batata	Pimentão
Cebola e alho (não crus)	Rabanete	Brócolis	Repolho
	Vagem	Cogumelo	Folhas em geral
Cenoura		Couve	
		Couve-de-bruxelas	
		(Esses *são aceitáveis se forem cozidos com óleo, com exceção da couve e do repolho.*)	

FRUTAS

Prefira:		*Reduza ou evite:*	
Abacate	Laranja	Maçã	Pera
Abacaxi	Mamão	Oxicoco	Romã
Ameixa	Manga	(*São mais aceitáveis cozidas.*)	
Banana	Melão	Frutas secas em geral; frutas não amadurecidas (*principalmente bananas.*)	
Cereja	Nectarina		
Coco	Pêssego		
Damasco	Tâmara		
Figo	Uva		
Frutas cozidas			
Frutas doces e maduras em geral			
Frutas vermelhas			

CEREAIS

Prefira:		*Reduza ou evite:*	
Arroz	Trigo	Aveia seca	Milho
Aveia (cozida, não seca)		Centeio	Painço
		Cevada	Trigo sarraceno

LATICÍNIOS

Podem ser consumidos, a menos que você tenha alergia a lactose.

CARNES

Prefira:		*Reduza:*
Galinha	Peru	Carne vermelha
Frutos do mar em geral		

LEGUMES

Prefira:		*Reduza ou evite:*
Feijão mung	Tofu	Todos, exceto os indicados ao lado.
Grão-de-bico		
Lentilhas vermelhas		

ÓLEOS	ADOÇANTES
Todos os óleos são aceitáveis; o de gergelim é especialmente recomendado.	Todos os adoçantes podem ser consumidos.

NOZES E SEMENTES

Todas podem ser consumidas em pequenas quantidades; a melhor é a amêndoa.

ERVAS E TEMPEROS

Prefira:		*Reduza ou evite:*	
Quase todos moderadamente, especialmente as ervas e os temperos doces como:		Nenhum tempero deve ser usado em grandes quantidades; reduza os de sabor amargo e adstringente como:	
Alcaravia	Louro	Açafrão indiano	Semente de açafrão

Prefira:		*Reduza ou evite:*	
Assa-fétida	Manjericão	Feno-grego	Coentro
Canela	Manjerona	Salsa	
Cardamomo	Orégano		
Coentro	Pimenta-da-jamaica		
Cominho	Pimenta-do-reino		
Cravo-da-índia	Raiz de alcaçuz		
Erva-doce	Sálvia		
Estragão	Tomilho		
Flor de noz-moscada	Zimbro		
Gengibre			

Dieta para acalmar Pitta

Prefira:

Alimentos frios ou aquecidos, mas não fervidos.
Texturas moderadamente pesadas.
Sabores amargo, doce e adstringente.
Menos manteiga e gordura adicionada.

As pessoas do tipo Pitta nascem, por natureza, com boa e eficiente digestão, mantendo-se assim a não ser que haja alguma perturbação mais séria. Esse tipo é o que mais se aproxima do ideal de ter a liberdade de comer um pouco de tudo. Entretanto, precisam ter cuidado para não exagerar. O excesso de sal, a injestão de alimentos muito ácidos e temperados e alimentar-se sem necessidade são as causas mais comuns de irritação.

Sendo o único dosha quente, Pitta aprecia pratos frios, principalmente no verão. Uma boa sugestão é nunca se esquecer do sabor amargo e do adstringente nas refeições (supridos principalmente pelas saladas e pelos legumes). São rasas que refreiam o apetite, secam a umidade excessiva, estimulam o paladar e combatem os efeitos do excesso de sal e açúcar nas papilas gustativas, facilitando a moderação que Pitta deve ter, naturalmente. Qualquer coisa que torne a refeição mais suave também acalma esse dosha.

A dieta que acalma Pitta, dada a seguir, é a escolha natural das pessoas desse tipo, a não ser que um médico ayurvédico indique outra. Nossos pacientes do tipo Pitta afirmam que ficam mais equilibrados com essa dieta e sentem a mesma energia, porém mais suave e tranquila. O apetite voraz também é serenado. Se você está sofrendo os sintomas de um ligeiro desequilíbrio de Pitta, como queimaduras de sol, irritabilidade ou sede excessiva, essa dieta também é aconselhável. Tente durante um mês e veja se os sintomas desaparecem.

Alguns conselhos gerais o ajudarão a melhorar a dieta:

- Alimentos frios e refrescantes são os ideais para o tipo Pitta no verão, com menor quantidade de sal, óleo e temperos, ou qualquer coisa que aqueça o corpo. As saladas possuem dois sabores, amargo e adstringente, que equilibram Pitta e são ainda frias e leves. O leite e o sorvete também são indicados.
- Pitta exacerbado torna seu corpo muito ácido; para corrigi-lo, você deve evitar picles, iogurte, coalhada e queijo. O suco de limão fresco é uma exceção e pode ser usado na salada em vez do vinagre. Alimentos fermentados e bebidas alcoólicas irritam Pitta, assim como a acidez do café. Aprendendo a tomar chá de ervas, como hortelã, alcaçuz, ou o chá calmante de Pitta, você notará uma grande diferença em seu estado de espírito, que ficará mais tranquilo.
- No café da manhã, coma um cereal frio, torradas com canela e suco de maçã. Estes são bons substitutos para café, rosca frita e suco de laranja, três alimentos que perturbam Pitta.
- A gordura da carne vermelha também aquece o corpo e não é necessária às pessoas de Pitta. Apesar de gostarem

de carne e terem o hábito de fazer muito exercício, os Pitta costumam dar-se melhor com uma dieta vegetariana que os outros tipos de corpo. Se você não é vegetariano, certifique-se de que sua dieta contém muito leite, legumes e vegetais. Todos eles dão grande bem-estar a Pitta. As pessoas desse tipo, quando se acostumam com restaurantes naturalistas, sentem-se mais calmas e satisfeitas do que no tempo que frequentavam as churrascarias.

- Os pratos fritos são sempre oleosos, quentes, salgados e pesados, atributos que Pitta precisa evitar. Por outro lado, alimentos ricos em amido, como os vegetais e os grãos em geral, satisfazem e cortam a fome voraz de Pitta. A energia estável proporcionada por uma dieta rica em carboidratos contrabalança a tendência de comer demais quando a tensão é grande.
- Alimentos em conserva e pratos prontos costumam exagerar no sal e são muito ácidos; o tipo Pitta deve evitá-los ao máximo. Como as pessoas de Pitta gostam de luxo, os restaurantes finos são indicados. A comida japonesa e mesmo a chinesa são pouco engorduradas e indicadas para Pitta. Quando for comer fora, peça água fria em vez de gelada e salada no lugar de uma sopa quente; coma pouco pão com manteiga e terá mais liberdade ao escolher a sobremesa. A comida muito temperada intoxica Pitta. Se você pretende comer um prato apimentado, diminua a quantidade de queijo ou coalhada e peça uma salada para contrabalançar a irritação causada pela pimenta.
- Pitta reage bem às dietas com pouco sal, mas logo se rebela se for obrigado a comer alimentos sem gosto. Uma boa medida é não pôr o saleiro na mesa para evitar abusos. A hora do coquetel e dos salgadinhos faz mais mal a Pitta que aos outros tipos. Os canapés secos e salgados misturados à bebida alcoólica inflamam o apetite e as paredes do estômago.

- Para acalmar Pitta, uma recomendação comum é a de tomar duas colheres de sopa de ghee (manteiga clarificada) em um copo de leite morno. Também serve como laxante e ajuda a retirar o excesso desse dosha do organismo. Tome o leite com ghee em vez do jantar ou duas horas após a refeição, que deve ser muito leve. Você também pode tomar leite no lugar do café da manhã (mas não tome ghee se tiver algum problema com colesterol elevado).
- Um modo eficiente e instantâneo de acalmar Pitta é polvilhar sobre o prato, na mesa, um condimento em pó especial, churna Pitta.

Alimentos que acalmam Pitta

VEGETAIS

Prefira:		*Reduza ou evite:*	
Abobrinha	Couve	Alho	Pimenta
Aipo	Couve-de-bruxelas	Cebola	Rabanete
Alface	Couve-flor		Tomate
Aspargo	Ervilha		
Batata	Folhas em geral		
Batata-doce	Pepino		
Brócolis	Pimentão		
Cogumelo	Quiabo		
	Repolho		

FRUTAS

Prefira:		*Reduza ou evite:*	
Abacate	Maçã	Caqui	Toranja
Ameixa-preta	Manga	Damasco	Oxicoco
Ameixa seca	Melão	Frutas vermelhas	Limão

Prefira:		Reduza ou evite:
Cereja	Passa	(Evite também frutas muito ácidas ou verdes; uvas verdes, laranjas, abacaxi e ameixas-pretas devem ser doces.)
Coco	Pera	
Figo	Uva	
Laranja		

(Todas devem ser doces e maduras)

CEREAIS

Prefira:		Reduza ou evite:	
Arroz	Cevada	Arroz integral	Milho
Aveia	Trigo	Centeio	Painço

LATICÍNIOS

Prefira:		Reduza ou evite:	
Clara de ovo	Manteiga	Coalhada	Leitelho
Ghee (manteiga clarificada)	Sorvete	Queijo	Iogurte
Leite			

CARNES

Prefira:		Reduza ou evite:
Camarão	Peru	Carne vermelha
Galinha		Frutos do mar em geral

LEGUMES

Prefira:		Reduza ou evite:
Grão-de-bico	Tofu e outros produtos de soja	Lentilhas
Feijão mung		

ÓLEOS

Prefira:		Reduza ou evite:	
Coco	Oliva	Amêndoa	Gergelim
Girassol	Soja	Cártamo	Milho

ADOÇANTES
Todos podem ser consumidos, exceto mel e melados.

NOZES E SEMENTES	
Prefira:	*Reduza ou evite:*
Coco	Todas, exceto as indicadas ao lado.
Semente de abóbora	
Semente de girassol	

ERVAS E TEMPEROS		
Prefira:		*Reduza ou evite:*
Os temperos em geral devem ser evitados por serem muito quentes, mas alguns doces, amargos e adstringentes são benéficos em pequena quantidade:		Todas as ervas e temperos pungentes, exceto os vistos na coluna ao lado. Consuma também poucas quantidades de:
Açafrão	Endro	Molho barbecue
Açafrão indiano	Erva-doce	Molho para salada ácido
Canela	Hortelã	Mostarda
Cardamomo	Coentro	Ketchup
Além de salpicos de cominho e pimenta-do-reino		

Dieta para acalmar Kapha

Prefira:

Alimentos aquecidos e leves.
Comida seca, preparada sem muita água.
Uso mínimo de manteiga, óleo e açúcar.
Sabores pungente, amargo e adstringente.
Alimentos estimulantes.

Kapha é um dosha lento, portanto menos afetado pela alimentação. Mas, com o tempo, as pessoas desse tipo provocam seu desequilíbrio pela ingestão excessiva de doces e gorduras. Outros problemas podem surgir em nossa sociedade ocidental, em que o açúcar e a gordura são os responsáveis por mais da metade das calorias consumidas por uma pessoa comum. As que são do tipo Kapha devem ficar atentas a essa influência. O sal também deve ser controlado, porque seu uso em excesso promove a retenção de líquidos nos tipo Kapha.

Qualquer coisa que aumente a sensação de leveza deve ser favorecida durante a refeição mais ligeira da manhã e ao jantar, quando são indicados os alimentos cozidos levemente (e não fritos) ou verduras e vegetais crus. A comida temperada facilita a digestão e aquece o corpo; os alimentos amargos e adstringentes o ajudarão a controlar o apetite. Em geral, qualquer coisa que torne a alimentação mais estimulante ajuda a equilibrar Kapha e evita o perigo, sempre presente nesse dosha, de comer excessivamente.

A dieta para suavizar Kapha dada a seguir é a escolha natural das pessoas desse tipo de corpo, a não ser que um médico do Ayurveda indique outra. Adotando-a, muitos de nossos pacientes Kapha sentem-se mais equilibrados, leves, felizes e cheios de energia. Se você está sentindo leves sintomas de desequilíbrio de Kapha, como congestão nasal ou coriza, se é lento para acordar ou dorme demais, essa dieta também é indicada. Tente segui-la durante seis semanas e veja se seus sintomas são aliviados.

As sugestões a seguir ajudam a suplementar a dieta calmante de Kapha:

- Podendo escolher, prefira um alimento quente em cada refeição. No almoço, escolha um alimento aquecido em vez de um sanduíche, e um peixe grelhado em vez de uma salada de atum. Como sobremesa, uma torta de maçã e não um sorvete, já que é uma boa medida aquecer a digestão do frio Kapha. Para as pessoas desse tipo, os métodos secos de preparo são os melhores (assar, grelhar, passar na manteiga), em lugar dos úmidos (cozinhar, ferver, escaldar).

- Antes de comer, estimule seu apetite com sabores amargos e pungentes em vez dos salgados ou ácidos. O gosto amargo da alface romana, da chicória e da água tônica despertam as papilas gustativas sem encorajar demais o apetite. Chá de gengibre ou uma fatia fina de raiz fresca também são muito recomendados. Certifique-se sempre de que os sabores amargo e adstringente estão presentes em todas as refeições. Não é necessária uma grande quantidade de alimento para consegui-los. O gosto amargo da salada ou o adstringente de um chá de ervas é o suficiente. Entre os temperos caseiros, o cominho, a semente de gergelim e o açafrão são, ao mesmo tempo, amargos e adstringentes.
- Um dos melhores meios de equilibrar Kapha é adicionar os sabores adstringentes à dieta nos condimentos. Qualquer coisa com bastante tempero é boa, inclusive os pratos mexicanos e indianos, bem apimentados, que fazem os olhos lacrimejarem. Essa reação limpa toda as membranas mucosas. Ao contrário do que se pensa, a comida apimentada e bem temperada é mais saudável no inverno e não no verão; ela retira dos alimentos os atributos frio e úmido que desagradam Kapha.
- As pessoas do tipo Kapha devem tomar o café da manhã apenas como uma atividade para começar o dia, não como uma refeição sólida. Em vez de confiar no estímulo da cafeína que o café contém, desperte seu corpo com alimentos mais leves em porções reduzidas, tomando suco de maçã, panqueca de centeio, bolo de milho e cacau no leite batido com um pouquinho de mel. Lembre-se de que, em geral, qualquer alimento leve e quente é bom, e qualquer frio, pesado e doce não é. Cereais frios, leite frio e massas doces já prontas costumam causar prisão de ventre, principalmente no inverno. Bacon e linguiça

irritam Kapha porque são muito salgados e gordurosos. Se você não sente muita fome pela manhã, pode omitir essa refeição, o que Ayurveda considera opcional, especialmente para o tipo Kapha.

- Se você acordar com a sensação de prisão de ventre, um sinal do excesso de Kapha, a melhor coisa a fazer é tomar mel com água quente, suco de limão e gengibre. O chá quente de gengibre (página 292) é excelente para as pessoas do tipo Kapha, porque estimula o organismo e retira o excesso desse dosha. Se você não fizer alguma refeição ocasionalmente, uma colher de mel em água quente é uma boa ideia.
- Muitos Kapha acham difícil diminuir o consumo de açúcar, mas depois de treinar durante uma semana, aos poucos, sentirão mais leveza e energia. O mel é muito recomendado para as pessoas do tipo Kapha, mas não tome mais de uma colher de sopa por dia; não deve ser empregado no preparo de pratos porque o Ayurveda o considera nocivo quando aquecido.
- As pessoas com Kapha em desequilíbrio abusam dos laticínios, mas entre os alimentos menos indicados estão a manteiga, o sorvete e o queijo, porque esfriam ainda mais o organismo e causam congestão. O leite desnatado é a melhor opção e deve ser fervido, de preferência, porque ajuda a digestão. O consumo diário dos outros laticínios deve ser mínimo. Pães com sementes de gergelim ajudam a contrabalançar a doçura do trigo, que também não é bom para Kapha. Um hambúrguer e um milk-shake deve ser um lanche raro, porque combina peso e sabor doce.
- Frutas, vegetais e verduras cruas têm fibras e tonificam o trato intestinal, além de terem o benéfico sabor adstringente. O Ayurveda dá preferência em geral aos alimentos preparados, mas achamos que esta exceção beneficia as pessoas do tipo Kapha.

- Frituras de qualquer tipo irritam o tipo Kapha e são dos poucos alimentos que você deve, se possível, eliminar de sua dieta. Não há necessidade de banir toda a gordura, mas faça um esforço para usar menos manteiga ou óleo quando for cozinhar. O óleo de milho aquece o corpo e é uma boa escolha, se for usado em pequena quantidade; o de amêndoa e o de girassol também. Os vegetais cozidos no vapor com um pouquinho de ghee (manteiga clarificada) são excelentes para um jantar leve, com qualquer coisa torrada e estimulante que equilibre Kapha.
- Pessoas de Kapha devem escolher restaurantes com muito cuidado. Os estabelecimentos com comidas prontas quase sempre exageram no óleo, no sal e no açúcar. Prefira uma salada bem-temperada. Entre os restaurantes de melhor categoria, os de comida oriental são indicados, pois oferecem uma alimentação mais leve e especialmente mais vegetais, em vez da carne. Peça sempre, em qualquer lugar, um copo de água quente em vez da gelada, escolha uma salada em vez de sopa (a não ser que esteja muito frio), evite pão com manteiga e coma uma sobremesa leve, que não seja muito substancial; uma torta não muito doce de frutas, quente, é provavelmente a melhor escolha.
- Um modo eficiente e instantâneo de acalmar Kapha é salpicar um pó especial, churna Kapha, sobre o prato servido.

Alimentos que acalmam Kapha

VEGETAIS

Prefira:		*Reduza ou evite:*
A maioria, incluindo:	Couve	Vegetais doces e com muito
Aipo	Couve-de-bruxelas	sumo como:
Alface	Couve-flor	Abobrinha
Alho	Ervilha	Batata-doce
Aspargo	Espinafre	Tomate

Prefira:		Reduza ou evite:
Batata		Folhas em geral
Berinjela		Pimentão
Beterraba		Quiabo
Brócolis		Rabanete
Cebola		Repolho
Cenoura		
Cogumelo		

FRUTAS

Prefira:		Reduza ou evite:	
Damasco	Pera	Abacate	Mamão
Maçã	Romã	Abacaxi	Manga
Oxicoco		Banana	Melão
Frutas secas em geral (damascos, figos, ameixas-pretas e passas).		Coco	Pêssego
		Figo fresco	Tâmara
		Laranja	
		Em geral, frutas doces, ácidas ou com muito sumo.	

CEREAIS

Prefira:		Reduza ou evite:	
Centeio	Painço	Arroz	Trigo
Cevada	Trigo sarraceno	Aveia	
Milho			

LATICÍNIOS

Prefira:	Reduza ou evite:
Leite e derivados desnatados e em pequena quantidade.	Todos, exceto os vistos na coluna ao lado.

CARNE

Prefira:		Reduza ou evite:
Camarão	Peru	Carne vermelha
Galinha		Frutos do mar em geral

LEGUMES

Todos podem ser consumidos, a não ser feijão e tofu.

ÓLEOS

Prefira:		Reduza ou evite:
Cártamo	Girassol	Todos, exceto os vistos na coluna ao lado.
Amêndoa	Milho	

ADOÇANTES

Prefira:	Reduza ou evite:
Mel cru, não aquecido	Todos, exceto os vistos na coluna ao lado.

NOZES E SEMENTES

Prefira:	Reduza ou evite:
Sementes de abóbora e girassol	Todas, exceto as vistas na coluna ao lado.

ERVAS E TEMPEROS

Prefira:	Reduza ou evite:
Todos; gengibre é o melhor para ajudar a digestão.	Sal

Os seis sabores

Nossa língua percebe instintivamente os seis sabores existentes, e cada um envia uma mensagem diferente ao corpo mecânico quântico. A voluptuosa doçura da baunilha é diametralmente oposta ao gosto amargo da casca do limão; um acalma, o outro causa um choque. Seu corpo reage a essa diferença que começa na língua e passa a todo o organismo. O gosto vai provocando uma série de reações, desde a boca até o destino final do alimento, isto é, as células.

Povos nativos do mundo inteiro, ignorando o equilíbrio nutricional em termos de gorduras, carboidratos e proteínas, descobriram independentemente que precisam de uma alimentação dinâmica. Necessitavam de sabores diferentes para despertar o corpo, como o amargo e o adstringente, e outros para acalmá-lo, basicamente doces. A digestão, às vezes, precisa ser ativada com sabores "quentes": pungente, ácido e salgado; outras, é suavizada com os "frios": amargo, adstringente e doce.

Todo esse conhecimento foi adquirido instintivamente. No México, a nutrição baseada apenas no milho e no feijão não teria proporcionado o equilíbrio saudável, mas o uso da pimenta chili completou o sustento dos nativos há séculos. O chili vermelho contribuiu com a vitamina C, mas principalmente dá os sabores doce e pungente, completando seis rasas. Os pratos indianos com molho de curry são servidos com o mesmo propósito, pois o uso de arroz, trigo e lentilhas torna dramaticamente limitada a alimentação.

Mensagens da natureza

Todo alimento tem seu sabor ou sabores característicos, desde os mais simples, como o açúcar refinado e o vinagre, apenas com um. Mas a maioria tem pelo menos dois: o limão é ácido, mas também é doce e amargo; as cenouras são doces, amargas e adstringentes; o queijo é doce e ácido. O leite, considerado um alimento completo, tem a presença sutil de seis rasas, além de sua evidente doçura, e por essa razão é recomendado pelo Ayurveda que seja sempre consumido separadamente e não incluído nas refeições. Na verdade, quando ingerido com alimentos doces, como os cereais e as frutas, também é bom. Ele é o melhor suavizante do açúcar refinado, violento ao organismo quando ingerido isoladamente.

Os grupos principais de alimentos têm, principalmente, rasa doce, mas misturam delicadamente os outros cinco sabores:

Frutas – basicamente doces e adstringentes, com a acidez das cítricas.
Vegetais – basicamente doces e adstringentes, com o amargo das folhas.
Laticínios – basicamente doces, com a acidez e adstringência do iogurte e do queijo.
Carnes – basicamente doces e adstringentes.
Óleos – basicamente doces.
Cereais e sementes – basicamente doces.
Legumes – basicamente doces e adstringentes.
Ervas e temperos – basicamente pungentes, com todos os outros sabores secundários.

Como a maioria dos alimentos, o dosha Kapha, responsável pela formação dos tecidos, é doce; o corpo humano, portanto, também é doce como um todo. As ervas e os temperos completam o espectro dos sabores, mas principalmente estimulam uma escala completa de reações do organismo. A pimenta-do-reino cria água na boca; o feno grego deixa a boca seca; a mostarda aquece o corpo; a hortelã refresca. O único espaço em branco é ocupado pelo sabor salgado, que é preenchido apenas pelo próprio sal.

Cada alimento, com sua gama própria de sabores, pode ser descrito por sua qualidade calmante ou irritante, afetando um ou mais doshas. Como vimos, os doshas estão interligados, e o aumento de um deles é tão importante que o Ayurveda descreve em cada alimento essa capacidade de acalmar ou irritar determinado dosha. Sabemos, por exemplo, que o repolho aumenta Vata e o óleo aumenta Kapha.

Considerando que cada alimento envia simultaneamente meia dúzia de mensagens ao corpo, você teria uma grande dor de cabeça se tentasse calcular cada grama de gordura, carboidrato e proteína. Essa tarefa complexa pertence ao médico do Ayurveda.

Para ele, o alimento é considerado um remédio, e suas qualidades precisam ser estudadas da mesma forma. Ele precisa saber que o repolho é doce e adstringente, seco e refrescante, portanto um forte agravante de Vata (por isso o repolho forma gases no cólon, sede de Vata). Ele saberá escolher um alimento de ação oposta, como a erva-doce, para corrigir a irritação desse dosha.

O vaidya também sabe que cada alimento tem um "sabor posterior", vipak, que afeta o corpo enquanto a digestão se realiza. O gosto posterior do repolho, por exemplo, é pungente. Quando o médico prescreve uma dieta terapêutica, precisa levar vipak em consideração para saber qual o aspecto do alimento que está afetando os doshas de seu paciente. Em casa, você não tem necessidade de ser tão específico. O sabor posterior, depois do alimento digerido, deve ser preocupação do médico. No entanto, para uma maior compreensão do assunto, vipak classifica-se como vemos a seguir.

Sabores doce e salgado geram vipak doce.
Sabor ácido gera vipak ácido.
Sabores pungente, amargo e adstringente geram vipak pungente.

Sendo assim, os seis sabores são reduzidos a três depois de digeridos.

Nas páginas seguintes daremos maiores explicações sobre os seis sabores, ou rasas, e o que dizem a nossos doshas. Espero que você leia pelo menos uma vez, mas não procure guardar na memória. São suas papilas gustativas que devem julgar os sabores e não sua mente.

Doce

Alimentos doces:	
Açúcar, mel	Aumenta Kapha (exceto o mel).
Arroz	
Leite, creme, manteiga	Acalmam Pitta e Vata.
Pão de trigo	

O sabor doce aumenta fortemente o Kapha. Os alimentos doces proporcionam ao corpo suas qualidades: frieza, peso (com mais gordura), estabilidade e energia física. Como as pessoas de Kapha são as que naturalmente se satisfazem com maior facilidade, o sabor doce é o mais satisfatório também. É típico de Kapha ter natureza doce e maternal, e dois alimentos desse dosha representam, desde a infância, a maternidade: o leite e o açúcar. Qualquer alimento que nutra e satisfaça tem, em geral, um componente doce. Por exemplo, todas as carnes, óleos e quase todos os grãos são considerados doces. O Ayurveda acha que também são doces o arroz e o trigo, responsáveis pelo sustento da vida no Oriente e no Ocidente. Ghee (manteiga clarificada) também é um alimento doce, por ser derivada do leite; é considerada o melhor remédio para equilibrar Pitta.

Os sabores doces também são calmantes e aliviam a sede. Se você estiver nervoso e inquieto, sinal de desequilíbrio de Vata, o gosto doce pode acalmá-lo; também apaga o fogo de Pitta (um bebê irritado se acalma com leite e açúcar).

Mas o excesso de açúcar não é estabilizante, tornando a mente embotada e sonolenta. A complacência, a avidez e a dependência emocional se originam no exagero de sabor doce.

Esse exagero também acaba saturando e provoca qualidades negativas, pois aumenta demais a atuação de Kapha: lentidão, excesso de peso, embotamento mental, muco excessivo, prisão de ventre e sonolência. As pessoas de Kapha possuem naturalmente a satisfação e o bem-estar que as de Vata e Pitta procuram por intermédio dos sabores doces. Mas esses alimentos são considerados indesejáveis e deveriam ser reduzidos ou evitados no caso de qualquer desequilíbrio de Kapha. A única exceção a essa regra é o mel, o melhor alimento para o equilíbrio desse dosha.

Salgado

Alimentos salgados:	
Sal	Aumenta Kapha e Pitta. Reduz Vata.

O sal amplia a atividade de Pitta e Kapha. Ele anima a digestão, uma função de Pitta. Dá gosto aos alimentos, abre o apetite e desperta o fluxo de saliva e sucos gástricos. O sal é quente como Pitta (todo processo digestivo esquenta o corpo). Mas quando usado excessivamente, seu sabor encobre os outros e nada fica gostoso. Ele é associado a Kapha por outras duas qualidades indicadas pelo Ayurveda: oleosidade e peso. Ele torna os tecidos orgânicos mais pesados porque adere às moléculas de água. O exagero no sal torna mais difícil o controle do apetite de Kapha e dificulta uma dieta equilibrada. E, se você comer sal demais, a gordura aumenta e o leva ao excesso de peso.

No Ocidente, a relação entre o sal e a hipertensão tem recebido atenção suficiente e existem argumentos convincentes para sua proibição, até em quantidades mínimas, aos pacientes desse mal. Dessa forma, o sal passou a ser encarado até como um inimigo. Agora se sabe que essas restrições eram severas demais; uma pessoa normal pode ingerir todo o sal que desejar sem prejuízo da pressão arterial. A razão básica para não ser muito indulgente com seu emprego em uma dieta moderada e saudável, no dia a dia, não é apenas a de evitar a hipertensão. O Ayurveda esclarece que o sal não eleva a pressão arterial, e sim a atuação dos doshas. Antes que o sal cause algum mal, é necessário que um dos doshas se desequilibre.

O sal excessivo também provoca inflamações da pele relacionadas com Pitta, como a acne, e o aquecimento exagerado. Se existir algum desequilíbrio de Pitta ou Kapha no organismo, os alimentos salgados são considerados indesejáveis.

Emocionalmente, o sal dá gosto à vida, mas seu uso exagerado anula esse efeito, como as batatas fritas, que acabam com o apetite em vez de estimulá-lo. Se você começar a abusar do sal, será necessária uma quantidade sempre maior para senti-lo; por isso o hábito de consumir alimentos com muito sal é considerado compulsivo. Em geral, seu uso em excesso é associado aos desejos obsessivos.

Ácido

Alimentos ácidos:	
Limão	Aumentam Pitta e Kapha.
Queijo, iogurte	Acalmam Vata.
Tomate, uva, ameixa e outras frutas ácidas	
Vinagre	

Como o salgado, o ácido é um sabor Pitta-Kapha que ativa a digestão e dá mais gosto aos alimentos. É refrescante comer alguma coisa ácida, mas a sede aumenta porque é um sabor ligado a Pitta e esse dosha gera um calor que exige muita água para ser acalmado. Portanto, a alimentação ácida pode aumentar a retenção de líquido e tornar o corpo mais pesado (mais Kapha). As qualidades agressivas de Pitta, como raciocínio aguçado e presença de espírito, são favorecidas pelos alimentos ácidos; mas também é possível que a pessoa fique "azeda", já que o excesso desse dosha é associado ao ressentimento e à inveja.

O queijo e o iogurte são ácidos devido à fermentação. Em pequenas quantidades, os alimentos ácidos ajudam a fluir os líquidos digestivos. Mas o Ayurveda é decididamente contrário à acidez fermentada em geral: o vinagre e o álcool fermentado são considerados tóxicos, refletindo a qualidade Pitta-Kapha desse sabor. Pitta desequilibrado torna o sangue mais tóxico e Kapha irritado retém ama nos tecidos.

O excesso de ácidos provoca problemas de acidez no corpo, como úlceras, distúrbios químicos no sangue, irritações da pele e azedume no estômago. Se existe algum desequilíbrio de Pitta ou Kapha no organismo, esses alimentos são considerados indesejáveis. Comidas fermentadas são sempre indesejáveis, a não ser em pequena quantidade.

Amargo

Alimentos amargos:	
Verduras amargas (chicória, alface romana)	Aumentam Vata. Acalmam Pitta e Kapha.
Pepinos amargos	
Água tônica	
Casca de limão	
Espinafre, folhas em geral	
Açafrão, feno-grego	

O amargo é o sabor mais Vata e tem efeito leve, frio e seco no corpo. É um sabor corretivo que provoca vontade de comer alimentos doces, ácidos e condimentados para contrabalançá-lo. O amargor estimula o paladar, mas não o satisfaz, o que é uma propriedade de Vata, o dosha responsável pela atenção. Um toque de sabor amargo ou um copo de água tônica é suficiente para ajudar uma digestão lenta; o amargor estimula instantaneamente o paladar, que passa a querer sabores mais satisfatórios.

O gosto amargo ativa os tecidos orgânicos, propriedade que deu nome à água tônica. Além do doce, é o melhor sabor para refrescar o corpo no verão. Quando o organismo fica muito intoxicado, quente ou inflamado, devido à irritação de Pitta, o sabor amargo é considerado o melhor corretivo (o quinino amargo baixa a febre, por exemplo).

Em excesso, esse sabor irrita Vata, provocando as queixas típicas: perda de apetite, de peso, dores de cabeça, instabilidade, pele seca, sensação de vazio e fraqueza. A atenção viva que é associada a esse sabor se transforma em sentimentos amargos ligados à insatisfação. Qualquer coisa muito Vata é insatisfatória, porque sua natureza é de constante mudança. A aflição que destrói o equilíbrio de Vata e tira qualquer satisfação da vida é amarga.

Pungente

Alimentos pungentes:	
Pimentas em geral	Aumentam Vata e Pitta.
Cebola e alho	Acalmam Kapha.
Rabanete	
Gengibre	
Temperos em geral	

No Ayurveda, os alimentos com muito tempero e apimentados são considerados de sabor pungente. Ele é facilmente reconhecido por dar a sensação de queima (Pitta crescido) e sede (efeito seco de Vata crescido). O gosto pungente aquece o corpo e facilita a saída dos fluidos. Desse modo, a digestão é ativada e os tecidos repletos ficam limpos. O suor, as lágrimas, a saliva, os mucos e o sangue começam a fluir na presença de sabor pungente.

Como ele limpa as cavidades nasais e paranasais, é o melhor alimento para equilibrar Kapha, cuja irritação leva à congestão das membranas mucosas. A medicina ocidental considerou por muito tempo a comida muito temperada maléfica por irritar as membranas mucosas, mas seu efeito de liberar os tecidos é agora encarado como benéfico; as pessoas que sofrem de bronquite crônica ou asma têm sido aconselhadas, às vezes, a comer alimentos apimentados. O efeito antitóxico do sabor pungente ajuda a limpar a pele, mesmo aumentando Pitta, porque o caráter seco de Vata retira a oleosidade dos poros que exacerba a acne.

Em excesso, o sabor pungente se transforma em dor; muita pimenta queima a pele e chega a ferir os lábios e os olhos, esquentando também a transpiração. Pratos muito temperados provocam sede exagerada, tonturas, instabilidade, refletindo a influência de Vata (que deixa a cabeça aérea e causa secura quando irritado). Se o gosto pungente for muito forte, irritará o corpo em vez de animá-lo.

O mesmo acontece com as emoções. O humor picante, que costuma ser revigorante, pode ser contundente e causar mal. As pessoas animadas e extrovertidas têm uma inclinação natural pela pungência e, se a quantidade for maior, ficam febris. Se houver um desequilíbrio de Vata ou Pitta, os alimentos pungentes não são desejáveis.

Adstringente

Alimentos adstringentes	
Feijões	Aumentam Vata.
Lentilhas	Diminuem Pitta e Kapha.
Maçã, pera	
Repolho, brócolis	
Couve-flor, batatas	

O sabor ou rasa adstringente, que deixa sua boca seca e enrugada, é o menos familiar. É alcalino, com efeito semelhante à acidez do limão, mas de qualidade oposta. Como o sabor amargo, o adstringente é Vata. O vapor produzido pelo repolho cozido e o gosto farinhoso do feijão são de efeito Vata. O sabor adstringente é leve como o amargo, mas abre mais o apetite; várias culturas têm subsistido tradicionalmente pelo mundo graças ao feijão, e na Idade Média o repolho era a base da alimentação de toda a Europa. O sabor adstringente é calmante; batatas, cenouras e outros alimentos da terra causam essa satisfação.

O gosto adstringente é refrescante e constritor; interrompe o fluxo de secreções como o suor e as lágrimas (o preparo de feijão com pimenta é bom porque eles se equilibram). Em excesso, esse efeito constritor pode provocar as queixas de Vata, como prisão de ventre, boca seca, gases ou dilatação abdominal.

As pessoas secas têm esse efeito adstringente. É uma qualidade que abafa o entusiasmo e o obriga a cair em si mesmo. No entanto, se for exagerada, essa qualidade murcha e se contrai. O aperto que você sente quando é dominado pelo medo e a boca seca de ansiedade são qualidades adstringentes negativas. As emoções adstringentes, em geral, carecem de calor; a secura, o frio e o enrugamento é que faz as pessoas parecerem uvas-passas quando envelhecem mal. Se existir algum desequilíbrio de Vata no organismo, o alimento adstringente é indesejável.

Agni – O fogo digestivo

As pessoas em geral nunca consultam um especialista para examinar sua digestão. Como a sociedade americana está habituada a ter boa saúde, a população confia em sua capacidade de digerir os alimentos e, se não surgirem problemas sérios como uma úlcera péptica ou colite, ignora qualquer irritação ou sensação desagradável, como a de dormir com o estômago cheio.

O Ayurveda, ao contrário, dá grande importância à má digestão como um fator de doença e considera, quando bem-feita, a provedora da saúde. Todas as células foram criadas dos alimentos. Se eles foram bem-empregados, são bem-formadas; se foram usados de maneira errônea, o processo da doença se iniciou. Os sábios ayurvédicos costumavam dizer que até o veneno é um bom alimento para quem digere bem, mas que uma pessoa com má digestão pode morrer bebendo néctar.

Digestão e os doshas

O Ayurveda afirma que não existem alimentos inteiramente bons ou maus para *você*. Ter a capacidade de extrair todo o valor vital do que come é o mais importante. As pessoas não nasceram iguais nesse aspecto. Os três tipos principais de corpo possuem capacidades diferentes de digerir.

Vata – a digestão costuma ser variável e frequentemente delicada.

Pitta – a digestão costuma ser forte e intensa.
Kapha – a digestão costuma ser lenta e frequentemente pesada.

Como as influências dos doshas nos outros aspectos, cada estilo de digestão tem suas vantagens e desvantagens. Os Vata podem não sentir grande entusiasmo ao saber que possuem digestão instável, mas por essa razão escolhem melhor o que comem e raramente precisam se preocupar com o apetite exagerado dos Pitta ou a tendência a engordar de tantos Kapha. O importante é aproveitar ao máximo sua digestão de nascença e melhorá-la o mais possível.

O trato digestivo não extrai apenas a nutrição para o corpo, mas é também altamente responsável pelas emoções. O que você "sente nas entranhas" foi um dom da natureza para que sua mente e seu corpo se comuniquem. O desequilíbrio de Vata geralmente aparece como qualquer perturbação que cria dores nos intestinos. O dosha Pitta é responsável pelo metabolismo correto e pelo "sangue puro" (sem toxinas); também controla o ritmo apropriado da digestão. Esse é o chamado fogo digestivo, ou agni.

Agni é um dos princípios mais importantes do Ayurveda, equiparando-se aos doshas. Um sinal fundamental de boa saúde é um agni brilhante; ou melhor, se você digere bem os alimentos e está distribuindo os nutrientes necessários a todas as células, queimando os produtos inúteis sem deixar depósito de toxinas. Sendo assim, ao restabelecer agni, a pessoa mantém tudo em equilíbrio.

A natureza dotou nosso corpo de tal maneira que agni segue seu ciclo durante o dia todo. Se esse ciclo diário não estiver correto, a digestão sofre. Um dos conhecimentos mais valiosos que podemos adquirir é como restabelecer o brilho natural e constante de agni.

Como restabelecer agni

O ritmo de agni cresce e decresce diariamente, provocando a fome pela manhã, aumentando-a ao meio-dia e tornando a diminuí-la no início da noite. Nos intervalos das refeições, agni abafa seu apetite enquanto os alimentos são digeridos. Quando o estômago volta a ficar vazio, agni renova o apetite.

O corpo fica confuso se esse ciclo básico é rompido e o apetite e a digestão se embaralham. Seu agni pode informar quando isso acontece por intermédio dos seguintes sintomas:

- Azedume ou queima no estômago.
- Estômago irritado ou má digestão.
- Perda de apetite no horário das refeições.
- Prisão de ventre ou diarreia.
- Falta de interesse pela alimentação.
- Excesso ou falta de peso.
- Problemas digestivos mais sérios: síndrome de irritação intestinal, úlceras, diverticulite etc.

A coisa mais importante a fazer quando esses sintomas aparecem é restabelecer seu agni no ciclo natural. Essa também é uma boa ideia para tonificar a digestão, mesmo que você não tenha problemas digestivos.

Os tipos Vata podem restabelecer agni uma vez por mês.

Os tipos Pitta podem restabelecer agni duas vezes por mês (também é aconselhável quando o apetite aumenta e você começa a comer demais).

Os tipos Kapha podem restabelecer agni uma vez por semana, a não ser que tenham sérios problemas digestivos. O dosha Kapha beneficia-se com essa rotina mais que os outros, devido à digestão mais lenta e vagarosa.

Não tente restabelecer seu agni se estiver doente, não importa qual seja seu tipo de corpo. O estado doentio geralmente indica que agni está brando (ou, pelo menos, não funciona corretamente); não é o momento indicado para mexer com ele. Se você tem úlcera, colite ou qualquer problema digestivo sério, ative agni apenas a conselho médico.

O método para restabelecer agni é o seguinte:

Programa de fim de semana

São necessários aproximadamente dois dias para restabelecer agni. Como é necessário o descanso no dia que você não come alimentos sólidos, o mais indicado é seguir o programa no fim de semana.

Rotina de sexta-feira

Alimente-se normalmente no café da manhã e no almoço. Não tome nenhuma bebida alcoólica depois do meio-dia e não lanche à tarde. O jantar deve ser leve e nutritivo. Assegure-se de que está satisfeito, mas não coma muito, excluindo os alimentos condimentados e os queijos. Pouco antes de dormir, tome um laxante ou uma colher de sopa de óleo de rícino e um pequeno copo de água quente. Vá para a cama cedo. Algumas pessoas acordam durante a noite e outras esperam até a manhã seguinte para o intestino funcionar; as duas reações são normais.

Rotina de sábado

Antes de restabelecer seu agni, é preciso baixá-lo. Para isso, não coma no horário das refeições e tome apenas líquidos durante o dia. Os tipos Vata e Pitta devem tomar sucos de frutas diluídos em água na temperatura ambiente, sendo mais indicados o de maçã e de uva; o suco de laranja é muito ácido. Beba um copo de suco pela manhã, um ao meio-dia e um na hora do jantar. Mais três ou quatro podem ser tomados nos intervalos, mas além disso você só deve beber água pura. O objetivo é não ter apetite e ingerir uma quantidade mínima de calorias. Os tipos Kapha podem seguir essa rotina ou beber apenas água na temperatura ambiente, se estiverem bem, sem nenhum desconforto.

Você deve passar o dia lendo, assistindo à televisão ou ocupando-se em qualquer atividade leve. Um curto passeio pela manhã e à tarde são indicados, mas não viaje nem faça nenhum esforço físico. Não corra, não pratique exercícios violentos e dedique o dia ao descanso.

Se você sentir fraqueza ou fome, tome uma colher de sopa de mel e um copo de água morna, deitando-se em seguida por cinco minutos.

É normal sentir leveza nos membros, mas se estiver com tremores ou tontura, deite-se e descanse. Se a sensação persistir, coma uma pequena refeição. Talvez sinta essa instabilidade por causa de um desequilíbrio causado por estresse.

Rotina de domingo

É o momento de reativar seu agni e deixar que se ajuste a seu ciclo normal. Para isso, coma uma refeição leve pela manhã ou um prato de cereal quente (mingau de aveia, creme de arroz ou de trigo), feito com um pouco de manteiga, leite e açúcar. Um chá de ervas pela manhã também ajuda a suavizar o estômago: raiz de alcaçuz para Vata e hortelã para Pitta e Kapha. Se você seguiu o programa certo no sábado, será isso o que vai desejar na manhã de domingo. Se ainda estiver com fome, coma mais cereal ou tome um suco de frutas. Café, chá e cigarros desequilibram seu agni e destroem o objetivo do programa. (Os tipos Kapha, que demoram a acordar, podem beber chá de gotu kola como estimulante. Essa erva indiana é vendida em casas especializadas.)

Não coma nada novamente até o meio-dia.

Exatamente nesse horário, alimente-se até ficar satisfeito, mas sem se sentir pesado ou muito cheio. É melhor não forçar a digestão com alimentos muito salgados, condimentados ou bebidas alcoólicas. No entanto, você não precisa comer apenas uma salada e beber água. Um chá de gengibre, por exemplo, é uma boa ideia. Se você é do tipo Vata e não tem apetite, tome antes da refeição; durante ou depois é bom só para os outros tipos. Se não tiver gengibre, tome um copo de água morna durante o almoço.

Não coma nada novamente até a hora do jantar.

Jante cedo (pelo menos três horas antes de se deitar) e escolha alimentos nutritivos e adequados a seu tipo de corpo. O jantar deve ser mais leve que o almoço, sendo indicados arroz, lentilhas e vegetais cozidos. É aconselhável, para as pessoas do tipo Kapha e Pitta, repetir o vegetal ingerido pela manhã, o que também pode ser feito por qualquer um com tendência a comer muito.

Como seu agni foi restabelecido, seu ciclo de fome o fará desejar, naturalmente:

- um café da manhã bem leve
- um almoço substancial *(todos os dias no mesmo horário)*
- um jantar leve *(cedo e todos os dias no mesmo horário)*

Para que seu agni não torne a ficar confuso, você deve evitar o seguinte:

- *Comer entre as refeições.* Esta regra consiste em não estimular o apetite se você não vai se alimentar. Agni gosta de terminar o que inicia; sendo assim, pode ser afetado por estímulos que não alimentam, como balas ou gomas de mascar durante o dia. Evite, mas se você for do tipo Vata ou sentir fadiga no fim do dia de trabalho, tome um chá com biscoitos.
- *Estimulantes fortes.* Cafeína, sal e álcool são estimulantes fortes e devem ser consumidos moderadamente. A sensação de indigestão, tão comum depois de um coquetel, é provocada pela mistura de alimentos salgados com álcool e muito barulho. Se você gosta de café, tome sempre com outros alimentos, nunca isoladamente. O mesmo deve ser feito com o sal e o álcool. Qualquer um desses estimulantes pode viciar e será impossível equilibrar a digestão.
- *Esquecer refeições.* Agni quer ter o que fazer três vezes ao dia e se ressente se você não se alimentar. Os tipos Kapha podem esquecer uma refeição, pois seu agni arde e move-se lentamente, mas ainda assim é uma boa norma comer três vezes ao dia.

O ideal ayurvédico é que agni seja eficiente em qualquer condição; ele não pode esfriar a ponto de não digerir completamente o alimento. Se a digestão for parcial, o alimento se transformará em ama, um resíduo frio, viscoso e com mau cheiro. Essa viscosidade impede os doshas de circularem livremente, como devem fazer. Existe o perigo oposto e, nesse caso, se agni arder demais, os nutrientes dos alimentos não chegam a ser extraídos porque ficam queimados. A digestão é febril e, em vez de proporcionar energia, gera fraqueza.

Agni e ama formam o mais importante par de opostos do organismo, causando a diferença entre o dinâmico estado saudável e o de lenta deterioração. A diferença mais evidente entre eles é que agni causa bem-estar e ama provoca o estado doentio. Existem alguns sinais específicos também nesse caso. Agni proporciona:

- Cútis e olhos brilhantes.
- Boa digestão, sem prisão de ventre ou diarreia.
- Capacidade de ingerir todos os alimentos.
- Urina transparente, cor de palha.
- Fezes normais, sem cheiro forte.

Se existe ama no corpo, o estado doentio pode apresentar sintomas leves ou mais graves. Entre os primeiros sinais estão:

- Pele e olhos opacos.
- Mau gosto na boca, língua esbranquiçada pela manhã.
- Forte mau hálito.
- Urina turva, escura ou sem cor.
- Má digestão, prisão de ventre crônica ou diarreia.
- Perda de apetite (a comida não tem gosto).
- Juntas doloridas.

Quando o fogo digestivo volta ao normal e o acúmulo de ama é retirado do organismo, agni continua a purificar o corpo. Sua digestão corrige a si própria, pois a natureza estabeleceu que agni queima ama. Esse é outro exemplo de que você pode confiar em seu corpo, já que ele sabe o que fazer.

Revigorando seu agni

Certos alimentos, temperos e ervas são eficientes para ativar o agni de qualquer pessoa, como afirma o Ayurveda. Servem, normalmente, para estimular o apetite, aumentar a capacidade da digestão e remover ama.

Gengibre

Seco, na forma de pó, ou fresco, o gengibre é considerado o melhor condimento para auxiliar agni em todos os tipos de corpo. O gengibre em pó é mais forte, seco e pungente que a raiz fresca, mas esta é considerada o melhor auxiliar digestivo.

O gengibre pode ser usado de várias maneiras:

Como chá. Ferva um punhado de gengibre seco em uma xícara de água, em fogo lento, até um quarto do líquido evaporar e depois coe. Esse chá deve ser tomado antes das refeições para aguçar o apetite. Um pequeno cálice do chá tomado durante a refeição ajuda a digestão.

Para fazer o chá de gengibre fresco, ferva primeiro a água e depois, fora do fogo, adicione algumas fatias da raiz com casca (uma quantidade equivalente a uma colher de sopa para cada xícara de água). Deixe descansar durante cinco minutos e depois coe. Se desejar um chá mais forte, ferva as fatias de gengibre na água. Esse tipo é um chá medicinal e não deve ser ingerido diariamente.

Como tempero. O Ayurveda recomenda várias maneiras de usar o gengibre no preparo dos alimentos. Tanto em raiz como em pó, pode servir de tempero nas saladas e nos vegetais cozidos, como molho curry ou em pães, bolos e biscoitos. Você pode polvilhar levemente seu prato na mesa ou mastigar um pedacinho de gengibre fresco durante a refeição. Apesar do forte sabor, um pouco de raiz picada pode servir para decorar um prato (como a salsa) e também faz efeito. Contudo, experimente um método de cada vez e verá que não é necessária uma grande quantidade de gengibre para arrumar seu agni.

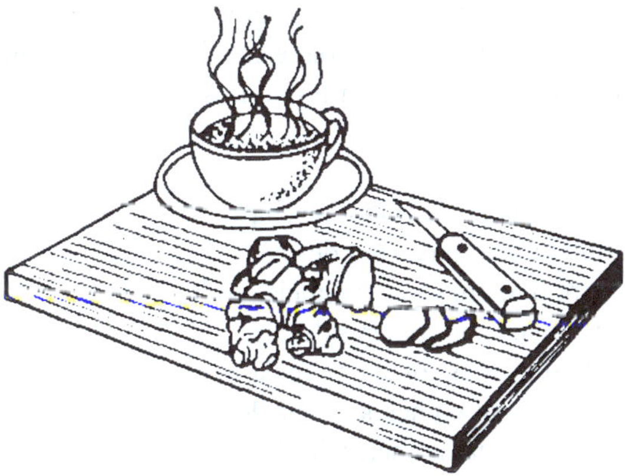

Chá de gengibre fresco ajuda a digestão.

Cada tipo de corpo é aconselhado a consumir gengibre de uma maneira um pouco diferente. O tipo Vata pode misturar sal em fatias de raiz fresca. O tipo Pitta não precisa tanta pungência, bastando um chá fraco adoçado com açúcar para ficar menos picante. O tipo Kapha (e qualquer pessoa que esteja com excesso de peso) pode empregá-lo para eliminar o acúmulo desse dosha no organismo, consumindo uma boa quantidade de chá de gengibre adoçado com mel.

Se você está com apetite ou digestão enfraquecidos devido a nervosismo ou estresse, a rotina de gengibre é um modo excelente de estabelecê-los:

Rotina de gengibre

Em um copo de vidro, metal ou uma tigelinha de louça, misture quatro colheres de sopa dos seguintes ingredientes: gengibre em pó, açúcar mascavo e ghee (manteiga derretida e clarificada, veja página 295). Amasse bem até adquirir consistência uniforme, cubra bem e guarde em lugar fresco.

Diariamente, tome um pouquinho da mistura antes do café da manhã, que deve ser bem substancial (um cereal quente, suco de uva, um pedaço de bolo e chá de erva com canela são um bom cardápio). O consumo da mistura de gengibre deve ser o seguinte:

Primeiro dia: meia colher de chá
Segundo dia: uma colher de chá
Terceiro dia: uma colher e meia de chá
Quarto dia: duas colheres de chá
Quinto dia: duas colheres e meia de chá
Sexto dia: duas colheres e meia de chá
Sétimo dia: duas colheres de chá
Oitavo dia: uma colher e meia de chá
Nono dia: uma colher de chá
Décimo dia: meia colher de chá

Ao terminar a rotina de gengibre, sua digestão deve estar normalizada. Se ainda houver algum problema digestivo, procure um médico; não faça a rotina de gengibre se estiver com cólicas ou dores durante a digestão, caso em que também deve consultá-lo.

Manutenção de gengibre

Se você está tentando curar-se de um prolongado desequilíbrio de Vata ou deseja obter o máximo de sua digestão, uma boa ideia é comer diariamente uma pequena fatia de gengibre fresco. Esse sistema também é considerado o melhor para prevenir a formação de ama por má digestão.

Corte uma fatia fina como uma moeda da raiz fresca de gengibre, descasque e pique bem. Misture umas gotas de caldo de limão e uma pitada de sal. Coma essa mistura meia hora antes do almoço e do jantar para estimular a digestão. Se houver algum inconveniente, coma imediatamente antes da refeição.

Ghee

O grande valor que se dá a ghee, ou manteiga clarificada, é devido ao fato de animar agni e não irritar Pitta simultaneamente. Na realidade, ghee é excelente para acalmar Pitta. As pessoas do tipo Kapha precisam geralmente evitar o excesso de qualquer óleo, e ghee também é o que há de melhor nesse caso. O uso de ghee pode ser:

Na cozinha: pequenas quantidades de ghee servem para preparar vegetais *sautés* (não fritar muito). Não serve para preparos que vão ao forno, pães e sobremesas que precisam de texturas mais sólidas da manteiga comum.

Como tempero, em lugar da manteiga: ghee é um alimento preparado, portanto é uma escolha melhor nos casos em que você usa manteiga normalmente, como em batatas assadas, em um prato de vegetais ou em um mingau de aveia.

Como digestivo: adicione uma colher de chá de ghee no prato servido (mais não é bom porque o excesso de óleo não é saudável a nenhum tipo).

Como preparar ghee

Ponha em uma panela aproximadamente meio quilo de manteiga sem sal e deixe em fogo baixo. Depois que derreter completamente, aumente o fogo para o médio e retire a espuma que se forma. Quando a manteiga ferver e começar a soltar água, torne a baixar o fogo e deixe cozinhar lentamente durante dez minutos. Ghee se forma quando toda a umidade evaporou e os restos do leite no fundo da panela adquirem um tom claro de marrom dourado (exalando também um aroma de nozes sem nenhum traço de queimado). Retire do fogo, deixe esfriar e despeje em uma jarra ou uma tigela de vidro transparente. Ghee pode ser mantida indefinidamente no refrigerador, mas também pode ficar em lugar fresco, na temperatura ambiente, por várias semanas.

Outros temperos benéficos para agni

As ervas e os temperos podem ser selecionados de acordo com cada tipo de corpo, como fizemos nas dietas Vata, Pitta e Kapha. Porém alguns são benéficos para melhorar, em geral, a qualidade de agni:

Canela
Cardamomo
Cravo
Mostarda
Pimenta-de-caiena
Pimenta-do-reino
Rábano-silvestre

(O tipo Pitta precisa ter o cuidado de consumi-los em pequena quantidade, porque podem expandir esse dosha.)

A formação de excesso de Kapha tornará a digestão difícil, pois agni diminuirá; também é maléfica no acúmulo de ama, já que ambos são frios, pesados e viscosos. O uso de ervas pungentes e amargas é recomendado para reduzir Kapha e eliminar ama dos tecidos do corpo, purificando-o. Entre os temperos mais comuns que combatem ama estão:

Canela
Cravo
Gengibre
Pimenta-de-caiena
Pimenta-do-reino

Existem, portanto, alguns temperos recomendados para estimular agni. O uso regular e moderno desses condimentos no preparo dos alimentos ajudará a prevenir a formação de ama. Mascar sementes de erva-doce depois da refeição e adoçar o chá com mel cru também são práticas comuns que equilibram agni.

Uma dieta de bem-aventurança

Se a bem-aventurança é básica à existência, deve ter algo correspondente no corpo, e de fato existe. De acordo com o Ayurveda, o que corresponde no corpo à pura felicidade é uma substância sutil chamada ojas, que é extraída dos alimentos quando são perfeitamente digeridos. Como os doshas, ojas se encontra bem no limite do mundo físico; podemos explicar como uma substância sutil que surge na mente e no corpo. O motivo principal e mais valioso de uma boa alimentação é conseguirmos extrair dela até a última gota dessa sutil substância. Isso faz com que as células "se sintam felizes" por experimentar a bem-aventurança.

Há vinte anos, não teria sentido, em termos científicos, a ideia de uma célula feliz. Agora sabemos que, de fato, o corpo é capaz de gerar uma variedade complexa de substâncias químicas (neurotransmissores, neuropeptídeos e moléculas correlatas) usadas pelo cérebro para comunicar as emoções ao corpo todo. Também é sabido que apenas uma refeição é suficiente para mudar radicalmente a bioquímica do cérebro. Um produto químico cerebral ligado a sensações de bem-estar como a serotonina eleva-se ou baixa em reação ao alimento que está sendo ingerido no trato intestinal. Esse fato criou a emocionante possibilidade de formar-se uma "farmácia alimentar" para curar a depressão, a ansiedade e outros males mentais, como o farelo de aveia ajuda a corrigir o teor de colesterol.

No Ayurveda podemos ignorar a espantosa complexidade da química cerebral porque a natureza nos deu ojas, apenas uma substância da felicidade que nosso corpo cria o tempo todo.

A dieta sáttvica

Idealmente, qualquer alimento que você ingere se transforma em ojas. Um bebê que ainda se alimenta no peito transforma naturalmente o leite da mãe em ojas, mas seria um feito notável se o trato digestivo conseguisse produzir essa substância de uma sobra de pizza de três dias. Uma dieta bem balanceada pode ser planejada com a inclusão de alimentos que se transformam em ojas com o mínimo esforço do organismo. O Ayurveda chama esses alimentos de sáttvicos, ou puros.

Dieta sáttvica

Leite	Arroz
Ghee (manteiga clarificada)	Gergelim, amêndoas
Frutas e sucos de frutas	Sabor doce em geral

Geralmente também se somam a essa lista o trigo, feijão mung, coco, laranja, tâmaras e mel. Você não precisa deixar que isso se transforme em mania e passar a comer apenas esses alimentos. Basta incluí-los regularmente em sua alimentação. De modo geral, a dieta sáttvica contém:

- Alimentos leves, suaves e de fácil digestão.
- Alimentos frescos.
- Água pura de nascente.
- Equilíbrio de todos os sabores.
- Porções moderadas.

De acordo com o Ayurveda, essa é também a dieta indicada para aumentar a resistência física, ativar a mente, dar boa saúde e longevidade. Produz emoções felizes e amorosas, já que está em sintonia com a natureza como um todo. A lista de alimentos sáttvicos é pequena e não preencheria as exigências de uma pessoa normal, apesar de uma dieta bem-planejada e limitada a leite, vegetais, arroz e frutas, sem dúvida alguma, ser excelente para a saúde. A famosa dieta de arroz da Duke University, baseada apenas nesse cereal cozido e em frutas, é considerada um eficiente regime terapêutico para doentes do coração, diabéticos e obesos.

Normalmente, as pessoas muito preocupadas com a saúde não costumam aceitar o leite, pois o associam a problemas digestivos, alergias e alta taxa de colesterol. O Ayurveda considera que essas objeções ao leite são devidas, na maioria, a seu consumo indevido. O leite deve ser fervido antes de ser tomado, o que facilita sua digestão. Pode ser bebido quente, morno ou frio, mas nunca gelado, como quando sai do refrigerador. Não deve ser tomado com sabores conflitantes (pungente, ácido, salgado), e sim com outros sabores doces (grãos, frutas doces e cereais). Sempre que possível, beba leite orgânico, livre de hormônios.

A não ser com alimentos doces, o leite deve ser ingerido separadamente e não durante as refeições, porque facilita o trabalho do trato digestivo. O leite desnatado pode ser o mais indicado para as pessoas do tipo Kapha, mas o integral é o melhor para todos os outros tipos de corpo (a não ser que haja algum problema de colesterol elevado, caso em que o leite desnatado é o recomendado). Se você continuar com problemas digestivos depois de ferver o leite ou sentir congestão de muco, tente adicionar duas pitadas de açafrão ou gengibre seco, antes de ferver, adoçando depois com um pouquinho de açúcar mascavo ou mel para tirar o sabor amargo do açafrão. Essas medidas evitam as principais objeções ao leite, considerado tradicionalmente pelo Ayurveda como um alimento excelente para dar resistência ao organismo, longevidade e tranquilidade mental. O leite de vaca é o preferido por ser o mais sáttvico.

Para adotar uma dieta mais sáttvica, tente introduzir mais manteiga, creme e queijo parmesão em seu próprio prato de massa, em vez do molho de tomates com carne, cebola e alho. Qualquer mudança, mesmo em uma ou duas refeições, servirá para demonstrar que a alimentação sáttvica torna a digestão mais fácil, proporcionando ao corpo, depois, mais leveza, energia e animação (para perceber melhor essa mudança, não tome bebidas alcoólicas quando experimentar). Se seu colesterol está elevado, tenha cuidado com a manteiga e o creme; um substituto delicioso será despejar um pouco de azeite na massa, com manjericão e um toque de queijo parmesão.

Outro exemplo de alimento sáttvico é lassi doce, um excelente auxiliar digestivo que pode ser tomado durante a época quente ou de clima ameno (no período mais frio do ano pode provocar excesso de Kapha).

Lassi doce

Para quatro pessoas, ponha no liquidificador um quarto de colher de chá de cardamomo, uma pitada de fiapos de açafrão e três colheres de sopa de água quente, batendo durante dez segundos. Misture duas xícaras de iogurte puro, duas xícaras de água fria e duas colheres de sopa de açúcar e bata bem. Se a mistura estiver com gosto muito picante, adicione um quarto de xícara de creme de leite fresco. Pingue algumas gotas de água de rosas, um hábito muito sáttvico que esfria Pitta (pode ser encontrada em mercearias que vendem produtos indianos e orientais ou em casas de produtos naturais).

LIOS – Lembretes da Inteligência Orgânica

No Ayurveda, sua maneira de comer é tão importante quanto o que você ingere. A razão disso é ojas, o produto final de todos os sinais que atingem seu corpo durante a refeição.

Apesar de o gosto agradável ser importante para o paladar, os outros sentidos, visão, audição, tato e olfato também precisam enviar sinais que tornam seu corpo feliz; esse é o único modo de usar plenamente a ligação mente-corpo. Um prato atraente que sai fumegando da cozinha envia todos os sinais certos para satisfazer os doshas; mas, se você deixá-lo sobre a mesa durante cinco horas, não servirá mais para ser comido, mesmo que os nutrientes crus não tenham mudado significativamente.

Todo o corpo fica muito atento ao que você come. As células de seu estômago se contraem se surge uma contrariedade. Nesse caso, tudo o que você ingerir nessa refeição será afetado, pois você ouviu sons indigestos. As células de seu estômago não ouvem, propriamente, mas o cérebro, ao receber sinais dos ouvidos, envia mensagens químicas informando o estômago e outros órgãos. Sendo assim, você não pode convencer seu trato digestivo a achar saudável uma digestão tensa; "suas entranhas sentem melhor".

De acordo com o Ayurveda, você tem a obrigação de satisfazer todas as células do corpo de todas as maneiras, e esse é o propósito principal da dieta sáttvica. Se você tiver o cuidado de nutrir completamente as células, elas retribuirão produzindo ojas, a perfeita expressão de sua satisfação. Para que isso aconteça, organizei uma lista de 16 LIOS, ou Lembretes de Inteligência Orgânica, que o ajudarão a expandir a satisfação que seu corpo sente ao se alimentar.

Seguindo esses LIOS, você ficará surpreso com o prazer que cada refeição pode lhe dar. Seu corpo ficará pleno de alegria após o café da manhã, o almoço e o jantar, quando você souber o segredo de transformar os alimentos em ojas.

LIOS – LEMBRETES DE INTELIGÊNCIA ORGÂNICA

1. Coma em uma atmosfera tranquila.
2. Nunca se alimente quando estiver contrariado.
3. Sente-se sempre para comer.
4. Coma apenas quando estiver com fome.
5. Evite bebidas e alimentos gelados.
6. Não fale enquanto está mastigando os alimentos.
7. Coma em ritmo moderado, não muito rápido ou vagaroso.
8. Espere que uma refeição esteja digerida antes de iniciar a seguinte (isto é, com intervalos de duas a quatro horas para refeições leves e quatro a seis para as mais completas).
9. Tome um pouco de água morna nas refeições.
10. Prefira, sempre que for possível, alimentos preparados na hora.
11. Diminua os alimentos crus. A comida cozida (bem cozida) é mais fácil de digerir.
12. Não use mel para cozinhar. O mel aquecido é considerado produtor de ama.
13. Beba leite fora do horário das refeições ou apenas com frutas doces.
14. Experimente os seis sabores em cada refeição.
15. Deixe um terço ou um quarto do estômago vazio para facilitar a digestão.
16. Depois que acabar a refeição, continue sentado tranquilamente por cinco minutos.

Essa lista concisa oferece as linhas gerais para obter o máximo da alimentação. Neste caso, o princípio básico é de que o alimento de digestão mais fácil é o melhor para você, o que explica por que os cozidos são preferidos aos crus, os quentes aos frios e os frescos aos já preparados. A razão de tomar água morna durante a refeição, eliminar o leite e ficar algum tempo sentado também é por serem formas de facilitar a digestão e permitir que seu corpo estabeleça o ritmo desejado.

Outro princípio importante é o da moderação. Quantidades moderadas de alimentos devem ser ingeridas nos horários regulares das refeições. O Ayurveda considera dois punhados de alimentos a quantidade ideal. Experimente se o satisfaz e sirva um pouco mais se ainda estiver com fome. É aconselhável deixar de um terço a um quarto do estômago vazio ao fim da digestão. Seu trato digestivo poderá trabalhar com maior eficiência e será mais fácil controlar o peso. Não tenha medo de levantar-se da mesa com fome. Estar satisfeito não significa empanturrar-se. Se você deixar o estômago um pouco vazio, vai sentir-se mais leve, animado, com mais energia e entusiasmo uma hora depois. Essa é a sensação de uma refeição bem-feita, que gera uma boa digestão.

LIOS para perder peso

Se você tem problema de excesso de peso, experimente estas indicações antes de iniciar qualquer regime que corte as calorias. Vai se surpreender ao descobrir que seu peso excessivo não é causado apenas pelo que você tem comido, mas pelo hábito de comer descuidada, compulsória ou apressadamente, em vez de sentar-se e ficar tranquilo. Talvez também esteja comendo entre as refeições, sem obedecer ao horário adequado. Essas coisas parecem simples, mas fazem grande diferença.

Deixando de lado a pequena minoria que realmente sofre de problemas hormonais ou metabólicos, quase todos os obesos são vítimas de condicionamentos, isto é, maus hábitos que se formam inconscientemente com o passar do tempo. O corpo de qualquer pessoa tem inteligência para saber a quantidade exata de alimentos de que ela precisa. A natureza nos deu o reflexo da fome para avisar quando nosso corpo quer alimento e o reflexo oposto, de satisfação, para informar que estamos com o estômago repleto. As pessoas que perderam esses instintos abandonaram um aspecto importante da inteligência orgânica. Alimentam-se como máquinas que são ligadas automaticamente: a visão, o cheiro dos alimentos, ou apenas sua lembrança. No entanto, ao seguir estes LIOS, elas podem voltar a comer *conscientemente*, guiadas por sua inteligência orgânica.

Quando ojas é mínimo

Além de comer demais, outros abusos à mesa também podem suprimir os instintos alimentares saudáveis. Se você come enquanto está irritado, um médico ayurvédico diria que está produzindo ama mental, enquanto um médico ocidental explicaria que a reação da tensão está perturbando seu equilíbrio endócrino. O resultado é o mesmo, uma mensagem química que causa danos é enviada diretamente às células.

Mesmo antes de comer o primeiro bocado, as perturbações dos doshas podem impedir que seu corpo produza ojas. Como sempre, o dosha Vata é o primeiro a se manifestar. Qualquer coisa que desequilibre esse dosha também faz mal a ojas: preocupações, muito barulho, falta de sono, dietas drásticas e jejum. Por outro lado, qualquer coisa que acalme Vata durante a refeição é benéfico a ojas.

As pessoas, em sua maioria, não têm uma alimentação exclusivamente sáttvica, portanto eu gostaria de incentivar essa mudança com mais alguns motivos que beneficiam a saúde. Você vai notar que a dieta sáttvica é exclusivamente vegetariana, evitando até os ovos. Os nutricionistas já documentaram a excelente pressão arterial dos vegetarianos (18% mais baixa que a média) e o pequeno índice de doenças do coração e câncer. Além disso, o governo americano informa que a população dos Estados Unidos consome muito sal, proteínas e gordura animal, provenientes, na maioria, da carne (o excesso de sal se encontra nos alimentos preparados para venda). Se você começar a diminuir o consumo de carne hoje, passando gradualmente a uma refeição vegetariana, certamente diminuirá a probabilidade de vir a sofrer um infarto no futuro. Ao incluir alimentos doces em sua lista, o Ayurveda não pretende incentivar o consumo de grandes quantidades de açúcar refinado que ocorre atualmente. A doçura da manteiga, do arroz e do pão são suficientes.

Como em tudo mais, existem dois extremos em uma dieta. Certos alimentos não se transformam facilmente em ojas e entre eles estão os seguintes:

Dieta sem ojas

- Carne, aves e peixe.
- Alimentos pesados e oleosos.
- Queijos.
- Restos de comida e alimentos preparados para venda.
- Excesso de sabor ácido e salgado.
- Alimentação excessiva.

Por razões de economia ou convivência, muitos gostam de aproveitar os restos de refeições, mas o Ayurveda não aprova essa prática. O alimento deve ser consumido fresco, logo que sai do fogão e, se possível, da horta. Quanto mais fresca for a produção, maior será a quantidade de ojas. Alimentos guardados, frios ou até reaquecidos não produzem a mesma quantidade de ojas. Os alimentos congelados em geral também devem ser evitados. Bebidas alcoólicas e cigarros, além de destruir ojas, impedem os alimentos de produzir essa substância. A poluição do ar e da água também causam esse dano. Todas essas influências são chamadas tamásicas, significando que, devido ao acúmulo de ama, elas produzem torpor e inércia. Os tipos Kapha precisam ter mais cautela, já que sua digestão é naturalmente mais lenta e propícia à formação de ama.

Finalmente, eis alguns conselhos cuja prática já foi aprovada através dos tempos, para uma dieta de bem-aventurança que propicie a formação de ojas, segundo a tradição ayurvédica:

- Coma alimentos frescos, produzidos na estação e em sua região. Os melhores alimentos para seu organismo são as frutas, os vegetais e laticínios locais. Eles usufruíram do mesmo ar, água, nutrientes e sol que você.
- Faça a maior refeição no almoço, quando a digestão é mais ativa. O jantar deve ser mais modesto, para que seja digerido antes de você se deitar. O café da manhã é opcional e deve, em qualquer caso, ser a menor refeição do dia.
- Alimente-se no mesmo horário todos os dias. Não belisque entre as refeições e evite comer à noite, pois perturba a digestão e a produção de ama é facilitada pelos alimentos não digeridos enquanto você dorme.
- Alimente-se a sós ou com pessoas sintonizadas com você. As emoções negativas, que podem ser suas, dos que o rodeiam ou de quem preparou a refeição, também fazem mal à digestão.
- Seja grato à generosidade infinita da natureza e a respeite como a si mesmo.

13
Exercício – o mito de que não há ganho sem sofrimento

Do ponto de vista ayurvédico, muitos dos exercícios recomendados atualmente estão muito longe do ideal. Em primeiro lugar, por que precisamos praticar alguma atividade física? Charaka, o maior escritor do Ayurveda, deu esta resposta: "Com o exercício físico se adquire leveza, capacidade de trabalho, firmeza, tolerância nas dificuldades, eliminação das impurezas e estímulo da digestão." Os exercícios de aeróbica, que beneficiam o coração, ou o levantamento de peso, que desenvolve os músculos, causam um bem limitado, mas não promovem uma atividade global que corresponda à descrição de Charaka. O ideal que se busca é o equilíbrio de todo o sistema mente-corpo. Também é vital que o exercício proporcione mais energia do que consome, coisa que muitas pessoas não costumam levar em consideração.

Um exercício tão simples como caminhar, por ser uma atividade natural que satisfaz os três doshas, está mais próximo do ideal. As pessoas do tipo Vata ficam mais tranquilas depois de um longo passeio. As que são Pitta reagem de modo muito diferente; gostam de acalmar o ritmo apressado que adquirem durante o horário de trabalho. As pessoas de Kapha sentem-se estimuladas e mais leves; um passeio rápido alivia qualquer pequena congestão que estejam sentindo, porque torna mais eficiente sua digestão tipicamente lenta. Sendo assim, uma caminhada ligeira de meia hora por dia é uma das primeiras recomendações que fazemos a nossos pacientes no Chopra Center.

Cada paciente aprende também a encarar os exercícios de uma nova maneira, sem se preocupar em transpirar muito ou se esforçar para desenvolver os músculos. Demonstramos que o objetivo do exercício é tornar mais íntima a ligação com o corpo mecânico quântico, sendo um poderoso instrumento na manutenção do equilíbrio orgânico. Esse sistema, que chamamos de "exercício dos três doshas", reúne uma série de práticas diárias interligadas:

- Saudação ao Sol (Surya Namaskara) – um exercício matinal que combina alongamento, equilíbrio e ginástica (1 a 6 minutos).
- Integração neuromuscular – um conjunto de suaves posições de yoga (10 a 15 minutos).
- Respiração polarizada – uma forma simples de Pranayama, tradicional exercício iogue de respiração (5 minutos).

A descrição desses exercícios começa na página 317. Se a prática for aliada à meditação, como foram idealizadas para atingir plenamente o objetivo, a integração mente-corpo alcançará um nível mais elevado. Para começar, esses exercícios são uma atividade natural que agrada aos três doshas. Podem ser praticados em qualquer idade e não exigem que a pessoa esteja em boa forma física.

Desde a primeira sessão, as pessoas descobrem a intimidade que a natureza estabeleceu entre a percepção e o organismo como um todo. O corpo não é apenas uma concha ou um sistema de apoio à vida que caminha. É nosso eu envolto em matéria. Voltar a essa intimidade com o próprio eu é uma sensação reconfortante e deliciosa, especialmente para quem não costuma praticar exercícios e se transformou em um estranho no próprio corpo.

Sucesso sem dor

Antes de passar a dar mais explicações sobre essas práticas, vamos fazer algumas considerações sobre os exercícios convencionais. Como você merece ter uma vida feliz e agradável, o Ayurveda pretende, por meio dos exercícios, alcançar esse fim. Ele afirma que essa prática deve prepará-lo para o trabalho. Os exercícios não valem nem atuam por si, apesar de serem encarados dessa forma pela maioria. São pessoas que costumam praticá-los de modo inflexível e determinado, não causando nenhum bem a si mesmas (pela manhã, vá até o parque e veja quanta gente está correndo de cenho franzido). Portanto, se o Ayurveda pode proporcionar pelo menos um benefício, é o de você passar a encarar os exercícios de outro modo: o de que não passa de um mito a ideia de que "não há valor no exercício sem dor".

Uma boa maneira de se observar essa verdade é por intermédio do dosha Vata. Toda atividade física amplia a atuação desse dosha. Um crescimento moderado faz com que você sinta mais vigor e atenção, torna suas ideias mais claras e seu físico mais forte. Quando está naturalmente equilibrado, você recebe os benefícios mentais e físicos. Mas o estímulo exagerado de Vata destrói esses benefícios e faz você sentir-se inquieto, fatigado e instável.

Então, qual a quantidade suficiente de exercício? Como regra geral, o Ayurveda aconselha a nos exercitarmos até 50 por cento de nossa capacidade máxima. Se você costuma andar dez quilômetros de bicicleta, contente-se com cinco; se está habituado a cruzar a piscina vinte vezes, nade apenas até completar dez. Esse limite menor de exercício não vai tirar seu preparo físico; na realidade, será até mais eficiente, pois você não está esforçando tanto o organismo e a recuperação do sistema cardiovascular será mais rápida. Outra orientação simples se refere ao esforço despendido. Em vez de exercitar-se até perder o fôlego, pare quando sentir que está suando levemente e comece a respirar pela boca. Esses são os sinais naturais de que você está atingindo o limite adequado.

Saiba que você está se excedendo se começar a arquejar, transpirar demais ou sentir palpitações; ou ainda se seus joelhos amolecerem, como se fossem de borracha. Ao primeiro sinal de excesso, pare o exercício e caminhe durante alguns minutos, até o pulso e a respiração voltarem ao normal. Por exemplo, no calor de uma competição esportiva como o tênis, talvez você não repare que está se esforçando demais. Se estiver se divertindo, continue. No entanto, se todo o esforço for apenas para provar que pode ganhar ou tem tanta capacidade quanto seu adversário, pense que sua atitude está castigando seu corpo sem necessidade alguma.

As pessoas do tipo Vata são as que precisam ter maior cuidado para não cometerem exageros; sua constituição física geralmente é mais delicada que a das pessoas do tipo Pitta, e estas, por sua vez, são mais frágeis que as de Kapha. Os exercícios também devem se ajustar à idade de quem pratica: além dos 45 ou 50, o aumento de Vata é uma tendência geral e deve ser compensada com a diminuição da prática de esportes e exercícios. Como tudo, em geral, você precisa respeitar seus doshas. Em qualquer idade, andar um quilômetro além de seu limite natural é apenas mais um modo de provocar problemas com Vata. Estudos recentes no campo da medicina esportiva indicaram que 50 por cento das atletas mais treinadas têm sérios problemas menstruais, um sintoma de grande desequilíbrio de Vata.

EXERCÍCIOS PARA OS TIPOS DE CORPO

Cada vez que você se movimenta, está falando com seus doshas. Como cada um tem seu aspecto especial, os exercícios balanceados proporcionam três tipos de benefícios:

Vata – equilíbrio, agilidade, flexibilidade, coordenação e alegria interior.

Pitta – aquecimento do corpo, melhor circulação sanguínea em geral, aumento da capacidade cardíaca.

Kapha – aumento da resistência, estabilidade em geral, energia estável.

Se você nunca sai da poltrona para se exercitar, naturalmente não sente esses benefícios. Mas muitas pessoas ativas, com músculos firmes e coração forte, também não sentem. Os programas de exercícios físicos são dedicados atualmente, em sua maioria, a aumentar a capacidade do sistema cardiovascular, o que enfatiza o dosha Pitta. De um modo mais geral, eu gostaria de sugerir uma lista de atividades balanceadas que são as mais indicadas aos principais tipos de corpo.

EXERCÍCIOS DO TIPO VATA

Tipo: yoga Quantidade: Leve

Dança aeróbica

Passeios, marchas curtas

Andar um pouco de bicicleta

Os tipos Vata sentem impulsos de energia, mas cansam-se facilmente. São excelentes nos exercícios de equilíbrio e alongamento. Sendo leves e flexíveis, gostam de praticar yoga e caminhar, a não ser que exagerem e se cansem. Graças a seu entusiasmo natural, os tipos Vata também apreciam a dança aeróbica e a música. Qualquer exercício que possa ser praticado dentro de casa é indicado no inverno, já que as pessoas de Vata têm aversão pelo frio e não possuem gordura e musculatura como proteção contra os elementos naturais.

Qualquer pessoa com Vata dominante precisa ter o cuidado de não se esforçar demais. Essa é a única precaução básica, já que é uma característica desse dosha ter um ímpeto sem limites, especialmente quando está desequilibrado. Se você ficar exausto, trêmulo, tonto, a ponto de desmaiar, é porque foi longe demais. Esses são sintomas de desequilíbrio de Vata.

EXERCÍCIOS DO TIPO PITTA

Tipo: Esqui Quantidade: Moderada

Caminhada em boa velocidade, jogging

Marcha, escalada de montanhas

Natação

Os tipos Pitta costumam ter mais entusiasmo do que resistência. Serão bons esportistas em todas as modalidades, se tiverem moderação. Como apreciam o desafio acima de tudo, os Pitta gostam de esquiar, fazer grandes caminhadas, escalar montanhas e praticar esportes que dão a sensação de plena realização no fim do dia.

Os atletas que participam de torneios esportivos precisam de Pitta elevado para alimentar seu espírito de luta, mas esse não é o dosha da competição intensa. Os Pitta odeiam perder, o que lhes dá mais motivação que a satisfação de ganhar (estudos feitos sobre esportes demonstraram que entre profissionais do tênis são notórios os que externam a raiva do tipo Pitta). São inflexíveis ao obrigar-se a correr ou treinar qualquer esporte, como levantamento de peso, mas sentem pouca alegria interior com seus esforços.

Agora você já sabe como pode cair na armadilha: se ferve de ódio quando erra uma tacada de golfe ou quer acertar a bola em seu adversário no tênis, desista desses esportes. Se fica se remoendo ao praticar qualquer esporte, afaste-se dele. Se alguém quer matar um oponente em uma quadra, está sofrendo um violento desequilíbrio de Pitta. Além disso, o ritmo inconstante da competição, os exercícios que param e recomeçam, proporcionam metade das vantagens que o movimento contínuo dá ao corpo.

Uma caminhada rápida durante meia hora por dia é melhor contra o mau humor que qualquer esporte.

Nadar é ainda melhor, e muitas pessoas do tipo Pitta, que se entregam ao trabalho, descobrem que um mergulho na piscina às cinco da tarde serve para acalmar e dissolver as tensões do dia. Os esportes de inverno de todos os tipos também atraem Pitta, pois ele enfrenta melhor o frio do que Vata ou Kapha. Como o tipo Pitta é estimulado visualmente, tira grande proveito de passeios pelas florestas, sendo uma oportunidade de mudar a paisagem. A beleza da natureza penetra nele profundamente, se parar o suficiente para senti-la.

EXERCÍCIOS DO TIPO KAPHA

Tipo: Levantamento de peso   Quantidade: Moderadamente pesada

Corrida

Exercícios aeróbicos

Excursões a pé

Dança

Os que são do tipo Kapha têm força e energia estável, mas frequentemente não possuem agilidade. Geralmente praticam bem todos os tipos de exercícios e melhoram o desempenho quando ficam mais flexíveis e com maior equilíbrio. Graças ao tipo vigoroso, Kapha é excelente nos esportes de resistência, sendo o físico indicado para corridas de longo percurso e remo. A combinação de Pitta e Kapha dá determinação e resistência e é um prakruti comum entre profissionais do beisebol e do futebol.

As pessoas do tipo Kapha gostam de sentir o sangue correndo nas veias e por isso costumam frequentar centros esportivos e clubes. É benéfico combinar essa atividade com exercícios que ativam a circulação; um bom meio de aliviar a congestão de Kapha é transpirar bastante (sem ficar exausto). Muitas pessoas desse tipo precisam diminuir o excesso de gordura e líquidos retidos no organismo. Sendo um dosha frio, Kapha se ressente se você sair com tempo frio ou úmido para correr ou praticar esportes. No inverno, os tipos Kapha devem ficar em casa e praticar aeróbica ou ginástica.

Aulas de dança são uma boa alternativa para as pessoas do tipo Kapha. Apesar de não terem o tipo físico de um dançarino, elas se sentem muito bem com sua forma natural. Isso acontece porque Kapha adquire o porte e o equilíbrio que a dança proporciona.

Algumas precauções gerais são indicadas para todos os tipos de corpo. Não pratique exercícios:

- *Pouco antes ou após uma refeição.* Nesses momentos, o exercício baixa seu agni e é quando ele deve estar mais elevado. Espere pelo menos meia hora antes da refeição e de uma a duas horas depois sem fazer exercícios. Uma exceção à regra é caminhar um pouco. Um passeio tranquilo durante quinze minutos, depois do almoço e do jantar, estimula a digestão (qualquer esforço mais longo ou pesado competiria com ela). Depois do pôr do sol, qualquer exercício é desencorajado pelo Ayurveda; à noite, o melhor é deixar o corpo acalmar-se, preparando-se para se deitar.
- *No vento ou no frio.* Os doshas Vata e Kapha se ressentem com o frio, como mencionamos. Se você sair para passear no inverno, mantenha-se bem agasalhado e não respire profundamente. A inalação forte no ar frio faz mal ao trato respiratório. Além disso, qualquer vento forte desequilibra o dosha Vata e desfaz o efeito calmante de um bom passeio.
- *No sol escaldante.* Há um ditado de que só os ingleses e os cachorros loucos tomam o sol do meio-dia e, realmente, seu calor escaldante inflama o dosha Pitta, esquentando o corpo no momento em que o exercício matinal já o deixou quente.

Além da moderação, a condição-chave para um exercício balanceado é a regularidade. Os doshas têm a tendência de se reforçar. Se você negligenciar os exercícios durante algum tempo, seu corpo se habituará à inércia. Quando reiniciar qualquer atividade, mesmo leve, seus doshas vão atingir um melhor nível de equilíbrio e vão querer mantê-lo. Portanto, faça o possível para começar um programa que seja agradável por alguns anos ou, preferivelmente, por toda a vida.

Exercícios dos três doshas

Agora eu gostaria de descrever os exercícios dos três doshas que costumamos ensinar em nossas clínicas: a saudação ao Sol, o conjunto de suaves posições de yoga e a respiração polarizada. Quase todos já estão familiarizados com esses exercícios e descobriram os benefícios que os orientais já conhecem há milhares de anos.

Na realidade, os exercícios que apresentamos a seguir são muito fáceis e o único que exige alguma paciência para se aprender é a saudação ao Sol. Os outros não requerem qualquer habilidade especial. Mas a atenção não deve estar focalizada no desempenho perfeito, pois o objetivo principal desses exercícios é sintonizar o corpo. Qualquer um pode praticá-los, deixando apenas que a mente descanse em cada posição. Não se preocupe com a aparência ou com quanto se aproxima das posturas ideais. O que você conseguir é o certo em seu caso. Essa maneira de ver torna cada exercício mais agradável e você está ainda melhor quando acaba. Todos sentem um gostoso relaxamento nas primeiras horas após a rotina ayurvédica.

As descrições apresentadas a seguir foram fornecidas pelo especialista Bija Bennet, um talentoso terapeuta de yoga e professor em nosso estabelecimento.

Saudação ao Sol (Surya Namaskara)

Tempo: 1 a 2 minutos para cada ciclo, em movimentos vagarosos. Repetições: 1 a 6 ciclos pela manhã, aumentando com a experiência.

A saudação ao Sol (Surya Namaskara) é um completo exercício ayurvédico que integra simultaneamente todo o organismo: corpo, mente e respiração. Ele solta e alonga os principais grupos musculares do corpo, lubrificando as juntas, posicionando a coluna e massageando os órgãos internos. O sangue flui e a circulação é ativada no corpo todo. Com a prática regular, você ganhará estabilidade, flexibilidade, elasticidade e graça.

Passamos a apresentar um ciclo de 12 posições. Pratique uma após outra em suave sequência, sem interrupções. Sincronize cada movimento com a respiração. Mova-se suavemente até chegar a cada posição, respirando profunda e tranquilamente, para que cada ciclo dure cerca de um minuto.

Comece vagarosamente e evite esforçar-se. Ouça o corpo enquanto aumenta gradualmente o número de saudações ao Sol que você pratica. Essa lenta progressão, passo a passo, elimina a possibilidade de uma distensão e cansaço muscular, especialmente se não tem se exercitado regularmente. Pare, caso sinta que está transpirando muito, respirando com dificuldade ou muito cansado. Se isso ocorrer, deite-se e descanse durante um minuto ou dois, até a respiração voltar ao normal. Com a prática regular, sua capacidade aumentará naturalmente.

Na saudação ao Sol, encorajamos a prática de uma respiração específica. Inspire ao posicionar a coluna de forma ereta na posição vertical ou para esticar e alongar o corpo. Expire ao curvar-se ou dobrar o corpo, flexionando a coluna. Cada movimento que você faz será uma extensão da respiração, facilitada por ela. Existe uma posição de transição na saudação ao Sol em que a respiração para por um momento antes de você passar à pose seguinte, mas pode respirar suave e continuamente o tempo todo.

Como realizar a saudação ao Sol

Adote as posturas que descrevemos a seguir em uma sequência suave e ininterrupta. Lembre-se da respiração para ligar cada pose com a seguinte. Procure expandir o peito ao inspirar e contrair o abdome ao contrair-se e expirar.

1. Posição de saudação (samasthiti). Em pé, estique bem o corpo e mantenha os pés juntos e paralelos. Distribua o peso igualmente nas duas pernas e eleve a coluna. Junte a palma das mãos no peito, erguendo-o e expandindo as costelas. Olhe bem para a frente.

2. Posição de braços erguidos (tadasana). Ao inspirar, estenda os braços vagarosamente sobre a cabeça. Erga e abra o peito enquanto continua a alongar a coluna, com a cabeça inclinada para trás e olhando para cima. Suspenda a respiração enquanto passa à posição seguinte.

3. Posição de mãos aos pés (uttanasana). Enquanto expira, curve o corpo para a frente e para baixo, soltando a coluna, os braços e o pescoço. Deixe que os joelhos dobrem ou se curvem naturalmente, enquanto leva as mãos ao solo. Evite tombar muito o peito ou curvar demais o alto das costas. Mantenha cotovelos e ombros relaxados e não prenda os joelhos.

4. Posição equestre (ashwa sanchalanasana). Na inspiração seguinte, estenda a perna esquerda para trás e baixe o joelho até o chão. A perna da frente fica com o joelho dobrado e o pé que suporta o peso bem estendido no solo. Simultaneamente, erga a coluna e abra o peito. Mantenha a cabeça e o pescoço para a frente.

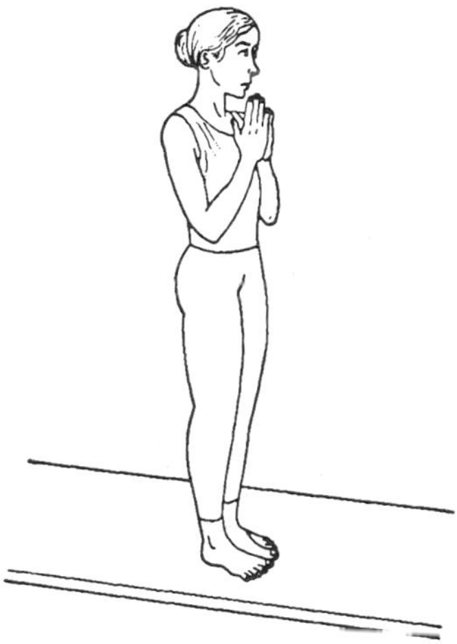

Figura 1. Posição de saudação

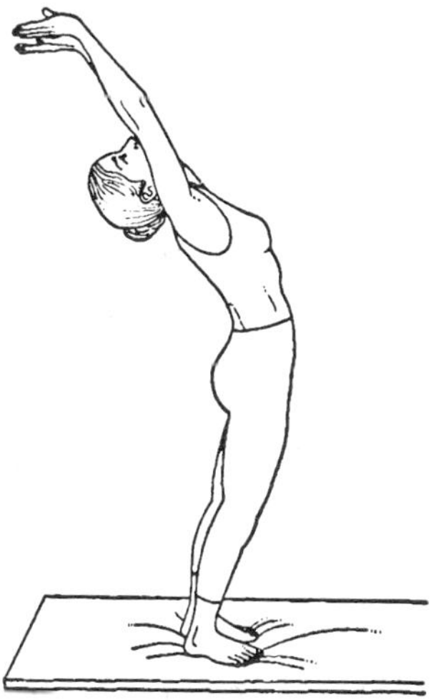

Figura 2. Posição de braços erguidos.

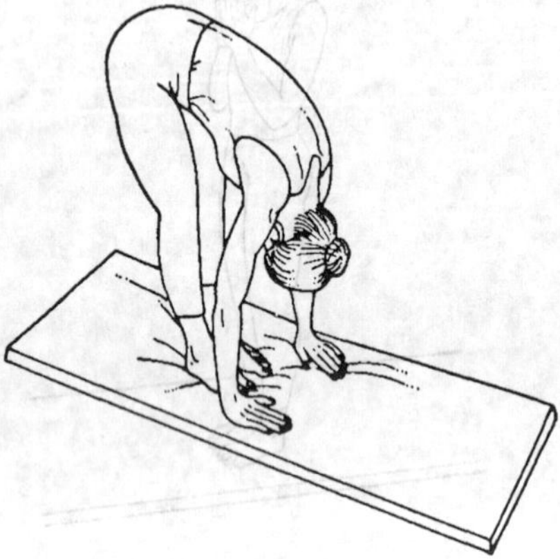

Figura 3. Posição de mãos aos pés.

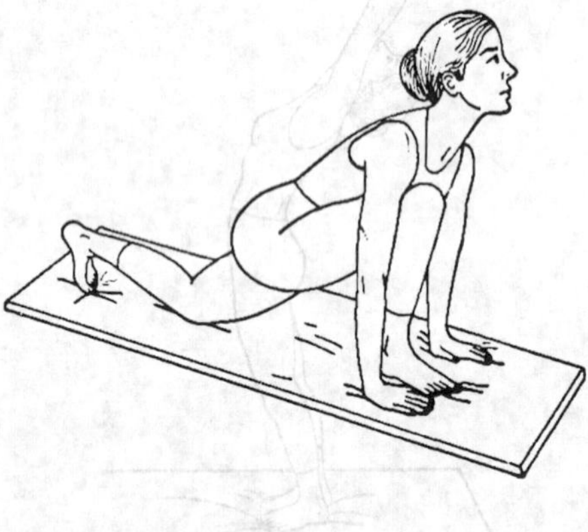

Figura 4. Posição equestre.

5. Posição da montanha (adhomukha svanasana). Ao expirar, volte a perna esquerda à posição anterior, conservando uma pequena distância entre os pés, que devem estar paralelos. Enquanto ergue as nádegas e os quadris, pressione as mãos para baixo, soltando a coluna para cima e para trás. Encoste os calcanhares no chão e estique bem a parte posterior das pernas. Solte livremente a cabeça e o pescoço. O corpo forma um "V" invertido, da pélvis às mãos e dela aos calcanhares.

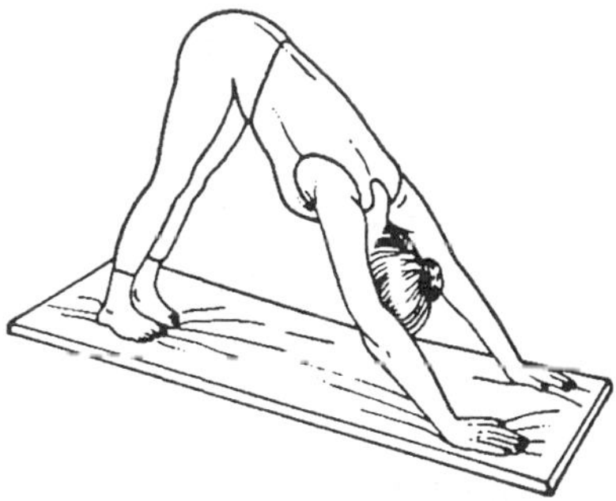

Figura 5. Posição da montanha.

6. Posição dos oito pontos (ashtanga namaskara). Baixe suavemente os dois joelhos até o chão e desça o tronco até encostar o peito e o queixo no solo. Os oito pontos de apoio tocam o chão: os dedos dos dois pés, joelhos, peito, mãos e queixo. Mantenha a postura por pouco tempo e continue a movimentar-se para a posição seguinte.

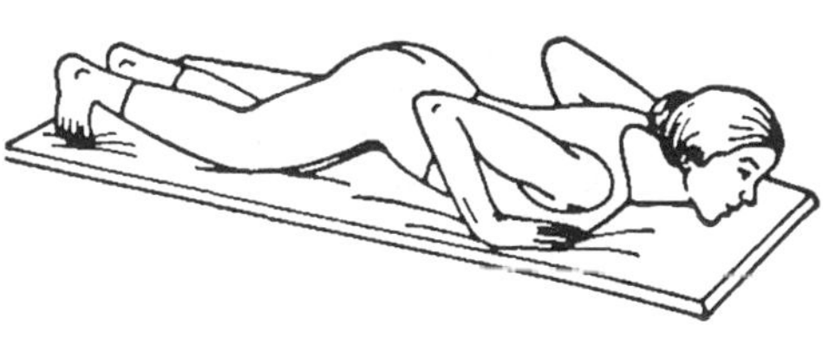

Figura 6. Posição dos oito pontos de apoio.

7. Posição da cobra (bhujangasana). Ao inspirar, erga e abra o peito para a frente e para cima, enquanto pressiona as mãos no chão. Mantenha os cotovelos junto ao corpo e continue erguendo a coluna. Abra mais o peito, procurando abaixar os ombros e afastá-los das orelhas para soltar o pescoço e a cabeça. Erga bem o alto das costas. Não comece este movimento com a cabeça, ou erguendo o corpo com o pescoço.

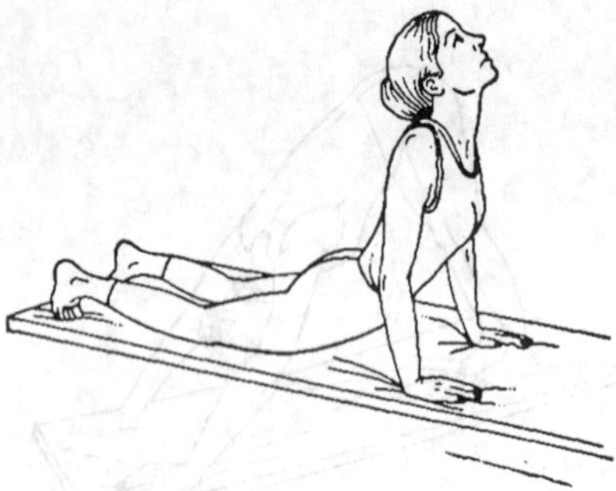

Figura 7. Posição da cobra.

8. Posição da montanha (adhomukha svanasana). Repita a Posição 5. Ao inspirar, erga as nádegas e os quadris, pressionando as mãos para baixo, enquanto solta a coluna para cima e para trás. Encoste os calcanhares no chão e estique os músculos da parte posterior das pernas. Solte e relaxe a cabeça e o pescoço.

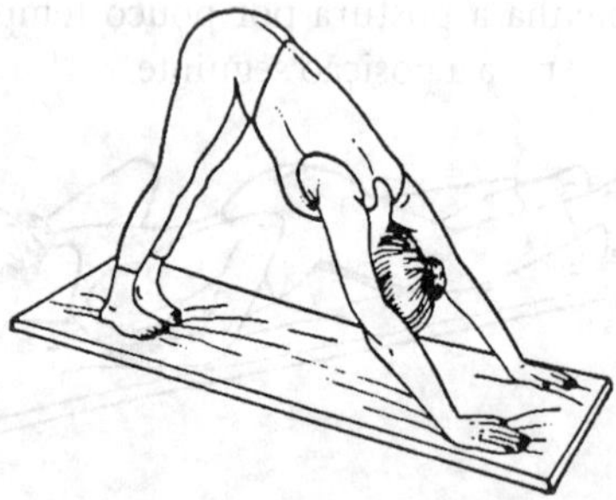

Figura 8. Posição da montanha.

9. Posição equestre (ashwa sanchalanasana). Repita a Posição 4. Inspire e dobre a perna direita para a frente, com o pé entre as mãos. A perna esquerda continua estendida para trás, com o calcanhar no solo. Estique a coluna, erguendo o peito para a frente. Estenda a cabeça e o pescoço para cima.

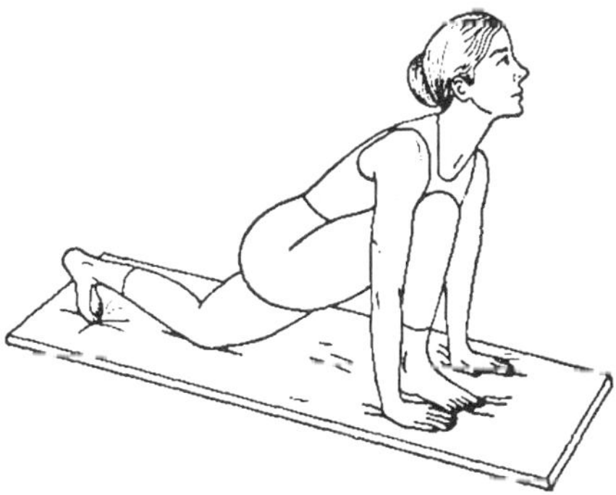

Figura 9. Posição equestre.

10. Posição de mãos aos pés (uttanasana). Repita a Posição 3. Enquanto expira, avance a perna esquerda e continue com o corpo curvado para a frente, alongando toda a coluna. Os braços e a cabeça acompanham esse movimento. As duas mãos continuam apoiadas no chão. Solte os joelhos ou dobre livremente. Evite tombar muito o peito ou curvar demais o alto das costas. Mantenha os cotovelos e ombros relaxados.

11. Posição de braços erguidos (tadasana). Repita a Posição 2. Ao inspirar, erga os braços desde o alto das costas, abrindo e elevando o peito. Não erga o corpo pela cabeça ou pelo pescoço. Continue abrindo o peito, enquanto se levanta e eleva os braços sobre a cabeça. Mantenha a respiração suave, profunda e tranquila.

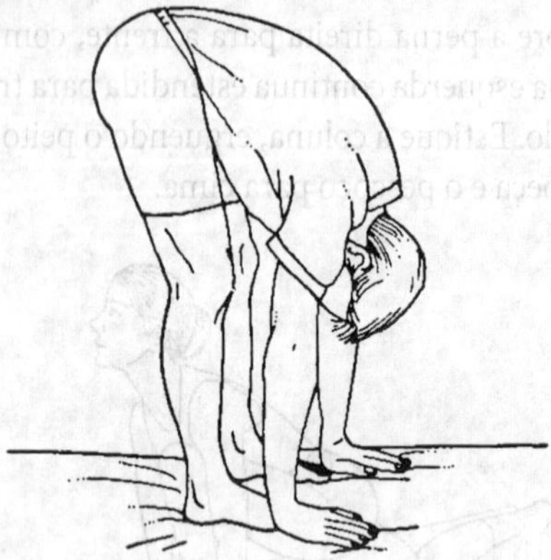

Figura 10. Posição de mãos aos pés.

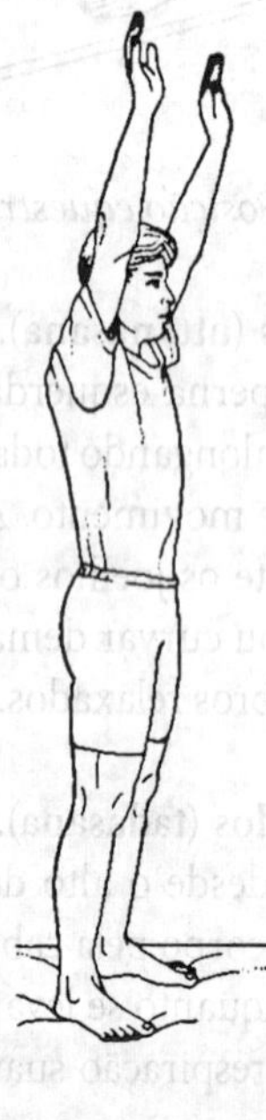

Figura 11. Posição de braços erguidos.

12. Posição de saudação (samasthiti). Repita a Posição 1. Expire enquanto baixa os braços e una a palma das mãos no peito. Você está bem ereto e com os pés paralelos, a pequena distância um do outro. Erga o peito e abra bem as costelas, enquanto olha para a frente. Estique verticalmente a coluna e o pescoço.

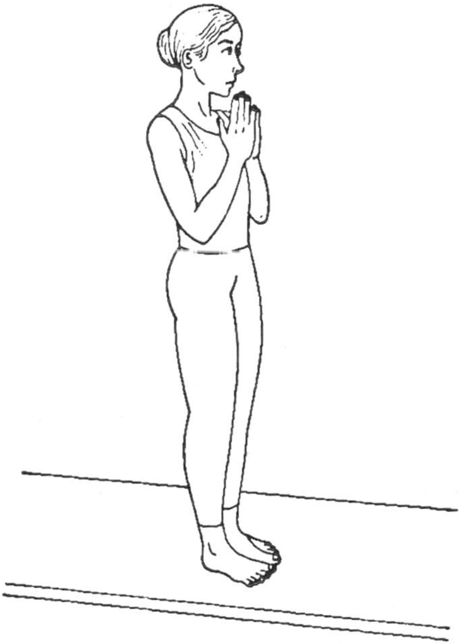

Figura 12. Posição de saudação.

Assim se completa um ciclo de saudação ao Sol.

Mantenha a posição enquanto respira algumas vezes. Comece, então, o segundo ciclo. Essa posição de saudação será a primeira da segunda série. Na inspiração seguinte, passe à Posição 2, de braço erguido, e repita os movimentos em uma sequência ininterrupta.

Nos ciclos seguintes da saudação ao Sol, você deve alternar o pé que será estendido para trás na Posição equestre, 4 e 9. No primeiro foi o esquerdo, portanto no segundo deve ser o direito. Continue a alternar a cada novo ciclo.

Depois de ter completado a sequência de saudações ao Sol, deite-se de costas e alongue bem a coluna, deixando o corpo relaxar completamente. Feche os olhos e descanse por um ou dois minutos. Respire livremente e de modo suave.

Posições de yoga

Tempo: 10 a 15 minutos
Movimentos lentos
Repetições: uma série pela manhã e outra à tarde.

As posições descritas a seguir, que levam 15 minutos para serem executadas, são consideradas o exercício ayurvédico básico. Uma série deve ser praticada pela manhã e uma à tarde, antes desses horários de meditação, fazendo ou não a saudação ao Sol. Essas poses são ensinadas como parte do programa de integração neuromuscular em nossa clínica e são agradáveis a qualquer pessoa saudável, independentemente de idade ou condicionamento físico anterior.

A sequência a seguir é específica para tonificar e aquecer o corpo. A série continua com posturas sentadas, em pé, curvas para frente, para trás, invertidas, torcidas e uma posição de descanso, terminando com um rápido exercício respiratório. Cada posição dessa sequência tem um efeito terapêutico específico no organismo. Mencionaremos alguns dos mais reconhecidos, como esclarecem os textos antigos.

Em geral, os exercícios para tonificar e aquecer estimulam a circulação sanguínea do corpo todo. As posições sentadas ajudam a dar estabilidade, um correto alinhamento da coluna e boa postura. Curvar-se para a frente estimula a digestão, aumenta a flexibilidade da coluna dorsal e acalma o organismo. Curvar-se para trás promove a mobilidade e a flexibilidade da coluna, especialmente no alto das costas, na região cervical, sendo ainda revigorante. As posições invertidas do corpo estimulam o sistema endócrino e permitem uma melhor circulação, enquanto as torcidas ajudam a digestão, a eliminação e tonificam a coluna vertebral. Todas essas posturas terminam na posição de descanso e nos exercícios respiratórios, que aumentam a percepção, a regularidade e o equilíbrio.

A sequência de posturas é importante porque primeiro o corpo é preparado, aquecendo-se e perdendo o enrijecimento. Progressivamente, ele é revigorado, fortalecido e alongado. Por isso é tão importante seguir a série ordenada, já que cada posição é uma preparação para a postura seguinte ou compensa a anterior.

Siga alguns conselhos antes da prática:

Execute as posições lentamente, certificando-se de que está inalando e exalando sem prender a respiração ou tentar controlá-la de qualquer modo. A respiração deve fluir natural e continuadamente.

1. Sem dor, maior o sucesso. Se você não consegue alcançar os dedos dos pés sem muito esforço, não abuse. Deixe os joelhos soltarem ou curvarem livremente. *Nunca force demais o corpo nesses exercícios.* Mantenha as posturas durante alguns segundos e solte-se suavemente. Os movimentos devem ser lentos e agradáveis. Nunca faça ou desfaça uma postura abruptamente nem salte numa posição. Use a respiração para facilitar o movimento.
2. Quanto deve atingir? Em cada posição, vá até onde sente que pode chegar. Movimente-se apenas até onde é possível sem muito esforço. Deixe sua percepção concentrar-se

naturalmente na parte do corpo que está sendo distendida. Não force o alongamento, não procure esticar-se demais. Algumas vezes é melhor soltar-se ou desistir da posição e voltar a fazê-la posteriormente. *Não se esqueça de respirar!*

3. Você notará no decorrer dos primeiros meses que sua resistência, flexibilidade e mobilidade aumentaram. Portanto, não precisa forçar o corpo para atingir a meta desejada. Na realidade, essas posturas não foram idealizadas para moldar o corpo, especificamente nem existe uma posição "ideal". Ao contrário, seu progresso vem com a ação integrada da percepção, do movimento e da respiração.
4. Todos os exercícios ayurvédicos envolvem tanto a mente quanto o corpo. Em cada exercício, uma determinada área é alongada. Volte sua percepção naturalmente para essa área. É essa atenção voltada para a área esticada que, segundo dizem, libera o estresse acumulado. Portanto, dê toda atenção aos exercícios. Não ouça rádio, televisão ou qualquer música suave. Deixe apenas que a mente perceba o corpo mais facilmente.
5. Use uma roupa solta e confortável. Escolha uma superfície que não escorregue, mas evite praticar os exercícios no chão nu. Forre com um cobertor de lã dobrado, um tapete, um colchão fino ou qualquer material macio.
6. *Nota:* É importante esclarecer que todas as posturas devem ser adaptadas à necessidade de cada indivíduo. Em certas situações, como uma crise aguda de doença, gravidez, menstruação ou problemas de coluna, a postura deve ser adaptada ou mudada para ser mais eficiente e atingir um determinado objetivo. Em qualquer caso especial procure um instrutor qualificado de yoga.

I. Exercícios tonificantes – 1 a 2 minutos

Começaremos com alguns exercícios que revigoram e tonificam o corpo. O primeiro consiste em massagear progressivamente o corpo todo com as mãos e os dedos, em movimentos na direção do coração.

1. Em primeiro lugar, sente-se em uma posição confortável. Usando a palma e os dedos das duas mãos, pressione o topo da cabeça gradualmente e continue a pressionar e soltar, enquanto as mãos descem pelo rosto, pelo pescoço e pelo peito. Comece novamente do topo da cabeça e pressione o crânio com a palma e os dedos, descendo por trás e pelo pescoço, dando a volta e chegando ao peito.

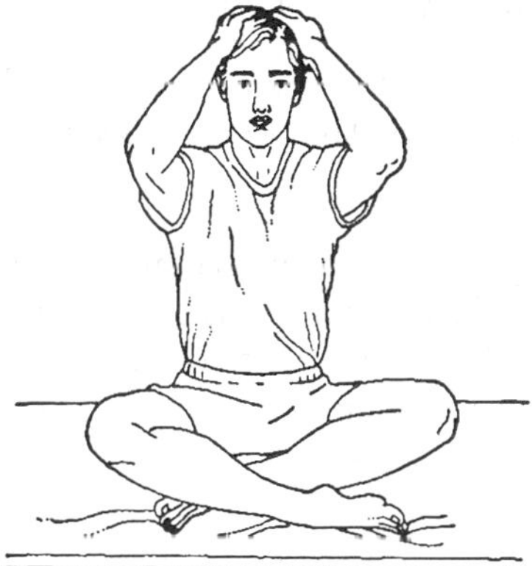

Figura 1. Exercício tonificante, cabeça.

2. Para tonificar as mãos e os braços, comece massageando o lado direito. Segure os dedos da mão direita com a esquerda e vá pressionando e soltando enquanto sobe pelo braço, até o ombro e o peito. Repita a pressão na parte posterior, desde a mão até o peito. A pressão deve ser firme e a massagem gradual e contínua. Repita do lado esquerdo, certificando-se de que massageia os dois lados do braço.

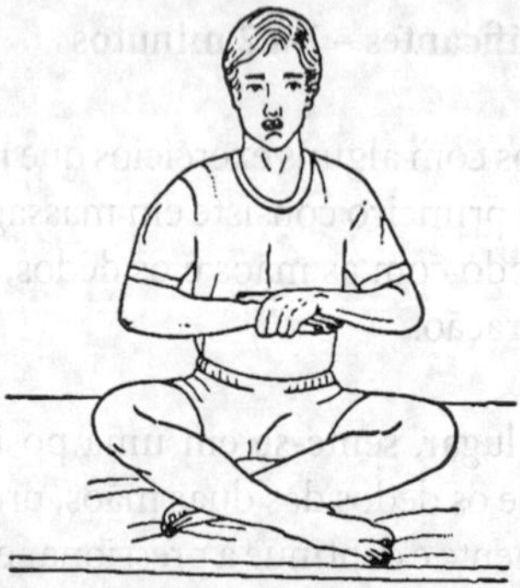

Figura 2. Exercício tonificante, mãos.

3. Ponha a ponta dos dedos no umbigo e apoie as duas mãos no ventre, começando a pressionar e soltar o abdome. Mova-as gradualmente na direção do coração.

4. Massageie a base das costas, pressionando e soltando depois a região dos rins, das costelas e seguindo sempre na direção do coração.

5. Comece pela perna direita, massageando os artelhos, a sola e o peito do pé. Suba pela barriga da perna, coxa e quadril até a barriga, seguindo na direção do coração. Repita a operação com a perna esquerda, subindo até o quadril e o coração.

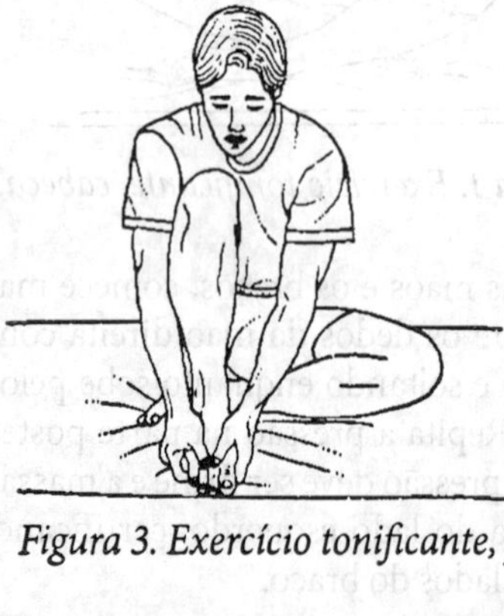

Figura 3. Exercício tonificante, pés.

6. Deite-se de costas, alongando a coluna, deixando a cabeça e o pescoço soltos. Dobre os joelhos no peito e segure-os com os braços. Comece a rolar suavemente de um lado para o outro, com vagar. Deixe sempre o pescoço solto e relaxado, respirando normalmente.

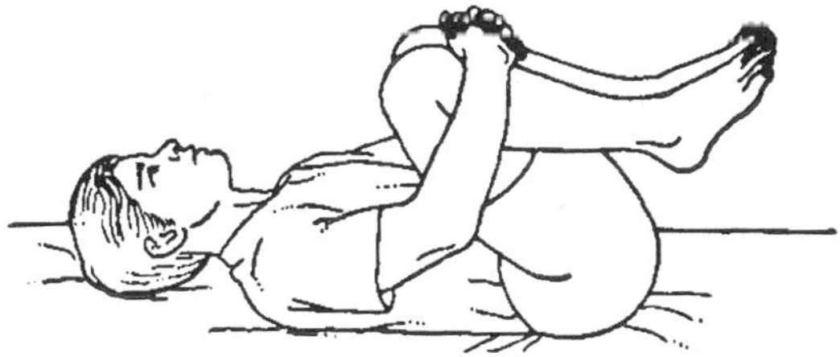

Figura 4. Exercício tonificante, rolar para os lados.

7. Role cinco vezes para cada lado, solte os braços lentamente e estenda bem as pernas, desde os quadris. Deixe o corpo completamente relaxado.

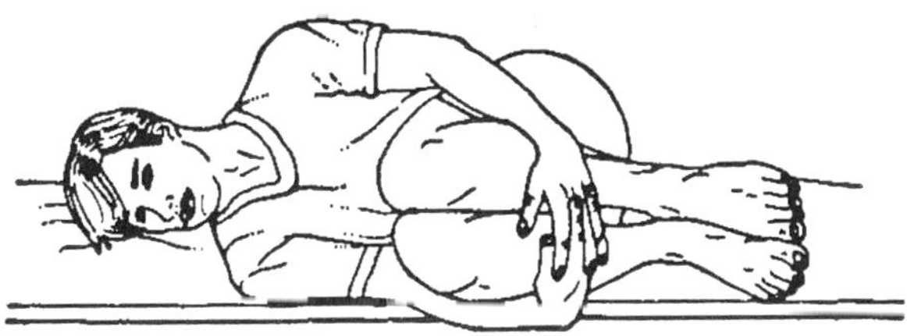

Figura 5. Exercício tonificante, rolar para os lados.

II. Posição sentada imóvel (vajrasana) – 30 segundos a 1 minuto

1. Comece por ajoelhar e sentar-se sobre os calcanhares. Os pés devem ficar ligeiramente separados, com os grandes artelhos cruzados. Alongue a coluna, expandindo a caixa torácica e erguendo levemente o peito. A cabeça e o pescoço devem soltar-se e ficar livres. Olhe diretamente para a frente e respire tranquilamente. Ponha as mãos no colo, com a direita sobre a esquerda e as palmas para cima.

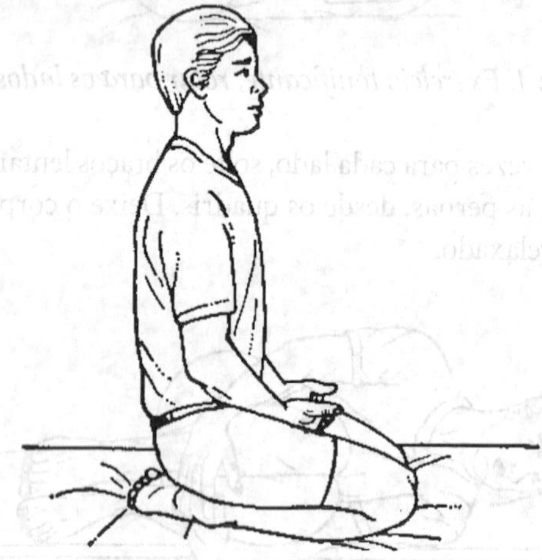

Figura 6. Postura sentada imóvel, posição inicial.

2. Enquanto inspira, erga as nádegas dos calcanhares e fique de joelhos. Mantenha a coluna ereta e o peito aberto. Relaxe os ombros. Ao expirar, baixe o corpo lentamente e torne a sentar-se nos calcanhares. Repita a posição suavemente e mantenha a respiração ritmada.

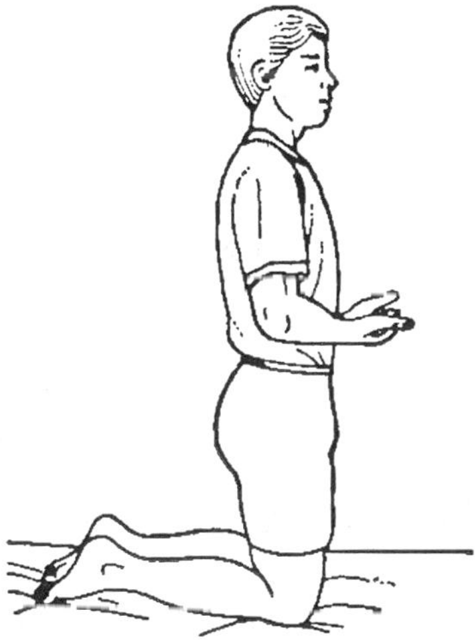

Figura 7. Postura sentada imóvel, posição erguida.

3. Mova-se devagar. Respire profunda e suavemente, mantendo as costas e a frente do corpo soltas e em liberdade.

Benefícios: Esta asana revitaliza a região pélvica, remove a tensão dos joelhos, dos calcanhares e fortalece a região lombar.

III. Posição de cabeça no joelho (janu Sirsasana) cerca de 1 minuto

1. Sente-se e estenda as pernas para a frente, esticando os músculos posteriores até os calcanhares e mantendo os dedos dos pés para cima.

2. Dobre o joelho esquerdo e encoste a sola do pé na coxa direita.

3. Inspire e erga os braços, desde a base, no alto das costas, aos lados da cabeça. Ao expirar, curve o corpo para a frente e para baixo, procurando alongar a coluna. Mantenha a coluna dor-

sal, os braços e o pescoço estendidos ao curvar-se. Evite baixar muito o peito ou forçar o alto das costas. Você pode soltar ligeiramente o joelho para aliviar a região lombar.

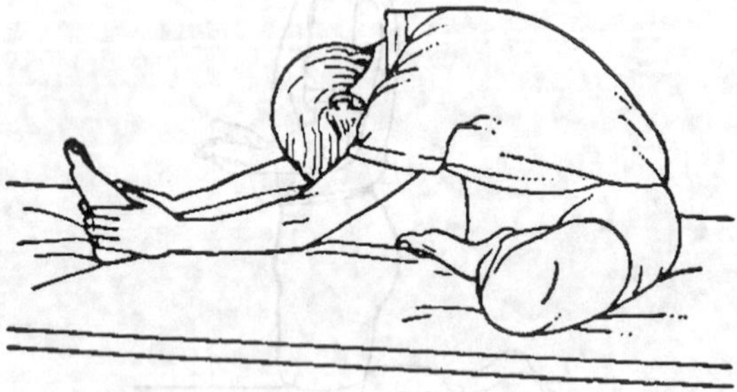

Figura 8. Posição de cabeça no joelho.

4. Mantenha a postura enquanto respira algumas vezes. Depois, ao inspirar, solte os braços desde os ombros, abrindo o peito enquanto os eleva acima da cabeça. Repita o exercício do mesmo lado com movimentos lentos e suaves. Erga o corpo ao inspirar e baixe os braços ao expirar, descansando-os dos lados do corpo.

5. Faça a mesma postura do outro lado. Estenda bem a perna esquerda para a frente. Dobre o joelho direito e encoste a sola do pé na coxa esquerda.

6. Respire e execute a postura lentamente. Expire quando curvar o corpo para a frente e inspire ao erguê-lo. Depois repita a pose do mesmo lado. Respire algumas vezes mantendo a postura, sem se esforçar. Depois de erguer o peito, expire e abaixe os braços ao lado do corpo.

Benefícios: Essa postura fortalece e descontrai a coluna, tonifica o abdome, o fígado, o baço e ajuda a digestão.

IV. Apoio nos ombros (sarvangasana) – comece com 30 segundos e aumente gradualmente até 2 minutos, se a postura for confortável

Precaução: Se você é iniciante ou tem problemas na coluna vertebral ou no pescoço, pratique esta postura com dois cobertores sob os ombros para proteger o pescoço, ou faça meia pose, sem estender o corpo para cima na postura completa. Execute a posição lentamente. Se tem um mal crônico na coluna ou pressão alta, consulte seu médico antes de experimentar esta posição. (O Ayurveda desaconselha a prática de sustentar o corpo na cabeça, pois pode causar danos ao cérebro, ao pescoço e à coluna dorsal, se for executada de maneira incorreta.)

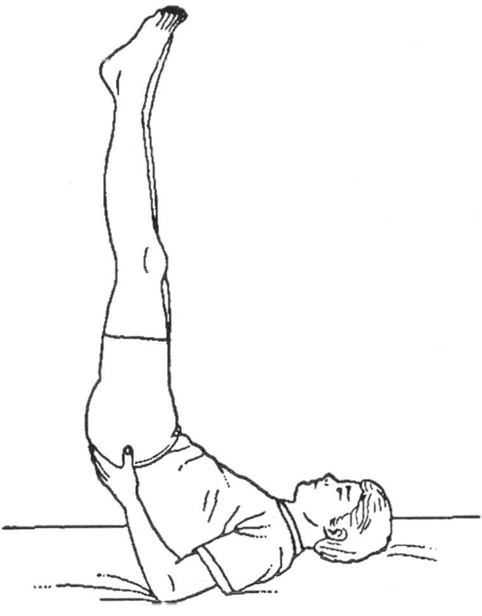

Figura 9. Posição de apoio nos ombros.

1. Deite-se de costas e estenda os braços e as mãos no chão. Relaxe os ombros e alongue a coluna.

2. Enquanto expira, dobre os joelhos lentamente e erga as pernas sobre a cintura. Pressione a palma das mãos no chão e erga os joelhos, passando as pernas sobre a cabeça. Dobre os cotovelos junto ao corpo, na linha dos ombros, apoiando as costas com as mãos acima dos quadris. Os cotovelos e os ombros devem criar uma plataforma estável para sustentar o peso do corpo.

3. Erga as pernas, elevando ao mesmo tempo a ponta dos pés e os calcanhares. Procure alongar a coluna em direção ao teto. Mantenha as pernas esticadas desde os quadris, para que o corpo forme uma linha reta dos tornozelos aos ombros. Eleve a coluna vertebral.

4. Se você prefere fazer meia posição, não eleve o corpo reto para cima. Sustente o peso do corpo nas mãos, enquanto dobra as pernas, formando um ângulo. Os pés se inclinarão na direção da cabeça. (*Nota:* Esta postura é de sustentação nos ombros, não no pescoço. Portanto, muito importante: não force a região cervical e a garganta.) Mantenha a respiração tranquila e relaxe o rosto. Fique nessa pose enquanto respira algumas vezes e vá aumentando o tempo gradualmente, à medida que sinta mais desenvoltura.

Benefícios: Essa asana revitaliza todo o sistema endócrino, estimula a tireoide, alivia a fadiga mental, dá flexibilidade à coluna e tem efeito calmante no corpo todo.

V. Posição do arado (halasana) –15 segundos a 1 minuto

1. Passe à postura seguinte enquanto expira e curve os quadris, descendo as pernas sobre a cabeça. Mantenha as pernas esti-

cadas e dobre os tornozelos, formando um ângulo reto com os pés. Conserve a coluna alongada para não forçar demais a região cervical. Continue respirando suavemente.

2. Desça as pernas até uma posição confortável, sem forçar demais a coluna e o peito. Tome cuidado para não forçar o pescoço também (se sentir dor, solte-se lentamente e saia da posição).

3. Agora estenda os braços na direção oposta às pernas e à cabeça. O tronco deve apoiar-se nos ombros, que formam uma linha vertical com os quadris. Mantenha a coluna esticada.

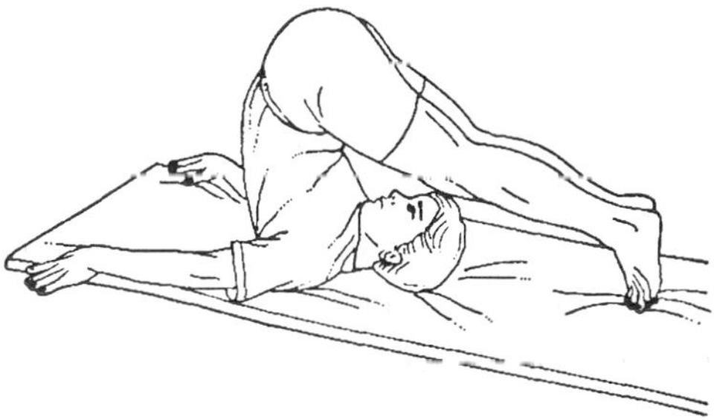

Figura 10. Posição do arado, braços estendidos.

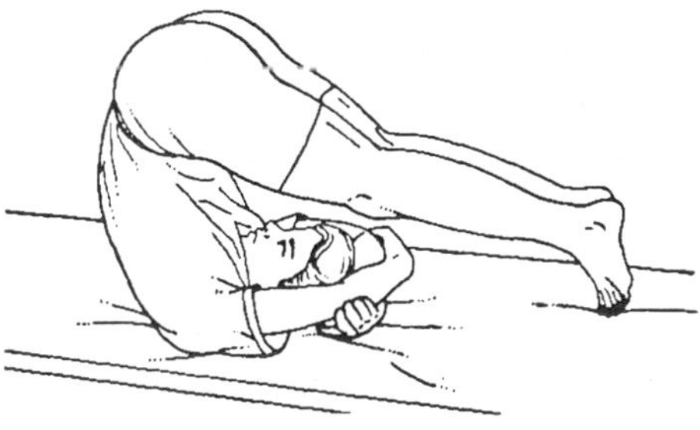

Figura 11. Posição do arado, braços atrás da cabeça.

4. Dobre os braços junto da cabeça e conserve essa posição enquanto respira algumas vezes.

5. Para desfazer a postura, expire e dobre os joelhos, apoiando o peso do corpo na mão sob a região lombar. Desdobre a coluna suavemente, devagar, com os joelhos dobrados até estender o corpo todo no chão. Repouse tranquilamente durante alguns momentos.

6. Certifique-se de que está respirando em um ritmo tranquilo, especialmente nas posições apoio nos ombros e arado. Sua respiração indicará se você está se esforçando demais ou exagerando.

Benefícios: A posição do arado fortalece as costas, os ombros e o pescoço e tira a tensão deles. Melhora o funcionamento do fígado, do baço e elimina a fadiga. As duas posições, apoio nos ombros e arado, estimulam e normalizam o funcionamento da glândula tireoide.

VI. Posição da cobra (bhujangasana) – 30 segundos a 1 minuto

1. Deite-se sobre o ventre, junte os pés e ponha as mãos sob os ombros, com os dedos para a frente. Alongue ligeiramente a coluna dorsal para proteger a região lombar.

2. Ao inspirar, erga e projete o peito para a frente, enquanto pressiona as mãos no chão. Mantenha os cotovelos junto do corpo e continue a erguer a coluna dorsal. Abra mais o peito e solte os ombros, afastando-os do pescoço e da cabeça. Mantenha as costas expandidas ao erguer o tronco.

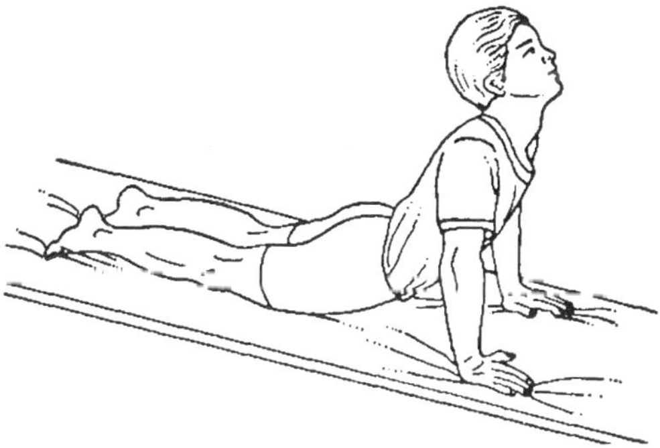

Figura 12. Posição da cobra.

3. Retenha um pouco a respiração, depois expire e desça o corpo lentamente.

4. Repita a posição de uma a três vezes, começando por inspirar e erguer o corpo desde o peito. Cuidado para não levantar primeiro a cabeça ou o pescoço. Mantenha a coluna esticada e respire normalmente, deixando o ar fluir com facilidade. Expire vagarosamente, enquanto baixa o peito. Relaxe o corpo completamente.

Benefícios: Essa postura fortalece as costas, alonga os músculos abdominais e contribui para evitar problemas uterinos e ovarianos.

VII. Posição do gafanhoto (salabhasana) – 30 segundos a 1 minuto

1. Continue deitado com o ventre para baixo e estenda os braços junto ao corpo. Vire a palma das mãos para cima. Estique bem as pernas desde as coxas, com os pés unidos, alongando a coluna. Apoie o queixo levemente no chão.

2. Ao inspirar, erga as duas pernas, estendidas sobre os quadris. Mantenha a coluna toda alongada, enquanto as pernas se elevam estendidas para trás. Estique bem desde as coxas. Respire tranquilamente, depois retenha um pouco o ar e solte enquanto desce as pernas bem devagar.

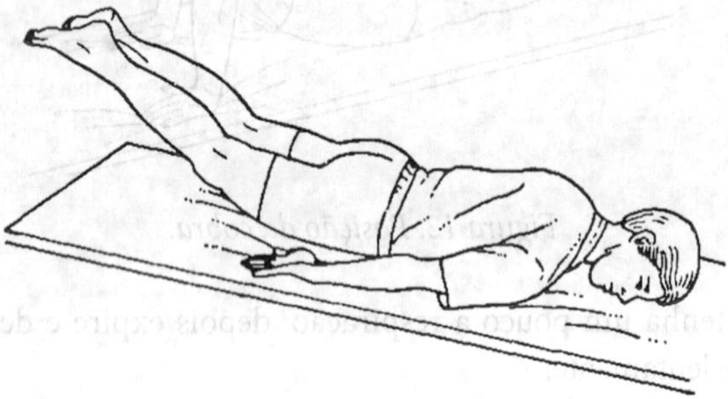

Figura 13. Posição do gafanhoto

3. Repita a pose de uma a três vezes. Tenha o cuidado de não prender a respiração nessa postura. Inspire ao erguer as pernas. Mantenha a coluna alongada para evitar uma distensão na região lombar.

4. Não force o corpo tentando fazer uma pose perfeita. Se preferir, erga uma perna de cada vez, estendendo-a desde o quadril, passando depois a erguer as duas juntas.

Benefícios: Essa postura fortalece a região lombar, ajuda a digestão e beneficia a bexiga, a próstata, o útero e os ovários.

VIII. Posição torcida sentada (marichyasana) – Cerca de 1 minuto

1. Sente-se com as pernas estendidas para a frente. Mantenha a coluna dorsal bem erguida e cabeça e pescoço descontraídos.

2. Dobre o joelho esquerdo, mantendo toda a sola do pé no chão. O calcanhar deve ficar um pouco acima do joelho direito. A parte interna do pé esquerdo encosta na coxa direita. Alongue bem a perna direita para a frente, esticando os músculos posteriores até a ponta do pé.

3. Apoie a mão esquerda no chão, atrás do corpo, e a direita deve passar pelo lado de fora do joelho esquerdo. Se for difícil, simplesmente segure o joelho direito. Inspire, eleve a caixa torácica e procure alongar toda a coluna enquanto expira, torcendo o corpo desde a base para a esquerda.

4. Enquanto você gira o corpo, abra o peito para a esquerda e vire a cabeça, acompanhando o movimento da coluna. Continue a alongar toda a coluna vertebral e abra bem o peito para respirar. Evite curvar o corpo para a frente. Se conseguir manter a postura sem sentir desconforto, continue a mover a mão esquerda nas costas até aproximá-la da nádega direita. Faça movimentos lentos e apenas até onde for possível, sem se esforçar.

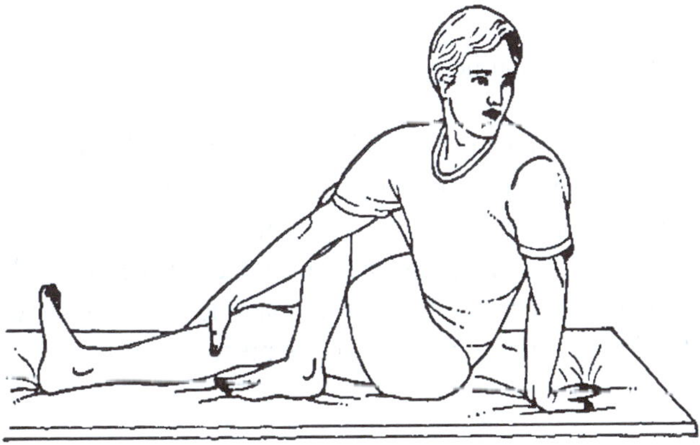

Figura 14. Posição torcida sentada.

5. Continue respirando normalmente por alguns momentos, enquanto mantém a postura. Solte-se lentamente e depois repita a mesma posição do outro lado. Nessa posição, é muito importante usar a respiração, expirando no momento de torcer. Ao girar o corpo, alongue bem a coluna em vez de contraí-la.

Benefícios: Essa postura ativa a circulação dos órgãos abdominais, libera a tensão dos ombros e da região cervical, solta o pescoço e estimula as glândulas suprarrenais, o fígado e os rins.

IX. Curvatura para a frente, em pé (uttanasana) – Até 1 minuto

1. Pare com os pés paralelos, a pequena distância um do outro. Distribua o peso nas duas pernas e alongue a coluna enquanto ergue e abre o peito. Mantenha a cabeça e o pescoço livres e sem tensão. Olhe para a frente, respirando normalmente.

2. Deixe os braços caírem livremente ao lado do corpo e mantenha os ombros relaxados. Continue olhando para a frente e respirando normalmente.

3. Ao inspirar, erga os braços lentamente acima da cabeça enquanto eleva e abre o peito. Ao expirar, curve o corpo para a frente e para baixo, alongando toda a coluna. Os braços e a cabeça devem descer alinhados com a coluna vertebral. Solte os joelhos ou dobre-os livremente e encoste as mãos no chão. Conserve os cotovelos e os ombros relaxados e não prenda os joelhos.

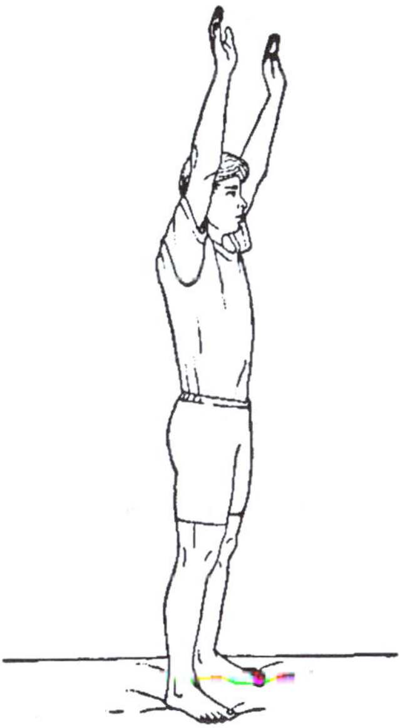

Figura 15. Curvatura para frente, em pé.

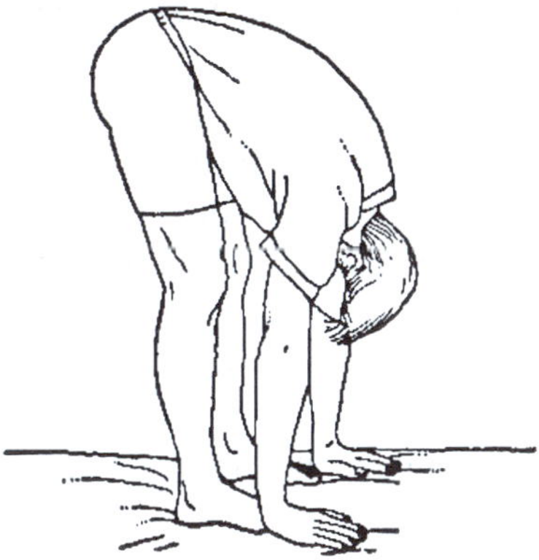

Figura 16. Curvando para a frente.

4. Respire suavemente algumas vezes, mantendo a postura. Ao inspirar, erga as costas e os braços alinhados, enquanto abre o peito. Volte à posição vertical com os braços para cima. Expire e solte os braços, deixando que descansem ao lado do corpo.

Benefícios: Essa postura tonifica o fígado, o estômago, o baço, os rins e a coluna vertebral, acalmando e tranquilizando a mente.

X. Pose da percepção (chitasana) – 1 minuto, pelo menos

1. Deite-se de costas, descansando bem os dois lados do corpo no chão.

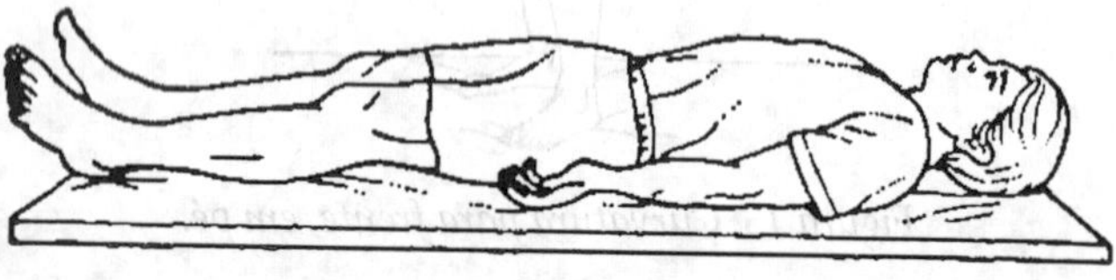

Figura 17. Posição da percepção.

2. Estenda bem as pernas, desde os quadris, deixando que pendam para os lados normalmente. Relaxe os músculos da cabeça, do pescoço, dos ombros e dos quadris. Deixe os braços repousando livremente ao lado do corpo, com a palma das mãos para cima.

3. Agora relaxe o corpo todo e feche os olhos, descansando pelo menos durante um minuto. Respire livremente.

Benefícios: Essa postura revigora e renova o corpo e a mente, acaba com a fadiga e acalma todo o organismo.

Respiração polarizada (Pranayama)

Tempo: 5 minutos
Repetições: 1 série pela manhã e à tarde.

Os exercícios respiratórios do Ayurveda são uma forma suave de equilibrar a respiração, usando alternadamente cada narina. Esse sistema chama-se pranayama, e seu objetivo é regularizar o ritmo da respiração, o que acalma todo o sistema nervoso (motivo pelo qual, em nossas clínicas, chamamos de exercício neurorrespiratório). Enquanto a pessoa permanece sentada, de olhos fechados, alguns minutos de respiração polarizada são muito relaxantes; várias pessoas sentem depois a cabeça mais leve e um agradável brilho interior. Pranayama é a melhor maneira de alguém se preparar para a meditação, pois focaliza a atenção em seu íntimo sem esforço e evita a dispersão dos pensamentos e o "ruído" que normalmente ocupa a mente.

A medicina moderna descobriu que a função cerebral é dividida entre os hemisférios direito e esquerdo do cérebro e que cada um contribui com um aspecto principal. A atividade do lado direito do cérebro é intuitiva e sensitiva; a do lado esquerdo é racional e organizada. Usando a técnica de Pranayama, o Ayurveda descobriu um sistema de "falar" com os dois hemisférios e equilibrá-los. Quando a respiração fica mais equilibrada, acontecem várias coisas: você passa a transferir a respiração da narina direita para a esquerda em intervalos regulares, sua mente fica mais clara, atenta, e um lado do corpo não fica tão mais fraco que o outro.

Recomendamos cinco minutos de Pranayama pela manhã e no fim da tarde, todos os dias, como parte da rotina ayurvédica ideal.

Antes de começar, apresentamos alguns conselhos gerais:

- Qualquer esforço deve ser evitado – se você sentir tontura ou palpitações, pare por um momento e continue sentado, de olhos fechados, até voltar ao normal. Não force uma narina obstruída. Também não é aconselhável o uso de anti-histamínicos antes dos exercícios. Se você está com o nariz congestionado ou com sinusite, não pratique Pranayama até melhorar naturalmente.
- Uma contração das membranas mucosas é natural quando você começa a aprender esse exercício. No entanto, deixe que se descontraiam e em poucos dias se adaptarão à nova rotina.
- Pratique Pranayama em um ambiente tranquilo, sem rádio, música ou televisão. Mantenha os olhos fechados. Se sentir qualquer ansiedade, interrompa o exercício por um minuto. Não se levante imediatamente, continue sentado com os olhos fechados até se acalmar. Se a sensação incômoda persistir, deite-se durante alguns minutos até passar.
- Nunca retenha o fôlego ou conte os segundos enquanto inspirar ou expirar. Alguns instrutores e livros de yoga costumam dar essa sugestão, mas é uma prática que contraria o propósito do exercício, que é o de permitir que o próprio corpo equilibre a respiração. Seu ritmo natural de respirar é o certo para você.

Como executar a respiração polarizada (Pranayama)

Escolha uma cadeira confortável para sentar-se com as costas eretas e os pés apoiados no chão. Evite encostar-se enquanto pratica Pranayama. Feche os olhos e procure deixar a mente bem tranquila. Ponha a mão direita na posição demonstrada na ilustração: o polegar na narina direita e o médio e o anular na esquerda.

Ao fazer o exercício, feche delicadamente uma narina e depois a outra, enquanto respira normalmente. Para não cansar o braço, é aconselhável firmar o cotovelo perto das costelas, mas não se incline para apoiar no braço da cadeira ou borda da mesa.

O ritmo básico de Pranayama é:

1. Feche a narina direita com o polegar, sem forçar, e expire lentamente pela narina esquerda. Inspire suavemente pela narina esquerda.
2. Feche a narina esquerda com o dedo médio e o anular, expirando pela narina direita. Inspire suavemente pela narina direita.
3. Vá alternando as narinas durante cinco minutos. Depois baixe o braço e encoste-se na cadeira com os olhos fechados durante um ou dois minutos. Se pretende meditar, pode começar em seguida.

Lembre-se de *começar cada respiração expirando* e terminar inspirando. Esta é a grande diferença entre este sistema e os exercícios respiratórios ocidentais, mais modernos, que começam sempre por uma inspiração profunda. Você não precisa respirar profundamente ao praticar Pranayama. Seja natural, procurando apenas respirar um pouco melhor e mais devagar. Se a qualquer momento sentir que está respirando pela boca, prossiga e volte ao exercício quando achar agradável. Muitas pessoas notam que o padrão de respiração muda, às vezes; isso é normal e pode ser considerado um bom sinal de que você está alcançando um estilo mais equilibrado de respirar.

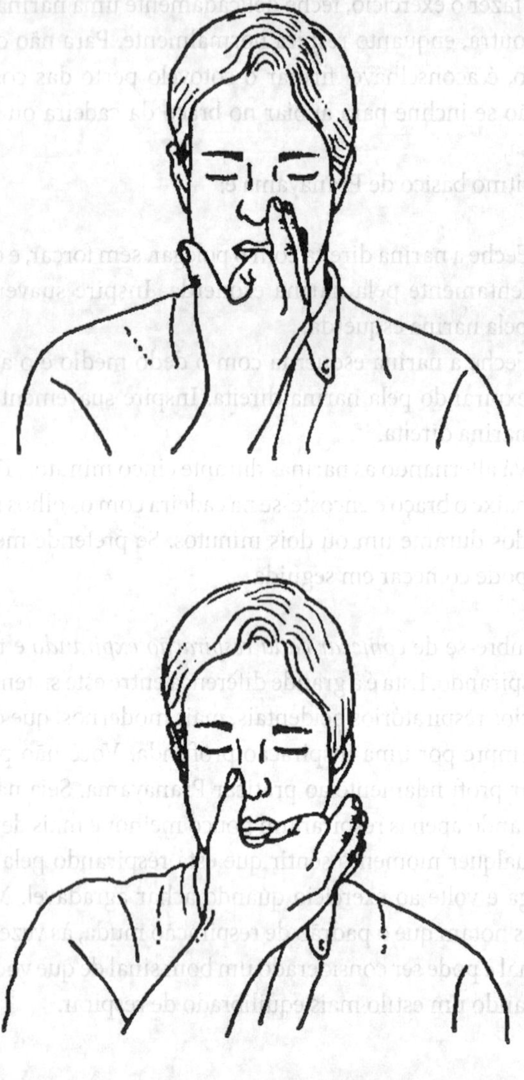

No exercício de Pranayama, a mão muda de posição cada vez que exala o ar.

14
Rotina sazonal – equilíbrio o ano inteiro

Uma das lições do corpo mecânico quântico é de que a pessoa não vive fechada no limite de sua pele. Sua existência se expande através da natureza. Vata, Pitta e Kapha atuam em tudo que nos cerca, unindo nosso organismo ao mundo em geral. Por isso nossos corpos mudam de acordo com o clima, fazendo-nos sentir a chuva nos ossos ou a preguiça que vem com o calor da primavera. Seus doshas mantêm um instrumento de precisão interno que mede o calor, o frio, o vento, a umidade e todas as outras variações climáticas.

Quando o vento frio e seco começa a soprar, seu Vata reage internamente, já que também é frio, seco e móvel. Ele sente que o ambiente é dominado por algo semelhante. Cada dosha reconhece um clima especial que o desperta, seguindo o princípio de que o "semelhante fala ao semelhante".

O clima frio, seco e com vento acumula Vata.
O clima quente acumula Pitta, ainda mais se estiver úmido.
O clima frio e úmido ou com neve acumula Kapha.

Com a palavra "acumular", queremos dizer que um dosha aumenta por reação às influências que o cercam. Se aumentar demais, esse acúmulo se transforma em irritação, que é um estado de grave desequilíbrio. Um dosha pode afetá-lo fora da estação, como um resfriado em pleno verão, por exemplo.

Trata-se de um efeito atrasado desse excesso. O acúmulo do dosha leva algum tempo para começar a perturbar o funcionamento do organismo. As primeiras semanas do outono podem ser muito agradáveis, até que você sinta as primeiras dores nas juntas, sinais da irritação de Vata.

Neste caso, o princípio atuante é o mesmo da ressaca na manhã seguinte: leva algum tempo para seu corpo cometer um engano e ele surgir na forma de um sintoma. Vata é o dosha que se move mais rapidamente, portanto mostra antes seu desequilíbrio. Pitta, em seguida, pode levar um mês para causar qualquer dano visível. Kapha, finalmente, fica "fixo", com seus típicos resfriados que não chegam a se definir durante todo o inverno, passando a "derreter" e fluir na primavera (nessa época, os problemas de coriza ou sinusite demonstram que você precisa cuidar melhor de seu Kapha no fim do inverno).

Os doshas e suas estações

Como os ritmos diários, existem os grandes ciclos dos doshas, que se desenvolvem durante o ano todo. Se não interferimos, nossos corpos se adaptam normalmente, acompanhando essas mudanças. O Ayurveda divide o ano em três estações, em vez das quatro habituais.

Kapha – é a estação inicial, a chegada da primavera. No hemisfério norte, começa em meados de março e vai até meados de junho. No hemisfério sul, de setembro a dezembro.

Pitta – é a estação do verão e do começo do outono. No hemisfério norte, de meados de junho a meados de outubro. No sul, de dezembro a abril.

Vata – é a estação do fim do outono e do inverno. No hemisfério norte, de meados de outubro a meados de março. No sul, de abril a setembro.

Um ciclo anual completo passa por Kapha, Pitta e Vata, nessa ordem, espelhando o ciclo diário. A estação absorvida é o outono, que fica dividido entre dois doshas. O outono é considerado Pitta enquanto prevalece o clima quente, passando a ser Vata quando chega o frio seco e com ventos. As pessoas que têm Vata predominante costumam sentir, ao passear ao ar livre nesse clima, que ele é muito apropriado, talvez até demais. A animação causada pelo início do outono pode estar a um passo da fadiga e da depressão que alguns sentem nessa época do ano. O vento de Vata parece atiçar sua chama interna e, em seguida, apagá-la. Sendo assim, devemos estar atentos o ano todo para notar algum desequilíbrio, especialmente quando se aproxima o período em que nosso tipo de corpo é mais vulnerável.

As estações ayurvédicas dão apenas uma ideia aproximada e devem ser ajustadas às condições locais. Na Índia, por exemplo, existem seis estações anuais, acompanhando a chegada das monções e de outras mudanças climáticas que não existem em outros continentes. Por outro lado, existem regiões como a Flórida, nos Estados Unidos, que conservam as condições de Pitta quase o ano inteiro, com curtos períodos de Vata e Kapha como inverno.

Portanto, o que importa não é o calendário, e sim a natureza, que nos informa quando nossos doshas são influenciados. Qualquer dia úmido, frio ou chuvoso causa o aumento de Kapha, não importando se a época é outono, inverno ou primavera. Os doshas são os instrumentos mais sensíveis às menores mudanças no clima e promovem as condições para que todos completem um ciclo anual de Kapha, Pitta e Vata.

Seguindo uma rotina sazonal

Tradicionalmente, o Ayurveda aconselha que todos devem seguir uma rotina sazonal (ritucharya) para preservar o equilíbrio quando mudam as estações. Essa rotina não envolve grandes alterações em seu estilo de vida, bastando uma atenção maior a alguns detalhes. Você deve manter a rotina diária ayurvédica, que mantém sua importância básica, preferindo a dieta que acalma seu dosha principal (ou o indicado por um médico ayurvédico), com certas adaptações para combinar com a estação do ano.

Estação Kapha (Primavera e início do verão)

Dê preferência a uma dieta leve, seca e menos oleosa que em outras estações. Devem ser reduzidos os laticínios pesados (queijos, iogurte e sorvete), pois estes costumam irritar Kapha especialmente. Prefira alimentos e bebidas pelo menos um pouco aquecidos. Escolha mais sabores pungentes, amargos e adstringentes e menos doces, ácidos e salgados.

Estação Pitta (Pleno verão e começo do outono)

Agni é naturalmente lento durante o clima quente e você deve notar que seu apetite diminui no verão. Respeite essa mudança em seu organismo e não exagere na alimentação. Prefira bebidas e alimentos frios, mas não gelados. Seu corpo exige mais líquido no calor, mas é importante não apagar o fogo digestivo com bebidas frias depois da refeição. Prefira os sabores doces, amargos e adstringentes, reduzindo os ácidos, salgados e pungentes.

Estação Vata (Fim do outono e inverno)

Prefira alimentos e bebidas quentes, uma dieta mais pesada e oleosa do que no resto do ano. Certifique-se de que a comida está bem cozida e fácil de digerir, devendo ser acompanhada de muito líquido aquecido (água quente ou o chá de Vata são os mais indicados). Dê preferência aos sabores doces, ácidos e salgados, diminuindo os amargos, adstringentes e pungentes. Evite alimentos secos ou crus (especialmente saladas, frutas cruas e vegetais). Não se preocupe se seu apetite aumentar, porque é uma tendência natural no inverno e ajuda a acalmar o dosha Vata. No entanto, procure não comer mais do que pode digerir bem, sem sentir desconforto.

Dois conselhos gerais não devem ser esquecidos:

- Dê preferência aos alimentos que são da época e especialmente os que são produzidos em sua região.
- Evite os alimentos que não são da estação nem de sua região. Por exemplo, diminua o consumo de tomates e alface no inverno, o de cereais no verão e não coma frutas transportadas de lugares distantes e colhidas quando ainda estão verdes.

Você pode notar que a rotina sazonal é principalmente o uso de bom senso, adaptando ao clima nossos hábitos alimentares, como em parte já fazemos. No entanto, se for a um restaurante em um dia frio, repare que continuam servindo saladas e sorvetes. Por ignorância, quase todos bebem água, cerveja ou vinho branco, sempre gelados, o que faz mal a Vata em sua estação mais importante.

Em geral, você precisa ficar vigilante na estação que mais combina com seu tipo de corpo: o verão para o tipo Pitta, o inverno para Vata e a primavera para Kapha. Nessas épocas você deve ser mais fiel ao regime alimentar indicado a seu tipo de corpo. Além disso, o dosha Vata sempre fica mais vulnerável quando mudam as estações. Portanto, tenha cuidado com Vata quando acaba o inverno e chega a primavera, quando ela acaba e começa o verão etc. Nessas ocasiões surgem as gripes e os resfriados característicos da mudança de estações.

Se você é como a maioria das pessoas e tem prakruti com dois doshas influentes, equilibre cada um em sua época do ano. Vejamos um exemplo prático: se seu tipo é Vata-Pitta, siga uma dieta para acalmar Vata no fim do outono e começo do inverno (que é sua estação) e uma para acalmar Pitta durante o verão (sua estação). Sobra apenas a estação de Kapha, que coincide com a primavera. Nesse período você deve combinar a dieta de Vata, seu dosha dominante, com a de Kapha, que é a naturalmente indicada para a estação. Combinar as dietas significa escolher metade dos alimentos entre os indicados pela dieta Vata e metade entre os preferidos na dieta Kapha.

Por outro lado, sua vida ficaria muito complicada se você se preocupasse constantemente em mudar a dieta de acordo com o clima. A rotina sazonal ayurvédica é apenas mais um modo de estimular a formação dos instintos naturais em seu corpo.

Epílogo
Flores em um campo quântico

Quase ninguém questiona o fato de que seu corpo teve um começo e se aproxima inexoravelmente de um fim. Começamos a vida, cada um, como uma única célula no útero e terminamos como "pó voltando ao pó". Mas essas ideias são crenças culturais e não fatos absolutos. O corpo humano não tem começo e fim definidos, está constantemente se recriando e tornando a se recriar a cada dia. Portanto, cada minuto significa um tipo de gênese e de um fim, em que damos um pouco de pó ao pó. Se estamos constantemente nos criando, nunca é tarde para começarmos a formar os corpos que desejamos, em vez de cometermos o engano de continuarmos presos aos que já temos.

Você realiza um ato criativo cada vez que respira. As moléculas do ar são caóticas e dispersas ao acaso, mas quando entram em seu corpo adquirem, como por magia, um propósito e uma identidade. Que ato poderia ser mais criativo? Considere o que acontece com um único átomo de oxigênio quando você respira. Em poucos milésimos de segundo, ele atravessa as membranas úmidas e quase transparentes dos pulmões, aderindo à hemoglobina no interior de uma das células vermelhas do sangue. Nesse instante ocorre uma notável transformação. A célula, que era de um tom azul escuro, quase negro pela falta de hemoglobina, muda de cor com essa substância, adquirindo um tom vermelho-claro e brilhante; e o átomo de ar que vagava a esmo se transforma subitamente em você. Ele acaba de cruzar o limite invisível entre algo sem vida e o que vive.

Sessenta segundos depois, o mesmo átomo de oxigênio completará um circuito pela corrente sanguínea em todo seu corpo (se estiver se exercitando vigorosamente, a viagem durará apenas 15 segundos). Nesse período, quase metade do oxigênio do corpo sairá do sangue para se transformar em uma célula do rim, um músculo bíceps, um neurônio ou outro tecido qualquer. O átomo permanecerá nesse tecido durante um período que pode variar de poucos minutos a um ano, realizando todas as funções de que você é capaz. Um átomo de oxigênio pode virar parte de um pensamento feliz se aderir a um neurotransmissor. Ou pode provocar medo em seu corpo, ligando-se a uma molécula de adrenalina. Pode alimentar uma célula cerebral com glicose ou sacrificar-se em uma batalha ao se transformar em parte de um glóbulo branco que deve atacar uma bactéria invasora.

É assim que corre o rio da vida, o rio do corpo, fluindo com inteligência e criatividade. Agora, tendo estudado os princípios do Ayurveda, compreendemos, evidentemente, que a responsabilidade que temos conosco é também criativa. Estamos neste mundo para dirigir um projeto que equivale à construção de um novo universo a cada dia. O ato de nos criarmos não é apenas um trabalho de tempo integral, é uma tarefa incrível. Cada vez que você respira, expõe ao ar cinco trilhões de corpúsculos vermelhos do sangue. Cada corpúsculo contém 280 milhões de moléculas de hemoglobina. Cada molécula pode atrair e transportar oito átomos de oxigênio.

Se considerar cada átomo de oxigênio como um bloco de construção, em uma única inspiração você está somando 11x1021 (ou 11.000.000.000.000.000.000.000) novos "tijolos", que serão depositados em várias partes do corpo. Todos sabem tuar-se com precisão absoluta em seu interior, e nenhum tijolo novo rouba a posição de um mais antigo. Os velhos cedem lugar aos novos tão suavemente como correm as águas de um rio.

Se hoje não estamos todos perfeitamente saudáveis, é só porque continuamos pegando esses novos tijolos e colocando nos mesmos buracos antigos. E por que fazemos isso? Basicamente, trata-se de uma questão de percepção, de como nos vemos. Observando sua vida mais de perto, você vai perceber que está enviando a seu corpo os sinais que refletem as mesmas velhas crenças, os mesmos velhos temores e desejos, os mesmos velhos hábitos de ontem e anteontem. Por isso, você continua preso ao mesmo velho corpo.

Cuidando da vida como um todo

Os novos tijolos que entram em seu corpo não vão apenas se encaixando nos lugares certos; eles são orientados até a posição correta por uma fração mínima da inteligência interior, que sabe formar seu coração, seus rins, a pele, enzimas, hormônios, o DNA e tudo o mais. Essa inteligência é literalmente infinita e tudo é criado sob seu controle. No entanto, na maioria dos casos, bombardeamos essa criatividade limitada do corpo quântico com pequenos raios de atenção. Qualquer pensamento que você tenha é apenas um raio de atenção focalizada enviada ao seu eu quântico. Bastam poucos raios, ou pensamentos, para tornar a vida um pouco mais longa e melhor. Você pode acrescentar cinco anos a sua vida, em média, se deixar de fumar. Pode somar mais alguns anos se perder o excesso de peso, se melhorar a alimentação ou praticar regularmente exercícios. Mas esses pequenos raios de atenção são limitados, não têm a capacidade de torná-lo perfeitamente saudável. Eles não podem duplicar sua vida ou torná-la dez vezes mais duradoura, mesmo que isso fosse possível, nem são capazes de melhorar tanto sua qualidade de vida.

Para alcançar esse objetivo é necessário um pensamento totalmente inovador, como dissemos no início. Como você poderia ativar todo o potencial de seu corpo mecânico quântico?

A resposta é surpreendentemente simples. O gigantesco projeto, tão complexo, de criar a si mesmo, pode ser subdividido em alguns outros, que você controla no dia a dia:

- *Alimentação.* O ato criativo da alimentação é o que seleciona a matéria-prima do mundo que se transformará em você. Para ter certeza de que esse processo é feito corretamente, você só precisa conhecer seu tipo de corpo e seguir a dieta que combina com ele. Procure a seção sobre a dieta para seu tipo de corpo; releia para absorver melhor as informações sobre os princípios gerais. Passe a comer de acordo com esses princípios, com calma e naturalidade.
- *Digestão e assimilação.* Digerir e assimilar são atos criativos que transformam os "tijolos" de matéria em tecido vivo. Agni, o fogo digestivo de seu corpo, dirige os dois processos, coordenando-os perfeitamente. Procure a seção sobre agni, reveja as funções específicas de seu tipo de corpo e respeite seu fogo digestivo, restabelecendo-o regularmente.
- *Eliminação.* O ato criativo de eliminar é o que purifica o corpo, retirando do organismo o alimento não digerido e limpando as células de toxinas e outros "tijolos velhos". Você pode melhorar sua eliminação, mantendo hábitos regulares na rotina diária e tirando proveito das terapias ayurvédicas de purificação. Na seção sobre agni citamos as ervas purificantes; uma erva sáttvica também pode ajudar muito, porque reduz ao mínimo a ingestão de impurezas. Se for possível, inclua a prática de Panchakarma em sua rotina anual, na mudança das estações, três vezes ao ano. Se não der, faça essa terapia pelo menos uma vez por ano, já que é a mais eficiente para promover a eliminação.
- *Respiração.* Sendo o ritmo fundamental da vida e o que apoia todos os outros, a respiração pode ser considerada o ato mais criativo de nosso corpo. A maneira correta de

respirar cria a sintonia entre nossas células e os ritmos da natureza. À medida que vamos adquirindo uma respiração mais natural e refinada, ficamos mais afinados com a natureza. Muitas rotinas ayurvédicas ajudam a equilibrar a respiração. São indicados os exercícios dos três doshas, assim como a suave respiração polarizada, ou Pranayama, que você pode praticar diariamente durante alguns minutos.

Finalmente, podemos reunir todos esses processos separados em um lema:

Viver em sintonia com seu corpo mecânico quântico. Esse é o ato criativo total da vida. Se você vive sintonizado com seu corpo mecânico quântico, suas atividades diárias, em geral, se desenvolvem suavemente como partes de um todo: respiração, alimentação, digestão, assimilação e eliminação. A rotina mais importante a seguir é a que transcende, é o ato de entrar em contato com seu nível quântico. Reveja a seção sobre meditação e inclua alguns minutos de transcendência em sua programação diária, sempre pela manhã e à tarde.

De acordo com o Ayurveda, é esse o modo de elevar a existência comum a um plano superior. Se executarmos alguns processos corretamente, a tendência inerente ao corpo de conservar o equilíbrio cuidará do resto. No nível quântico, somos todos grandes arquitetos; basta seguir a inteligência que orienta nossa natureza, ou prakruti, e nosso organismo, com sua enorme complexidade, fluirá tão perfeitamente quanto as estações, as marés e as estrelas que nos cercam.

Ondas no oceano da consciência

Em essência, a "ciência da vida" é um tipo de conhecimento muito pessoal e reconfortante. Ela o devolve a si mesmo. Agora vamos deixá-lo viver com esse conhecimento. Quando você abriu este livro e leu as palavras *saúde perfeita*, talvez tenha ficado um pouco chocado. Todos acham que vão adoecer em alguma época da vida, e imaginar o contrário seria até absurdo. No entanto, os sábios ayurvédicos encaram a vida com outros olhos. Um famoso verso védico declara: "É nosso dever com o resto da humanidade sermos perfeitamente saudáveis, porque somos as ondas do oceano da consciência e, ao adoecermos, mesmo pouco, rompemos a harmonia cósmica."

Agora você compreende o fundamento desse extraordinário ditado. Não é certo ver a si mesmo como um organismo isolado no tempo e no espaço, ocupando um metro e meio cúbico de volume e durando sete ou oito décadas. Mais correto é ver-se como uma célula do corpo cósmico, com direito a usufruir os privilégios da condição cósmica, inclusive a saúde perfeita. A natureza nos criou com capacidade de raciocinar e, por meio disso, descobrir a verdade. Como esclarece outro verso védico: "A inteligência interior do corpo é o maior e supremo gênio da natureza. Ela espelha a sabedoria do cosmos." Esse gênio está em seu íntimo, é uma parte de seu molde que não pode ser apagada.

No nível mecânico quântico não existem fronteiras nítidas que os separem do restante do universo. Estamos todos equilibrados entre o infinito e o infinitesimal. Os mesmos prótons encontrados no coração das estrelas, que vivem ao menos cinco bilhões de anos, residem em nós. Os neutrinos que penetram e cruzam a Terra em poucos milionésimos de segundo também são parte de nós por um breve instante. Você é um rio fluente de átomos e moléculas reunidos dos vários cantos do cosmos. Você é um afloramento de energia formando ondas que se espiam pelo campo unificado. Você é um reservatório de inteligência que não pode ser exaurido, pois a natureza é inexaurível.

O Ayurveda entrou em cena no momento exato, quando surge na física o "reencantamento da natureza". A ideia de que o universo é um organismo que vive, respira e pensa, que seria considerada ridícula na geração passada, talvez venha a comprovar-se como o princípio fundamental de uma nova ciência. Se assim for, o Ayurveda logo atingirá grande proeminência como a medicina quântica de nosso tempo.

Para o homem moderno, a doença não é uma necessidade, e sim uma escolha. A natureza não nos impõe uma bactéria ou um vírus que cause infarto, diabetes, câncer, artrite ou osteoporose. Essas são, em geral, dúbias criações do homem. No entanto, assim como foi capaz de criar, ele também pode destruir. Se este livro o ajudou a encaminhar sua mente numa viagem de autoconhecimento, você nunca mais voltará a ver-se preso aos mesmos velhos limites. E se seu corpo, apesar da aparência sólida e teimosa, também for capaz de segui-lo nessa viagem, algo muito maior será conquistado. Não continuaremos apenas sonhando com a libertação das doenças herdadas pela carne, mas ficaremos realmente livres, envoltos numa carne tão perfeita quanto nossos ideais.

Apêndice A
Suprimentos Ayurveda

Você não precisa de produtos especiais ou conselhos de especialistas para equilibrar seus doshas e viver de acordo com os princípios ayurvédicos. No entanto, há determinados momentos em sua vida nos quais você pode precisar de um auxílio extra para reestabelecer sua saúde. Alimentos especiais, temperos e ervas têm um papel importante no Ayurveda há milhares de anos e muitos desses produtos tradicionais podem ser encontrados no Ocidente.

Alimentos: qualquer alimento produzido naturalmente, sem aditivos, é considerado ayurvédico. Porém existem algumas especialidades que podem tornar sua dieta mais saborosa:

A geleia de pétalas de rosa, excelente para acalmar Pitta, e que também é considerada muito sáttvica, ou pura;

A manteiga de amêndoa doce é um tradicional revigorante físico e mental.

Se você não tem tempo de preparar ghee (manteiga clarificada) em casa, existem algumas variedades à venda.

Suprimento de ervas e alimentos: as misturas de chás em saquinhos, preparadas especialmente para acalmar Vata, Pitta e Kapha, são práticas e devem ser alternadas de acordo com as estações. Churnas, as misturas de temperos, também são convenientes, já que acalmam Vata, Pitta ou Kapha, e é fácil polvilhá-las sobre o prato pronto. Não é possível o preparo doméstico de rasayanas tradicionais, pois incluem dezenas de ingredientes importados.

Óleos aromáticos: são os óleos especialmente preparados para a aromaterapia, o tratamento marma feito em casa e o equilíbrio de determinado dosha.

Miscelânea: as luvas especiais de seda pura de garshana (massagem seca) e as raspadeiras de prata para a língua são úteis na rotina ayurvédica ideal.

Cursos em Meditação, Ayurveda e Medicina Corpo e Mente.

Meditação do Som Primordial: aprenda uma técnica eficiente de meditação através do mantra para acalmar a sua mente, reduzir o estresse e utilizar a sua reserva de energia e criatividade.

Conexão Saúde: aprenda a aplicar os princípios do Ayurveda para tornar o seu dia a dia mais feliz e saudável.

Começo mágico: este curso para pais que estão esperando um filho ensina as ferramentas essenciais para ter uma gravidez e um parto conscientes.

Torne-se inteiro [*Return to Wholeness*]: este programa guia pessoas vítimas de câncer ao lugar interno da cura.

Mypotential.com. Acesse nosso site dedicado a ajudar você a alcançar seu potencial mais elevado. No site, você pode desenvolver o seu próprio programa para ter um dia a dia bem-sucedido e criar um caminho personalizado para realizar seus sonhos e desejos.

Apêndice B
Glossário

abhyanga – massagem de óleo diária.
agni – fogo digestivo.
ama – impurezas residuais depositadas nas células pela digestão malfeita. Ama mental, também, são os pensamentos e os estados de espírito impuros ou negativos.
ananda – bem-aventurança, sinônimo de pura alegria.
asana – pose de ioga.
dhatu – um dos sete constituintes básicos do corpo, sinônimo de "tecido" na medicina ocidental.
dinacharya – a rotina diária ayurvédica.
dosha – um dos três princípios básicos metabólicos que ligam a mente e o corpo.
ghee – manteiga clarificada.
guna – qualquer qualidade natural fundamental (isto é, seco, molhado, quente, frio etc.). Também aplicável a sattva, rajas e tamas, os "três gunas".
yoga – conhecimento védico para conseguir a união com o domínio da "pura consciência". O ramo que envolve exercícios físicos é chamado Hatha Yoga.
Kapha – dosha responsável pela estrutura corporal.
marma – um ponto de junção entre a consciência e a matéria (107 marmas na pele são acessíveis por meio do sentido do tato).
ojas – a mais pura expressão do metabolismo; o produto final da perfeita digestão e assimilação do alimento.

panchakarma – tratamento de purificação (literalmente, "as cinco ações").

Pitta – o dosha responsável pelo metabolismo.

pragya aparadh – o erro do intelecto (isto é, identificação com a parte e a perda do todo).

prakruti – natureza, refere-se à constituição física e mental do ser humano.

Pranayama – exercício respiratório ayurvédico, também chamado respiração polarizada.

rajas – o impulso inato de agir.

rasa – um dos seis sabores e a primeira camada de tecido corporal (dhatu).

rasayana – um preparado ayurvédico de ervas ou minerais para promover a longevidade e o rejuvenescimento.

Rishi – um profeta védico.

ritucharya – a rotina sazonal ayurvédica.

sattva – pureza; o impulso inato de evoluir

Surya Namaskar – a "saudação ao Sol", uma das doze partes do exercício físico ayurvédico.

tamas – inércia; o impulso inato de continuar igual.

Vata – o dosha responsável por todos os movimentos do corpo.

Veda – literalmente, "ciência" ou "conhecimento" Ayurveda (a "ciência da vida" ou o "conhecimento do período de vida") é um ramo dos Vedas.

vipak – o gosto posterior do alimento no corpo.

Bibliografia

A lista a seguir consiste em uma bibliografia selecionada que oferece insights sobre algumas ideias expressas neste livro.

CHOPRA, Deepak. *Conexão saúde.* Rio de Janeiro: BestSeller, 2007.

——. *A cura quântica: O poder da mente e da consciência na busca da saúde integral.* Rio de Janeiro: BestSeller, 2008.

——. *Ageless Body, Timeless Mind.* Nova York: Harmony Books, 1993.

DASH, Bhagwan. *Fundamentals of Ayurvedic Medicine.* Nova Delhi, Índia: Bansal & Company, 1978.

FRAWLEY, David. *Ayurvedic Healing – A Comprehensive Guide*, Salt Lake City, VT: Passage Press, 1989.

Lad, Vasant. Ayurveda – *The Science of Self-Healing.* Santa Fe, NM: Lotus Press, 1984.

RANADE, Subach. *Natural Healing Through Ayurveda.* Salt Lake City: Passage Press, 1993.

SIMON, David. *The Wisdom of Healing.* Nova York: Harmony Books, 1997.

——. *Vital Energy.* Nova York: John Wiley & Sons, 2000.

SIMON, David; CHOPRA, Deepak *The Chopra Center Herbal Guide: Natural Prescriptions for Perfect Health.* Nova York: Three Rivers Press, 2000.

SVOBODA, Robert. *Ayurveda – Life, Health and Longevity.* Londres: Arkana Penguin Books, 1992.

viva livros

Este livro foi composto na tipologia Minion Pro Regular, em corpo 10,5/13, e impresso em papel off-set 56g/m^2 no Sistema Cameron da Divisão Gráfica da Distribuidora Record.